妄想・幻声・パラノイアへの認知行動療法

著

ポール・チャドウィック
マックス・バーチウッド
ピーター・トローワー

訳

古村　健
石垣琢麿

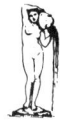

星 和 書 店

Seiwa Shoten Publishers

2-5 Kamitakaido 1-Chome
Suginamiku Tokyo 168-0074, Japan

Cognitive Therapy for Delusions, Voices and Paranoia

by

Paul Chadwick
Max Birchwood
Peter Trower

Translated from English
by

Takeshi Furumura
Takuma Ishigaki

English edition copyright © 1996 by John Wiley & Sons, Ltd, The Atrium, Southern Gate, Chichester, West Sussex PO19 8SQ, England. Telephone (+44) 1243 779777

All Rights Reserved. Authorised translation from the English language edition published by John Wiley & Sons Limited. Responsibility for the accuracy of the translation rests solely with Seiwa Shoten Co., Ltd. and is not the responsibility of John Wiley & Sons Limited. No part of this book may be reproduced in any form without the written permission of the original copyright holder, John Wiley & Sons Limited.

Japanese edition copyright © 2012 by Seiwa Shoten Publishers, Tokyo

序　文

　本書の著者であるチャドウィック，バーチウッド，トローワーの3人は，統合失調症の治療に大きく貢献した。すなわち，当事者が抱える苦痛も治療の困難さも最大級である臨床的問題に対して，驚くほど効果的な認知行動療法のテクニックを開発したのである。認知行動療法はうつ病や不安障害に対して有効なだけでなく，当初のプロトコルを修正してさまざまな精神障害に応用されてきた。本書の著者のような経験豊かな治療者は，対象とする精神障害の特徴や必要性に応じてアプローチを工夫している。あらゆる「神経症」に対して認知行動的介入法が開発されており，その治療効果も十分検証されているが，本書は幻聴や妄想という精神病理の「最後の要塞」に果敢に挑み，深い洞察によってその要塞にはしごを掛けることに成功している。

　本書には，チャドウィック，バーチウッド，トローワーが過去10年にわたり開発してきた妄想，幻覚，パラノイアへの認知行動療法が示されているだけでなく，この3症状を詳細に描き出しており，既存の教科書に不足している内容を補って余りある。これらの症状を扱う際に，治療者は妄想だけではなく，妄想につながる低い自己評価も扱う必要がある。このことは，本書の著者の研究で明らかにされたのである。

　私は，妄想に対する認知行動療法の最初の論文[10]の著者なので，妄想のなかには心理療法が有効なものもあるとずっと信じていた。まことにうれしいことに，著者らは私の論文を参考にして最近の発見に至ったと言ってくれている。彼らは妄想に対する認知行動アセスメント，フォーミュレーション，治療を統合した包括的アプローチを開発した。これらは第3章・第4章で扱われている。

一方，当時の私には，幻聴をうまく扱える認知行動療法が進歩するとは考えられなかった。著者による重大な臨床的発見の鍵は，幻聴を「自動思考」ではなく，「きっかけとなる出来事」としてとらえることだった。この一歩で，幻声への認知行動療法の視界が一気に開かれた。つまり，幻声が聞こえて（きっかけとなる出来事〔A〕），それを特定のやり方で解釈する（たとえば，「善意」あるいは「悪意」として解釈する）。その意味（信念〔B〕）が感情や行動を方向づける（結果〔C〕）。したがって，認知行動療法の直接的な目標とは，幻覚体験自体を減らすことではなく，信念を修正して苦痛を減らすことにある，といえる。

　第5章・第6章では，幻声への精緻なアプローチ方法が解説されている。認知行動アセスメントを導くために，半構造化面接法と自己記入式質問紙を使って，幻声に対する「信念」，「感情」，「行動」を測定する。第6章は幻声への認知行動療法であり，標準的な認知行動療法の技法と，幻声を扱うために独自に考案された方法とを組み合わせたものが紹介されている。

　第7章ではパラノイアを扱っている。著者は，パラノイアが心理学的に「迫害」と「処罰」の2つに分けられると主張する。迫害型は，身に迫る悪意が不当なものだと信じ，その結果として怒りを感じている。処罰型は，自分が悪いのだから他者が自分に罰を与えることは正当だと信じており，その影響で強い不安と恐怖を感じている。著者はこのモデルにしたがって認知行動療法の技法を発展させているが，アセスメント，フォーミュレーション，治療のプロセスが患者によって大きく異なることも明らかにしている。

　第8章では，3つの症状に対する認知行動療法の中心的な課題を検討している。これらの課題の多くを他の問題にも応用できる点が興味深い。本書を読んで刺激的だったことの1つは，認知行動療法家がうつや不安などにアプローチするのと同じように，著者が多くの時間をかけて妄想，幻声，パラノイアにアプローチしていることである。第9章では，症状を維持する心理的脆弱性を理解する枠組みが必要だという主張が展開されてい

る。これは，うつ病やパーソナリティ障害に対する認知行動療法が，近年目覚ましく発展したことに関連する。ここでは，すべての患者が（さらにいえば，すべての人が）苦労しながらも絶え間なく「自己感覚」をつくりあげている点が重要である。この事実は，神経症に対する訓練を受けた認知行動療法家が，方法を少し変えるだけで妄想と幻声で苦しむ人を支援できる可能性を示しており，将来は包括的な治療者訓練プログラムもつくられるに違いない。ただし，本書では「関係構築の問題」という，うつ病や不安障害とは大きく異なる問題も扱っている。薬物依存やパーソナリティ障害のクライエントも，同じように治療関係の構築が困難であり，認知行動療法が直面する大きな課題になっている。

　本書は「宝物」とよんでもよいほどの良書である。統合失調症の症状の理解に光をあて，治療者への明確なガイドラインが示されている。精神保健にかかわる我々が，著者たちの知恵を共有できることに感謝したい。

アーロン・T・ベック
（ペンシルバニア大学医学センター名誉教授）

シリーズはしがき

　この臨床心理学シリーズの狙いは，科学的心理学に基づく包括的な精神保健や精神障害の教科書を提供することである。本シリーズでは，専門領域で既に確立されている話題を中心に解説されているが，研究が今まさに発展している内容も含まれている。なかでも，統合失調症への心理学的治療ほどエキサイティングで前途有望なものはない。妄想，幻声，パラノイアなどの症状は，「対話による治療」では改善しないと長年考えられてきた。たとえば，妄想の定義には訂正不能な信念であると書かれている。しかし，これまでの多くの研究で明らかにされたのは，統合失調症の多くの「古典的な」妄想は，治療によって実際に変化するということである。これは，患者の信念や体験をまったく異常なものとしてとらえるのではなく，「正常から異常への連続体」で考えるという学問的パラダイムに立脚している。また，このアプローチの斬新な点は，現代の精神科的アプローチとも共存できることにある。このアプローチを採用すれば，統合失調症に対して生物学的理論か心理学的理論かのどちらかを選べと強制される状況から抜け出すことができる。生物・心理・社会の3要因は，どれも必ず精神保健の分野に含まれるのである。チャドウィック，バーチウッド，トローワーの3人は，統合失調症の心理的側面へアプローチする研究と臨床を最前線で続けてきた。本書が，彼らの挑戦の成果を示し，我々の臨床実践に貴重な洞察を与えてくれることを約束する。また，本書には豊富な事例が掲載されており，精神保健にかかわる学生や臨床家にとってきわめて有益なものになるであろう。

目　　次

序文　iii
シリーズはしがき　vi

はじめに　症状中心モデル　1

第1章　妄想と幻声への認知行動アプローチ　9

I　認知行動 ABC モデル　9
1. 認知行動モデルとは　9
イメージ　10／推論　11／評価　12／非機能的な思い込み　13
2. ABC モデルの5つの基本原則　13
原則 1. 臨床的問題はすべてが〔C〕である　14／原則 2. 問題は，〔A〕からではなく，〔B〕から生じる　14／哲学上の源泉　16／原則 3.〔B〕と〔C〕の間のつながりは予測できる　17／原則 4. 中核信念は人生早期の体験から生じる　18／原則 5. 信念を弱めることで，関連した苦痛や困難も弱めることができる　20

II　妄想　21
1. 精神医学的定義（DSM による）　21
(1)【症例：アラン】　21／(2) DSM の定義　21／(3) DSM への疑問　21／(4) 独立的定義　23／(5) 連続体説　24
2. 妄想への ABC アプローチ　24
(1) 妄想は〔B〕である　25／(2) ABC モデルの利点　25／(3) ABC モデルの課題　27／(4) ABC モデルの役割　28

III　幻声　29
1. 幻声体験　29
(1)【症例：ヴィニー】　29／(2)【症例：レオナルド】　29／(3) 幻聴　30
2. 幻声の ABC 分析　31
(1) 幻声は〔A〕である　31／(2) 幻声に関する信念は二次妄想である　31

3. 幻声の認知行動モデルの実証的根拠　32

(1) 幻声の認知行動モデルの2つの仮説　32／(2) 幻声に関する信念　33／(3) 「信念」と「対処行動，感情」の関連　35／(4) 信念と幻声内容の関連　36

Ⅳ　要約　36

第2章　治療の実践と関係構築　39

Ⅰ　認知行動療法の実践　39

1. 必要不可欠な要素　40

(1) カウンセリングスキル　40／(2) 知識　40

2. アセスメントから介入までの8つの基本的ステップ　40

ステップ1　問題に焦点をあてる　41／ステップ2　〔C〕をアセスメントする　42／ステップ3　〔A〕をアセスメントする　45／ステップ4　〔A〕-〔C〕が問題であることを確かめる　46／ステップ5　〔B〕をアセスメントする　47／ステップ6　フォーミュレーション　49／ステップ7　目標を定め，選択できるものを設定する　50／ステップ8　信念への挑戦　51

Ⅱ　関係構築の問題　56

1. 治療者の共感不全　57

(1) 異常体験への共感不全　57／(2) 異常体験への反応に共感する　58

2. 治療者の信念　58

(1) 障害となる治療者の信念　58／(2) 治療者の信念を検討する：スーパーヴィジョン　59

3. クライエントの信念　59

(1) 治療関係を妨害する信念　59／(2) 安全でゆっくりとした協同的な治療スタイル　60

4. 人間関係への恐れ　60

(1) 対人関係能力の弱さ　60／(2) 治療構造を柔軟にする　61

5. 妄想を「事実」ではなく「信念」として再概念化する　61

(1) 「事実」を「信念」に変えることの難しさ　61／(2) 「再概念化」を理解する　61

6. 妄想への挑戦の理論的根拠を作る　62

（1）クライエントには妄想への挑戦の理論的根拠がない　62／（2）クライエントの「苦痛と障害」を「信念」とつなげる　63

　Ⅲ　要約　64

第3章　妄想：アセスメントとフォーミュレーション　65

　Ⅰ　妄想のABCアセスメント　65

　1. アセスメントの目的　65

　2. 始め方　66

　（1）治療開始時のテーマ　66／（2）「臨床的問題〔C〕」へのアプローチ　68

　3. 問題の明確化（介入までの基本ステップ1）　69

　（1）妄想のABCアセスメント戦略　69／（2）【症例：ピーター】「僕はHIV陽性です」　69／（3）ABC日記　72

　4. きっかけとなる出来事のアセスメント（介入までの基本ステップ3）　72

　（1）心理的脆弱性の手がかり　73／（2）ルール　73／（3）一次体験の同定　74

　5. 感情と行動のアセスメント（介入までの基本ステップ2）　74

　（1）〔C〕が治療の標的　74／（2）感情のアセスメント　74／（3）行動のアセスメント　75

　6. 妄想的信念のアセスメント（介入までの基本ステップ5：推論のアセスメント）　76

　（1）確信度　77／（2）心的占有度　78／（3）形成化　79／【症例：デレク】「僕には歴史を変える力がある」　80／（4）根拠　81／（5）可変性（妄想的信念が変化する可能性）　83／【症例：ベリンダ】「私はアン王女の娘だ」　83

　7. 評価信念のアセスメント（介入までの基本ステップ5：評価のアセスメント）　86

　（1）個人評価　86／（2）一般的な思考連鎖法（thought chaining）「推論が本当だとしたら」　86／【症例：ジョン】「隣の人に処罰される」　87／（3）特殊な思考連鎖「推論が間違っているとしたら」　89／【症例：ミシェル】「私は神だ」　89／【症例：ピーター】「僕はHIV陽性です」　90／（4）臨床実践への助言：演繹的・協同的作業　91

Ⅱ　フォーミュレーション（介入までの基本ステップ6）　91

【症例：ベティ】　91

(1) 背景　91／(2) 妄想の ABC アセスメント　93／(3) フォーミュレーション　93

　Ⅲ　要約　95

第4章　妄想への挑戦　97

　Ⅰ　専門家の信念への挑戦　97

1. 妄想は修正可能か？　97
2. 妄想を修正すべきか？　98

　Ⅱ　妄想への挑戦の治療プロセス　100

1. 概要　100

治療の要点　100／治療プロセスの解説　100／4つの治療目標　101

2. 評価信念への挑戦の意味　102

　Ⅲ　妄想を弱める手順（介入までの基本ステップ8）　102

1. 言語的挑戦　102

(1) 根拠への挑戦　103／【症例：ラリー】「僕の前世はレオナルド・ダ・ヴィンチだ」　105／【症例：シャーリー】「家に毒ガスが送られている」　105／【症例：テリー】「僕には刑事事件の容疑がかけられている」　106／【症例：ベティ】「私は邪悪な人間だ」　107／(2) 妄想への直接的挑戦　108／【症例：ベリンダ】「生活はすべてが空想」vs「レイプされて6人を出産した」　109／【症例：ラリー】「前世はキリストで，レオナルド・ダ・ヴィンチだ」　110

2. 行動実験　113

(1) 現実検討 「リスクへの挑戦」　113／【症例：ナイジェル】「僕は特別な力をもっている」　114／【症例ダニエル】「僕はエルビス・プレスリーだ」　115／【症例：ベティ】「私は邪悪な人間だ」　115／(2) 恥への挑戦　117／【症例：スティーブ】「周りから同性愛者だと思われている」　117

　Ⅳ　妄想への挑戦の全体像　【症例：デレク】　118

1. アセスメント段階　118

背景　118／妄想のアセスメント　119

2. 介入段階　妄想への挑戦　121
(1) 根拠への挑戦　121 ／ (2) 妄想への直接的挑戦　122 ／ (3) 現実検討（行動実験）　124 ／ (4) 治療効果　125 ／ (5) コメント　125

V　要約　126

第5章　幻声：関係構築とアセスメント　127

I　はじめに　127
II　聴声者との関係構築：3つの戦略　128
1. 治療の障害となる信念　128
(1) 治療者は支配者だ　129 ／ (2) 幻声体験を治療者は理解できない　129 ／【症例：アリス】幻声への依存と自信の喪失　131 ／ (3) 治療者を批判する幻声　132 ／【症例：アリス】治療者批判の幻声を話題にする　132 ／ (4) 幻声は強力すぎる　132 ／【症例：アリス】幻声のノーマライジング　133 ／【症例：ビリー】幻声とストレス状況を関連づける　136

2. 対処戦略増強法（Coping Strategy Enhancement：CSE）　137
【症例：ケイティ】対処戦略増強法の実践例　137 ／【症例：ジェニー】対処戦略増強法からコントロール信念の挑戦へ　138

3. 普遍性　138

III　幻声の認知行動アセスメント　139
1. きっかけとなる出来事〔A〕のアセスメント　139
(1) 幻声の内容　140 ／ (2) 音源の位置：外在化と内在化　142 ／ (3) 併存する他の幻覚症状　143 ／ (4) 引き金と文脈　143 ／ (5) 幻声の物理的特徴　144

2. 行動と感情〔C〕のアセスメント　145
対処行動と苦痛の関連　145 ／信念〔B〕と行動・感情〔C〕の関連　145

3. 信念〔B〕のアセスメント　146
聴声者は幻声と対人関係を作る　146 ／ (1) 幻声信念のアセスメント　147 ／ (2) 評価信念のアセスメント　150 ／【症例：ベルニカ】「もし私が王女でないのなら，クズ同然だ」　151 ／【症例：メイシー】「声が間違っているのなら，私の罪は永遠に許してもらえません」　151

IV　要約　155

第6章　幻声への介入：論駁と行動実験　157

Ⅰ　はじめに　157
Ⅱ　幻声への介入　158
1.　治療の標的と手順　158
(1) 複数の妄想が治療標的となる　158 ／ (2) 多様な妄想への介入手順　158
2.　論駁と行動実験の導入方法：協同的実証主義の理論的根拠を育てる　159
(1)「妄想は事実ではなく信念である」と理解する　159 ／【症例：ハワード】クライエント自身の疑いに目を向ける　159 ／【症例：ジェーン】 信念の自然に生じた変化を振り返る　160 ／ (2)「苦痛と信念のつながり」を理解する　161 ／【症例：メイシー】「もし，神の名をかたる何者かだとすると感じ方は変わりますか？」　161 ／ (3) 変化の動機づけを育てる　162
3.　仮想的な反証と論駁の使い方　162
(1) 仮想的な反証への反応（RTHC）の治療的活用：根拠への注目を促進する　162 ／【症例：メイシー】「神は罪を犯す命令などしない」と神父に言われたら？　163 ／【症例：ジェーン】「ローマ人はそんな話し方をしません」と専門家に言われたら？　163 ／ (2) 幻声信念の論駁　163 ／【症例：キース】「声にはあなたを殺す力もチャンスもあるのに，失敗するのはなぜ？」　164 ／【症例：デビッド】「声の言うとおりにすると，楽になったでしょうか？」　164 ／【症例：アリス】「なぜ予言は当たったのでしょうか？　別の可能性はありますか？」　165 ／【症例：メイシー】「神の作った計画を教えてください」　166
4.　2種類の行動実験　167
(1) 一般的な信念の行動実験：現実検討　168 ／【症例：アリス】 現実検討　168 ／ (2) コントロール信念の行動実験　169
Ⅲ　幻声への介入の全体像　170
1.【症例：デビッド】　170
(1) 背景および紹介までの経緯　170 ／ (2) 幻声のABCアセスメント　171 ／ (3) フォーミュレーション　172 ／ (4) 治療的アプローチの概要　172 ／ (5) 関係構築　173 ／ (6) 全能性　174 ／ (7) 結果　178
2.【症例：ジェニー】　178
(1) 背景　178 ／ (2) 幻声のABCアセスメント　178 ／ (3) 関係構築　179 ／ (4) フォーミュレーション　180 ／ (5) 介入　181 ／ (6) 結果　184

Ⅳ　要約　184

第7章　パラノイアへの認知行動療法　185

　Ⅰ　はじめに　185
　Ⅱ　パラノイアの認知行動アプローチ：理論・概念・実証研究　185
　1.「自己奉仕バイアス」モデル　185
　2. 否定的個人評価モデル　187
　Ⅲ　パラノイアは2種類あるのか？　189
　1.「ダメな私」パラノイアの存在を支持する根拠　189
　2. 概念的な区別：「不幸な私」と「ダメな私」　190
　Ⅳ　ABCアセスメント：「不幸な私」と「ダメな私」　191
　1. 被害妄想の定義　191
　2. 迫害型（「不幸な私」）パラノイアのアセスメント　192
【症例：シャーリー】　典型的な迫害型パラノイア「隣人から毒ガスを送り込まれている」　193／【症例：シャーリー】　迫害妄想から評価信念へのアプローチの概要　194／【症例：ディック】　迫害妄想から評価信念へのアプローチの実際　194／迫害型パラノイアへの思考連鎖法　197
　3. 処罰型（「ダメな私」）パラノイアのアセスメント　198
【症例：バリー】　処罰妄想から評価信念へのアプローチの実際　198／処罰型パラノイアへの思考連鎖法　200
　Ⅴ　パラノイアへの介入：「不幸な私」と「ダメな私」　200
　1.【症例：ディック】　迫害型（「不幸な私」）パラノイアへの介入　201
（1）背景とアセスメント　201／（2）フォーミュレーション　203／（3）介入　203／（4）治療効果　206
　2.【症例：ビリー】　処罰型（「ダメな私」）パラノイアへの介入　207
（1）背景とアセスメント　207／（2）介入　208／（3）治療効果　211

Ⅵ　治療関係　211
1. 処罰型パラノイアとの治療関係　211
2. 迫害型パラノイアとの治療関係　212
3. 転移　212
4. パラドックス　213

Ⅶ　パラノイアと自己　213
1. 自己とは何か？　214
2. 自己を作ること　215
3. 自己への脅威　216
4. 2種類のパラノイアと自己への脅威　217
「不幸な私」パラノイアの自己　218／「ダメな私」パラノイアの自己　220
5. 2種類のパラノイアの起源　222

Ⅷ　要約　223

第8章　治療者の手腕が問われるとき　225

Ⅰ　治療者の手腕が問われるとき　225
1. クライエントに変化がみられないとき　225
(1) 問題　225／(2) 検討　226
2. 「症状の置き換え」が起きているとき　227
(1) 課題の定義　227／(2)【症例：ラリー】症状の置き換えの例　228／(3) 認知行動療法への問題提起　228／(4) 解決方法の検討　229
3. 治療がクライエントを悪化させているようにみえるとき　230
(1) 課題の定義　230／(2)【症例：ジェニー】抑うつを防ぐためには妄想が必要だったのか？　230／(3) 認知行動療法への問題提起　230／(4) 解決方法の検討　231
4. 症状が問題をもたらしていないとき　233
(1) 課題の定義　233／(2) 症例　233／(3) 解決方法の検討　234
5. 別の治療を勧めるべきとき　234
(1) 認知行動療法への問題提起　234／(2) 解決方法の検討　235／(3)【症例：ナオミ】家族療法が望ましい？　236／(4)【症例：サリンダ】精神分析的精神療法が必要か？　237

6. 治療者が圧倒されてしまうとき（治療者の思考と感情）　237
　　（1）認知行動療法への問題提起　237／（2）症例　238／（3）スーパーヴィジョンの重要性　239
　Ⅱ　要約　239

第9章　症状中心モデルからパーソンモデルへ　241

　Ⅰ　はじめに　241
　Ⅱ　症状中心アプローチ　241
　1. 症状　242
　2. 個人的意味　243
　3. 協同的態度　243
　4. 治療　244
　Ⅲ　症状中心モデルの欠点　245
　Ⅳ　症状中心モデルからパーソンモデルへ　246
　Ⅴ　パーソンモデルの基本要素　248
　Ⅵ　パーソンモデルの利点　250
　心理社会的介入の包括的な理解　251／パーソンモデルによる包括的な心理社会的介入の概念化に向けて　252
　Ⅶ　結論　253

文献　255
付録　261
訳者あとがき　275
索引　280

はじめに

症状中心モデル

心理学の蚊帳の外におかれた精神障害：統合失調症

　心理学のすべての領域で「認知革命」[99] が起きていることには疑いがない。認知心理学や認知科学に対して懐疑的な眼を向ける人もいるが[32]，臨床心理学における認知行動モデルと認知行動療法の発展は，臨床現場で働く専門家の関心を強く引きつけている。現在では，認知行動アプローチなしにはうつや不安などの理解，治療も考えられないといってもいいような状況になっている。

　しかし，誰もが知っている精神障害であるにもかかわらず，最近までほとんど認知行動アプローチの蚊帳の外におかれていたものがある。それが「統合失調症」である。最近では，統合失調症を扱う心理学的な著書や論文も多数出版されるようになった（たとえば，文献89・111・39など）。しかし，増えているとはいえ，まだ珍しいからこそ目立っているともいえる。また，統合失調症の認知機能障害を見つけようとする実験的研究が長年にわたり行われているが，成果として目を引くようなものは少なく，いずれも臨床的な認知行動アプローチに通じるようなものはほとんどない。「脅威刺激への個人的意味づけ」や「情報処理の偏り」などが実際の臨床と関係するくらいである。つまり，認知行動アプローチは数多くの精神障害の理解と治療方法に大きな変化をもたらしたが，その影響力は現在も統合失調症と双極性障害には十分届いていないのである。

1950年代に，英米で2つの先駆的な研究が行われた。それは，「妄想」に関する認知行動的フォーミュレーションと認知行動的介入法に関するものであった[10,128]。しかし，これらの研究が世の関心を集めることはなく，その後30年間ではほんのひと握りの研究がなされたにすぎない。ただし，このひと握りの研究には，重要な成果が示されており，認知行動療法を使って妄想をうまく修正できた事例もいくつか含まれていた（たとえば，文献140）。

統合失調症の認知行動アプローチの展開がどうしてこれほど遅れたかを考えるためには，幅広い視野が必要である。ただし，この遅さは，心理療法全体のなかでは珍しいものではない。どのような心理療法も，神経症にくらべて統合失調症への適用例はかなり少ない。歴史的にみても，統合失調症は心理学から「放ったらかしにされた子ども」[16]だったので，認知行動療法が統合失調症を扱うのが遅かったとしても特別なことではない。間違いなく，心理療法のこうした態度は，統合失調症の問題の多さと重篤さを表わしている。統合失調症と診断された人は，今もって，重い一次的および二次的な心理的障害で苦しんでいるのである[23]。

異常性に基づく「統合失調症」概念を検討する

しかし，このような事情を考慮に入れても，認知行動アプローチが統合失調症を対象にするのがこれほど遅れたのはなぜかという疑問は依然として残る。我々の考えでは，認知行動アプローチの重大な障害物は，ほかならぬ統合失調症という概念自体である。この概念には治療不能という悲観主義が満ちあふれている。ときには，実証的な心理学的アプローチを妨害する作業仮説にもなった。さらに，統合失調症概念の科学的妥当性は昔から疑われていたので，統合失調症を対象とする認知行動アプローチの意義には潜在的に疑問が投げかけられていたといってもよい。

まず，この「統合失調症という作業仮説」を検討したい。統合失調症の症状は，他の精神障害とは異なり，正常な体験とは連続しないものとみなされてきた。この仮説は，精神医学において神経症と「精神病」を鑑別す

る際に用いられてきたものである。たとえば，妄想は，反論されても訂正できない信念であると伝統的に定義されている。この定義を認めるならば，妄想に挑戦しようとする認知行動療法にはなんの価値もない。それだけでなく，妄想に対してはどんな心理療法も不可能であろう。認知行動療法ではよく知られているように，どんな中核信念も変化には強く抵抗する。これは，多種多様な認知処理の影響だと考えられている。認知処理には自動的（無意識的）なものと，統制的（意識的）なものがある。これらが，注意，状況評価，行為，感情を左右する。心理学には，このような認知バイアスを調べるための精緻な方法論がある。しかし，どんな妄想も絶対に変化しないと仮定するならば，「健常者の心理学」を援用しても，変化に抵抗する理由や，変化は不可能ではないことを理解できない。

　精神医学においても，心理学的な観点は無視されたり軽視されたりしてきた。Berriosは次のように主張する。「妄想とは信念とよべるようなものではなく，中身のない演説のようなものであり，その内容は自己とも世界とも関連しない」[22]。幻声に関していえば，幻声が生じる原因は精神医学的診断には重要ではない。それが真性幻覚か，それが何の精神障害の症状として出現するのか，ということのほうが重要なのである。しかし，心理学的観点からは，幻声の内容とテーマは重要な個人的な意味を含んでおり，その人の心理的脆弱性と広く関連する。

　さらに，統合失調症概念の背景には二分法的思考が存在する。つまり，正常な行動を支配する心理学的原理と，それとは別の原理に従う統合失調症の病理である。しかし，この二分法的思考は誤りであり，一部には概念的な混乱があると我々は確信している。

　Berriosらは「精神医学的な」合理性に基づいて「妄想の内容は重要ではなく，無意味でさえある」と主張する。しかし，妄想や幻声の内容が「心理学的にも」重要ではないという主張には，概念的な疑問が残る。たしかに，妄想の内容と個人的な脆弱性は関連するというフロイトを嚆矢とする学説には実証的な根拠がないと考えられてきた。しかし，概念的には，Ryle[119]の主張に基づいた反論が可能なのである。Ryleは，ある疑問

を検討するためにはどの程度専門性が必要かという点と，もしこの専門性が無視された場合にどの程度混乱と論争が起きるかという点を問題にした。Ryle にしたがえば，Berrios は妄想の内容の精神医学的重要性については検討できるかもしれないが，同じような明確さをもって心理学的主張をすることはできないのである。

一方，「精神病」と「健常者の心理現象」の連続性には実証的根拠が存在する。たとえば，「自己奉仕バイアス」という認知的特徴は，出来事がうまくいかない理由を自分以外のせいにして，うまくいったときには自分の手柄にするという，健常者にもみられる防衛のありかたである。この特徴がパラノイアをもつ患者には強く現れることが実証されている[19]。また，いわゆる精神病理現象は統合失調症以外の障害でもみられ，幻覚や奇異な思考は一般人口においても広く認められることが大規模調査研究によって明らかにされた[46]。一方，膨大な量の研究が行われてきたにもかかわらず，妄想が健常者の信念と質的に異なるという確証は得られていない。妄想は，概念的思考への偏り（トップダウン式思考）から生じるという研究結果もあれば，刺激からの影響の受けやすさ（ボトムアップ式思考）から生じるという研究結果もある。しかし，いずれにしても，統合失調症の認知機能障害が原因だという確証はない。

このように，統合失調症を通常の心理機能の「蚊帳の外におくこと」は不当であり，認知行動理論と認知行動療法の適用の検討は遅れているといわざるを得ない。さて，第二の障害物は，次に示すように，概念自体の有効性に関係している。

統合失調症概念を放棄すべきなのか？

ここで取り上げたいのは「統合失調症は実在するか？」という疑問である。統合失調症は「もの」や具体性をもつ対象ではない。にもかかわらず，実在するとみなすことは，哲学者たちが言うところの「認識論的誤謬」なのである。認識論的誤謬とは，すなわち，「具体化の誤謬」のことであり，比喩を現実に存在する「もの」として考えてしまうことをさす[122]。

ほとんどの臨床家は，統合失調症とは症状（妄想，幻声，思考障害など）を説明するための仮説的概念であるということで一致している。周知のように，各症状は実在し，いくつかの症状が同時にみられることもよくある。また，当事者，家族，関係者に強い苦痛も生じる。この点に疑う余地はない。疑問視されるべきなのは，症状を理解し治療を進展させるための症状のグループ化や類型化の条件や方法なのである。

「統合失調症」概念は有効か

臨床家は患者の行動，感情，認知を観察し，異なる概念や診断にまとめあげることで，患者の体験を整理し類型化してきた。統合失調症とは，このようにしてできた診断名の1つである。そのため，この概念に関して我々が問うべきことは「統合失調症は実在するか？」ではなく，「確かに実在する各体験（妄想，幻声，思考障害など）を，統合失調症とよばれる1つの概念にまとめることは有効なのか？」である。言い換えると「診断名」の有効性を評価するとは，その「診断名」によってどのくらい現象の理解が深まり，対処可能性が高まるかを問うことである（すなわち，「その実際的価値は何か？」を問うことである[8]）。

まず，各症状をまとめて類型化することで，長い経過のなかで起こることをうまく予測できるかもしれない。統合失調症に関していえば，診断基準を満たした人たちの一般的な予後を予測できるなら，この概念には価値があることになる。次に，1つに類型化されることによって，病因について何らかの理解が得られるかもしれない。統合失調症と診断された人が，共通の病因や「原因」をもっているならば，この概念には価値がある。最後に，臨床家に対して最良の治療方法を示すことができれば，この概念には価値があるといえる。

この議論は，妥当性の検証作業ともいえる。つまり，概念に妥当性があるといえるのは，上記の利点が1つ以上もたらされる場合である。何度調査しても，病因，経過，治療に関して確固としたものが何も示されなければ，その概念を放棄し，問題を類型化する新しい方法を検討した方がよ

い。この観点から，Bentall[18]とBoyle[27]は，これまでの統合失調症概念は妥当性を欠き，概念自体を放棄すべきだと主張する。彼らの論点をまとめると次のようになる。統合失調症と診断されたすべての人に共通する症状は存在せず，診断基準に含まれる症状は統合失調症以外の精神障害でも生じる。これは概念として致命的な欠点ではないが，診断名から臨床家が得られる情報はごく少ないことを意味する。精神障害の経過や転帰はかなり複雑で，事前に予測することは困難である。膨大な量の研究が行われてきたにもかかわらず，統合失調症の原因は依然として判明していない。また，必ずしも特定の治療法に反応するわけでもない[21]。つまり，統合失調症の症状をまとめて，1つの診断名を与えるのに値する理由は事実上みあたらないということである。

　こうした議論は，患者の苦痛やその原因となる障害の存在，および治療の必要性を無視したり否定したりするものでは決してない。こうした議論は科学的なものであり，臨床的問題をまとめ，最良のアプローチを探るために必要なのである。問題が適切に定義されればされるほど，効果的な治療法を提供できる可能性は高まる。

症状中心アプローチの有効性
　では，現在の統合失調症概念が妥当性を欠くことを受け入れた場合，妄想や幻声のような現象に臨床家はどのようにアプローチすればよいだろうか。最も単純なアプローチは，各症状を研究することである[21]。この主張はたいへん魅力的である。一方では，統合失調症という「症候群」概念を受け入れず，わかっている事実だけを扱いたい人を満足させる。他方では，「症候群」の存在を信じ，さらに有効な類型化の方法を探し続けているが，現在の概念に欠点があることも認識している臨床家の気持ちを受け止める実用的な戦略でもある（たとえば，文献51）。また，たとえ無批判に現在の概念を採用したとしても，各症状の理解は確実に深まる。

　「症候群」ではなく「症状」を研究対象とすべきであるという主張[21]は，その後の統合失調症の心理学的研究の出発点になった。1980年代半

ば以降，BentallやBoyleらの主張が広く浸透するようになった。特に妄想や幻声に関する心理学的研究が盛んになり，その成果に基づいた心理療法が開発されるようになった。そのなかでも，認知行動アプローチは，症状の維持メカニズムを明らかにし，認知行動療法という新しく刺激的な治療法を提案することに成功した。

本書の構成

　本書には，過去10年間にわたる妄想と幻声に関する我々の臨床実践と研究の成果を掲載した。第1章では，我々が考える認知行動モデルを解説し，それらが妄想と幻声に対して有効である理由を示す。第2章では，各症状への認知行動療法の中核的概念を詳細に検討する。さらに，治療に対して抵抗するクライエント，つまり，協同的実証主義（collaborative empiricism）にうまく導入できないクライエントについて検討する。第3章では妄想をアセスメントするためのモデルの適用方法を，第4章では治療への適用方法を詳細に解説する。第5章では幻声についての我々独自の認知行動アセスメントを紹介し，第6章ではそれに基づく介入法を扱う。第7章では，「2つのタイプのパラノイア」という我々の主張を紹介し，それぞれに関するアセスメント法と介入法を示す。また，この2つのタイプが脅威に対する防衛をいかに反映しているかを明らかにする。第8章では，妄想，幻声，パラノイアに対して認知行動療法を用いる際の6つの課題について検討する。最後の第9章では「症状中心モデル」に替えて，個人の心理的脆弱性に基づいた「パーソンモデル」を打ち立てる必要性について考察する。

覚書

　本書に出てくるクライエントの名前は架空のものであり，多くの場合，個人情報保護の目的で一部の情報を変えてある。各クライエントを担当した治療者は，特別の記載がなければ，第5章・第6章はバーチウッド，第1章，第3章，第4章，第7章，第8章はチャドウィックである。

掲載された面接は必ずしも実際の逐語録ではないが，クライエントが特に改善したと考えられた内容については逐語録を掲載した。ただし，そのような例は稀であり，面接内容は主に治療プロセスのポイントを例示するために紹介されている。

〈訳者注〉
原書にparanoiaとある場合は「パラノイア」の訳語をあてた。原著者はparanoiaをいわゆる妄想性障害の意味で用いておらず，妄想のなかでもとりわけ被害的な内容をもつものに対してこの用語を使用している。パラノイアだけを別に扱う理由については第7章に詳しく解説されており，そこで頻出するparanoid delusionには「被害妄想」の訳語をあてた。

第1章

妄想と幻声への認知行動アプローチ

I 認知行動 ABC モデル

1. 認知行動モデルとは

　臨床心理学分野での認知行動モデルの「決定的な定義」は難しい。なぜなら認知行動理論も認知行動療法も1つではないからである。また，ここ20年間で理論とテクニックも著しく増加している。ある精神障害に特化したものも，人間全体に共通するものも，「認知行動モデル」と名づけられている。

　一方で，認知行動モデルの「原則」を伝えることは比較的容易である。たとえば，ある男性が2階で寝ていると，下の階で物音がしたとする。もし，強盗だと考えたなら，彼は恐怖を感じ，警察に電話するかもしれない。もし，遊んでいて帰りが遅くなった妻だと考えたなら，むっとするかもしれない。大事なポイントは，「出来事」への反応である「感情」や「行動」が，「思考・イメージ・信念」によって媒介されるという点である。これがすべての認知行動理論と認知行動療法に共通する唯一の原則である[30]。

　妄想と幻声への我々の認知行動モデルは，ベックの認知行動療法（たとえば，文献13）を基本としているが，エリスの論理情動行動療法（rational-emotive behaviour therapy）（たとえば，文献56・57）からも影響を受けてお

表1 認知行動 ABC モデル

〔A〕	〔B〕	〔C〕
きっかけとなる出来事	信念（イメージ，思考，信念）	情緒的・行動的結果

り，この2つを統合したものである（文献137を参照）。

エリス[56]のABCモデルが，最も明瞭で経験的に役立つ認知行動療法の枠組みである。本書では，あらゆる認知を〔B〕に含まれるものとみなし，この枠組みを使用する（表1参照）。〔A〕は「きっかけとなる出来事（Activating event）」を，〔B〕はそれに関する信念（Belief）を，〔C〕は〔A〕が起きたときの〔B〕とつながっている感情的・行動的結果（Consequence）を表す。

ABCモデルは単純なので，認知行動療法も単純だと誤解されることがある。しかし，このモデルは本質を突いているだけではなく非常に強力でもある。これを理解できなければ，アセスメントもフォーミュレーションも治療も不可能である。

ここで2つの重要なポイントがある。第一に，我々は，信念が感情の「原因」だとはいっていない。なぜなら，原因は複雑であり，〔A〕，〔B〕，〔C〕は多くの場合一体化した体験として生じるからである。ABCモデルの利点は，独自の，また有益な方法で，体験を各構成要素に分けられることにある。初期の認知行動療法では，信念だけが感情を引き起こすと誤って主張されたこともあった。

第二のポイントは，ABCモデルにおける〔B〕の意味である。我々の認知行動療法では，イメージ（image），推論（inference），評価（evaluation），非機能的な思い込み（dysfunctional assumption）という4つの認知が重視される。

イメージ

イメージは見落とされることが多いが，忘れてはいけない認知である。たとえば，人前で話すことがとても不安で，将来起こるかもしれない出来

事を考え続けている人は，演台上で自分が突然倒れてしまうイメージを抱いているかもしれない。イメージは，言葉で〔B〕を表現することが難しい人に特に役立つが，誰に対しても調べてみる価値はある。

推論

　推論とは，「真偽どちらの可能性ももつ仮説」である（たとえば，「彼は私を好きではない」，「私は失敗するだろう」，「この机は樫の木でできている」，「人々が私を見張っている」）。推論は突然頭に浮かぶことが多く（ベックはこれを「自動思考」と名づけた），思考として常識的な長さの表現の場合もあるが，ごく簡略化された表現の場合もある（たとえば，「彼は私を憎んでいる」，「失敗しそうだ」，「また厄介ごとが起こった」）。推論は，今起きていること，今後起きると思われること，これまでに起きたこと，に関する予期や仮説にすぎないが，その影響力はクライエントにとって事実を凌駕するほどである。

　「原因帰属（attribution）」は「推論を生み出す認知」の1つである。たとえば，数学の試験に落ちた人は，その原因を，自分自身という「内的なもの」と考えたり（たとえば，「自分は数学の能力がない」），状況や他者という「外的なもの」と考えたりする（たとえば，「テストが不公平だ」）。また，その原因を，一度だけのことだと考えたり（不安定的原因帰属），いつも起きることだと考えたり（安定的原因帰属）する。さらに，数学だけの力不足だと考えたり（特異的原因帰属），全般的な能力のなさだと考えたり（全般的原因帰属）する。抑うつの認知行動理論では，抑うつは抑うつ的な原因帰属スタイルによって引き起こされると考える[1]。抑うつ的な原因帰属スタイルとは，失敗の原因を，内的，安定的，全般的にとらえやすい傾向をさす。

　ベックは，「偏った推論」が気分にどのような影響を与えるかを検討した[11]。以下は，ベックが明らかにした6つの偏った推論である。

- **恣意的な推論**：自分が望むとおりの結論を出すこと

- **選択的注目**：重要な特徴を無視したり，文脈から外れた些細な点に注目したりして，断片に基づいて経験全体を理解しようとすること
- **過度の一般化**：わずかな出来事から一般的なルールや結論を導いたり，その結論をすべての状況に応用したりすること
- **拡大解釈と過小評価**：ものごとの重要性や意義を大きく偏らせて評価すること
- **個人化**：自分とは関係のない出来事を自分に関係づけて考えること。画一的な推論，あるいは，恣意的な推論で，ものごとがうまくいかないときに自分を非難する傾向でもある
- **絶対主義的思考・二分法的思考・白黒思考**：すべての出来事を，2つの相反するパターンのどちらか一方に位置づける傾向。単純な誤りが破滅的な誤り，些細な失敗が完全な失敗だと解釈されやすい

評価

　評価は推論と異なり，「良し悪しや愛憎の問題」として定義される[147]。たとえば，「デビッドよりもジョンが好き」，「ジョンの行いは悪い」などである。エリスは推論と評価を明確に分けて考えた。エリスの論理情動行動療法では，極端で激しい情動はさまざまなネガティブ評価に関連していると考える。

　特に重要な評価は，「個人評価 (person evaluation)」と我々がよぶものである。個人評価は，「人格全体に関する，安定的，全般的で，総合的な非難」である。個人評価には，他者が自分を評価する「他者→自己」，自分が自分自身を評価する「自己→自己」，自分が他者を評価する「自己→他者」，という3つの方向性がある。個人評価の問題は，非難の対象が1つの行動ではなく，その人の人格全体になってしまうという点にある。たとえば，「毎日の生活のなかで，私がすることも，やらずに残しておくことも，どれもこれも完全に失敗だ」，「あなたは何をやらせてもいつもダメな人だ」というように。

　個人評価のアセスメントは，妄想治療の鍵となる。我々は「評価信念尺

度（Evaluative Beliefs Scale）」[41]という自己記入式質問紙を開発した。この尺度には個人評価の3つの方向性（「他者→自己」，「自己→自己」，「自己→他者」）と，対人関係上の主な問題（魅力のなさ，失敗，劣等感，悪意，弱さ，など）が含まれている。

非機能的な思い込み

　非機能的な思い込み[13]とは，「行動を導く基本的なルール」をさす。このルールは子どもの頃に起源をもつと考えられている。多くの場合，潜在的で普段は意識されないが，その人の対人行動から推測することが可能である。たとえば，ある抑うつ的な女性は，これまでの人生で出会ったすべての人を喜ばせようとしてきたが，自分の希望や感情は完全に抑制してきた。誰かを失望させたと「推論する」と，彼女は絶望し，空虚さを感じ，自分はいつも孤独で，まったく魅力のない，「不必要な人間」だと考えた。彼女の非機能的な思い込みは，次のようなものだった。「完璧な人であるためには，私には他者が必要だ。拒否されないためには，決して他者の心を乱すようなことをしてはいけない」。認知行動療法によって，彼女はこのルールと子どもの頃の体験との関連を見いだした。特に，両親からネグレクトされたときの絶望感，空虚さ，無力感が強く思い出された。そして，人とつながり，苦痛を避ける方法として，両親や他者の世話をしきりにやくようになったことを彼女は思い出した。

　クライエントは自分の推論に気づくことができる（ただし，推論としてではなく，事実として気づく）。上記の例のように言葉で論理的な「気づき」を得る人もいるが，断片的なイメージやフレーズとして気づく場合の方が多い。しかし，評価や非機能的な思い込みにはなかなか気づかない。

2. ABCモデルの5つの基本原則

　認知行動ABCモデルには5つの基本原則がある。これらの基本原則は，積み木を積み上げていくように，最も基礎的なことから徐々に複雑になっていく。

原則1. 臨床的問題はすべてが〔C〕である

　認知行動療法は，深刻な感情的苦痛（うつや不安など）と行動（自傷や回避など）を緩和するためにある。この意味で，認知行動療法が扱う対象とは，重篤な感情的・行動的障害である（ただし，軽い混乱状態や障害は問題にならないということではなく，そこに治療を必要とする病理がないわけでもない）。たとえば，喪失体験後に生じる強い悲哀感は健常な反応とみなされる。しかし，それが深刻なうつ状態に発展すれば重篤な感情的・行動的障害とみなされる。論理情動行動療法では感情的苦痛の重篤さを明確に区別している。よく提示される対比の例としては，「怒りや憤怒」対「焦燥感」，「抑うつ」対「悲しみ」，「不安」対「心配」などがある。

　臨床的問題とは〔C〕のことだといわれると，クライエントは，最初は違和感を覚えるであろう。なぜなら，日常生活で問題といえば，失業や離婚など，何らかの「出来事」だからである。しかし，認知行動モデルでは，ある出来事が重要な感情的苦痛と関連がある場合にのみ問題とみなす。つまり，失業しても極端な混乱状態になければ問題ではない。行動的問題とは，やめたくてもやめられないこと（喫煙，自傷，大量飲酒など），強く希望しながらできないこと（回避行動などによる）である。同じように，感情的問題とは，極端な怒り，不安や抑うつ，感情の欠如（離人感など）である。誰もが注意しなければならないよくある間違いは，〔B〕（たとえば，非機能的信念〈dysfunctional belief〉）を問題だとみなしてしまうことである。〔B〕を明らかにして変化させることは重要だが，それ自体は目的ではなく，手段にすぎない。つまり，〔C〕の問題を解決するためなのである。〔C〕の詳しい定義や説明は，後述する実践ガイドラインで扱う。

原則2. 問題は，〔A〕からではなく，〔B〕から生じる

　初回面接で「困っていることは何ですか？」と尋ねられると，ほとんどのクライエントは，出来事（離婚や解雇）〔A〕や感情・行動（不安や暴力）〔C〕について話し始める。「失業して，それで落ち込んでしまって…」，「仕事に行くと気分が悪くなるんです」，「友達が私にひどいことをす

るんです。それで憎むようになって…」。日常的にも多くの人は〔A〕と〔C〕にはよく気づく。治療を求める際も「AC 理論家」として「こんなことがあったからこんな気分になった」と語る。実際には，クライエントが語る出来事〔A〕の説明には，複数の〔B〕が含まれている。たとえば，クライエントが「パーティーで友達に無視された」と述べたとする。治療ではこれを一応事実として扱うが，よく聞いてみると「友達は自分に気づいた」→「しかし自分に挨拶をしなかった」→「だから友達に無視された」という推論の流れが明らかになる。詳細は第 2 章を参照してほしい。

　〔C〕は出来事〔A〕によって直接生じるものではなく，その出来事がもつその人にとっての個人的な意味が反映されているものだと認知行動モデルでは考える。言い換えれば，行動と感情〔C〕は，出来事に対する解釈から生じており，その出来事によって必ず引き起こされるわけではない。買い物に行く，失恋した，課題がうまくいかない，無視された，といった出来事は，ある特定の人たちに，人生の特定の時点でのみ深刻な感情的苦痛を生じさせるのである。つまり，反応〔C〕は，避けられない結果ではなく，その出来事が特別な個人的意味をもつときにのみ起きる。これは，認知行動アプローチの非常に重要な原理である。古代ギリシャのストア派哲学者エピクテトスは次のように言っている。「人はものごとによって混乱させられるのではなく，その受け取り方によって混乱する。邪魔をされたり，不安になったり，悲嘆にくれたときには，決して誰かを非難せず，己を非難せよ。なぜならば，その状態は己の判断から生まれているからだ」[107]。エピクテトスも媒介要因に注目しているが，これはすべての認知行動療法に共通する唯一の原則である[30]。

　既に述べたように，我々は〔B〕が〔C〕の原因であるとはみなさない。この根拠には，哲学的理由と現象学的理由がある。哲学者たちは認知（信念，意図，イメージなど）が行動の原因ではないと主張する。その理由は，認知は実在しないからである（文献 126 を参照）。また，出来事 X が，出来事 Y を引き起こすといえる明確な基準がないこともその理由である。現象学者たちは，ABC モデルにおける〔B〕と〔C〕は，連続する別個の

存在ではなく，同じ現象の一部とみなす。「失敗しそうだ」と思ったときにだけ不安を感じ始め，逃げ道を探し始めるわけではない。むしろ，こうした思考，感情，行動への衝動のすべてを不安とよぶ。

〔A〕，〔B〕，〔C〕に体験を分けるのは，その方が実用性が高いからである。つまり，クライエントの体験している「出来事，認知，行動，感情」にクライエントと治療者の注意を集め，さまざまな方法で認知行動療法を促進可能にするためである。

哲学上の源泉

これまでも指摘されているように（たとえば，文献 25），認知行動アプローチはカント哲学を背景としている（文献 95 を参照）。カントは物理学と倫理・宗教的確信との間の葛藤を常に抱えていたが，特に悩んだのは，すべては先行する出来事に規定され，例外は存在しないという物理学の前提についてであった。出来事が完全に決定された世界には，倫理や宗教的確信の居場所はないと彼は考えた。この問題を解決するために彼は，「ものそれ自体」（本体）と，「ものの現れ」（現象）を区別した。そして，人は本体についての知識や理解は決して得られない，と主張した。つまり，それ自体の世界，本体世界を体験したとか理解したという主張は誰にも証明できないと考えたのである[85]。

この主張の論理は次のとおりである。人があらゆることを主観的に体験するためには，知覚，知能，概念形成のいずれかの能力を備えていなければならない。ある対象が体験されるためには，対象とこれらの能力が一致しなければならない。つまり，人はその能力を超えたものを体験できない。したがって，人は，現象世界の体験，言い換えれば，主観に「現れたもの」しか体験できず，「ものそれ自体」の世界は決して体験できない。

カントは，人が対象を知覚したり理解したりするときの特徴を明らかにした。出来事は，空間上に位置づけられ（空間），時間的進行のなかで生じるもの（時間）として知覚され，規則性があり予測可能なもの（因果関係）として知覚される。つまり，どのような知覚や認識にも感覚従属性と

理性従属性があり，時間・空間・因果関係を除いてしまうと，人は決して対象を経験できないとカントは考えた。空間・時間・因果関係の概念はあらゆる現象世界の基本形式を明確にできるが，知覚と認識のプロセスには構造上，形式上の限界があり，人は「ものそれ自体」として対象を理解することはできない。もし，これが物理的現実においても真実だとすれば，現実を「評価する」プロセスに対しても同じことがいえることになる。

　カントの主張は宗教家には受け入れがたい。なぜなら，カントにしたがえば，神も現象世界の存在だとするか，神についての議論は無意味だということになるからである。一方，認知行動モデルの重要性と限界もカントによって示された。要するに，認知行動アプローチはABCモデルにおける〔B〕を重視する立場である。そしてこれは〔A〕が直接〔C〕を生じさせると主張する「ACモデル」の対極に位置するものである。

原則3．〔B〕と〔C〕の間のつながりは予測できる

　ここでは，まず，推論と評価がどのようにつながるかを例証してから，それらと感情とのつながりを詳しく検討する。〔B〕には，イメージ，推論，評価，非機能的な思い込みなどさまざまなタイプがある。評価にも同様にさまざまなタイプがあるが，最も重要なのは個人評価である。これは自分や他者の全人格に関する評価である。

　人が感情的苦痛を抱えるときには，その苦痛に関連する推論と評価が常に存在する。これが，我々の認知行動モデルの中核である。推論は評価から導かれる。たとえば，自分をすべての点で失敗者だ（否定的自己評価）とみなす人は，次のような推論が習慣になっている。「仕事は悪い方向に進んでいる」，「失敗するだろう」，「欠点がばれてしまう」，「他の人は私に『ダメなやつ』というレッテルを貼るだろう」。個人評価は特定の状況や文脈に結びついていないが，推論は文脈に縛られている。一方で，評価と推論は不可分である。そこで，論理情動行動療法では，「その人の推論を注意深く探れば，そこに含まれている評価も必ず理解することができる」と考える[141]。

〔B〕の内容と〔C〕の感情（と行動）との間には特定の関係（特異的関係）がある。感情には嫉妬，罪悪感，恥など，さまざまなものがあるが，認知と感情の結びつきにおいて重要な感情は不安，抑うつ，怒りである。

脅威（心理的・身体的危険）に関する信念は不安と関連しており，しばしば回避や逃避行動に結びつく。不安の強さは，対処反応の強さ，対処可能性，対処への評価の信念に関連する。また，不安に関する信念と感情は，多くの場合，現在や過去ではなく，将来生じる可能性があるものに向いている。

喪失（地位，自己価値，自由，重要な他者などの喪失）に関する信念は抑うつや引きこもり行動と関連する。〔C〕の強さは，孤立感や絶望感と関連している。不安とは異なり，抑うつの信念と感情は，多くの場合，過去に向いている。

権利の侵害に関する信念と否定的「自己→他者」評価は，怒りや攻撃性に関連する。怒りの強さや攻撃性の表出は，自分の相対的な地位，地位への脅威，復讐についての信念と関連している。怒りの信念と感情は，未来，現在，過去のいずれにも向かう。

原則4. 中核信念は人生早期の体験から生じる

ここまで，出来事の個人的意味が苦痛や困難さを決めること，それに関連する認知（推論，評価など），感情，行動の特異的関係，について説明した（たとえば，脅威についての信念が不安や回避行動と関連する）。運転免許の試験に落ちたとき，自分は何をやってもまったくダメだと責めれば抑うつが生じるであろう。しかし，次はうまくいくようにと解決法を考えるのであればほとんど落ちこまないであろう。もし，指導員の教え方がダメだったと責めるならば，怒りを感じるだろう。

しかし，否定的「自己→自己」評価が一部の人に存在するのはなぜだろうか。これはかなり難しい問題であり，十分な答えはない。遺伝的に不安，パラノイア，抑うつなどへ脆弱性をもつ人がおり，生活上の体験によって，その傾向が維持されたり，強化・減少が生じたりすると考えられ

る（Gilbert, 1992）。ここで重要なのは次の結論である。「人生早期の関係性」は絶大な影響力をもっており，多くのクライエントにとって「心理的問題の起源」となり得る。

　この結論はベック理論の中心となっている（Beck, 1984）。しかし，論理情動行動療法ではあまり強調されていない。我々は先行研究（たとえば，文献26）から，最も基礎的な〔B〕（非機能的な思い込みと個人評価）は人生早期に学習され，その子どもが得た愛着（親密さ）と自律性（自己定義）の総量を反映していると考えている。Blattはその認知発達理論のなかで，人格発達には次の2つのダイナミックな動機があると主張する。

1. 関係構築動機——対人関係を徐々に安定させ，相互に満足できるものにする動機
2. 自己定義動機——自己同一性を，固定的，現実的，肯定的で，分化され統合されたものに発達させる動機

　これら2つの動機は，互いに影響を与えつつ，共に発展する。第三者への親密な愛着を示すためには，一時的にあえて自律性を断念しなければならない。一方で，自律性と自己定義の発達や探求のためには，愛着対象から離れなくてはならない。この愛着と自律性という2つのテーマは，多くの心理学的理論を生み出した。たとえば，ボウルビーによる愛着と分離の概念や，ベックによる対人志向性格（sociotropy）と自律性格（autonomy）の分類などがある。

　通常の発達はこの2つの組み合わせで説明できるが，おおむねどちらか一方に偏っていると考えてよい。大枠として2つの人格構造があり，いずれも望ましい認知，行動，防衛，適応といった様式を備えている。健全な心理的発達とは愛着と自律性のほどよいバランスであると定義するならば，それを脅かす人生早期の体験が3タイプあるといわれている[26]。第一のタイプは，養育者に一貫性がなく，怠慢で，拒否的で，育児放棄する傾向がある場合で，子どもの依存感覚が脆弱になり，孤立した場合の空虚感と絶望感が強くなる。第二のタイプは，侵入的で，操作的で，きわめて批判的で，懲罰的な傾向が養育者にある場合で，子どもは他者を避け，他

者や自分自身に批判的になり，無価値感を抱きやすい。第三のタイプは，愛着対象の大きな混乱や喪失（死や見捨てられ），あるいは重大な外傷体験がある場合で，子どもは先の2つのいずれかの状態に陥る可能性がある。それは，体験時の年齢と，その喪失をどのように解釈したか（たとえば，「これはお仕置きだ」，「僕がお母さんを殺した」など）によって決定される。

　認知行動的視点からこれを再構成すると，ある人たちは，内在する「否定的な自己評価の信念」と「それに関連する感情と行動」を引き起こす特定の出来事〔A〕に反応しやすくなっている。その人たちは，この脆弱性を保護し，恥，さみしさ，絶望感などを再体験しないような対人関係スタイルを発達させる。この対人関係スタイルや自己呈示行動は，他者から特定の行動を引き出し，対人関係をすぐに固定化するようはたらく。たとえば，もし，批判を恐れる人が誰かと対立する立場に置かれると，その人との関係は競争か服従のいずれかになりやすく，互いに協力し合う関係にはなりにくい（Gilbert（1992）を参照）。

原則5．信念を弱めることで，関連した苦痛や困難も弱めることができる

　臨床家の立場からすると，認知行動モデルの最大の功績は，心理的介入に新しい視点を生み出したことにある。つまり，〔B〕へ介入することの重要性を明らかにした点である。感情に関連する推論と評価を弱めることは，問題を緩和するための1つの方法となる。ベックらのうつ病の認知行動療法はその一例である[13]。ベックらは，うつ病の理解のために，抑うつ気分に関連する信念やイメージに注目し，感情の問題から認知の問題へと焦点を移し，信念を弱めるための系統的で新しい治療方法を開発した。

Ⅱ 妄想

1. 精神医学的定義（DSM による）

(1)【症例：アラン】

　アランは 18 歳頃から奇妙な行動をとるようになり，それに気づいた両親は不気味に感じていた。彼は「やろうとしていることはわかっている」と言っていたが，奇妙な関連づけに基づく意味不明な言動が出現し，ついには両親に暴力を振るう事態に発展した。アランは，この数カ月間で，エイリアンが両親を別人に取り替えて，そのにせものが自分の殺害をたくらんでいると確信するようになっていた。徐々に彼の妄想は複雑になり，自分は宇宙の支配者であり，エイリアンとの戦争が地球の将来を決定してしまうと信じるようになった。

(2) DSM の定義

　妄想を定義することは難しい。伝統的な精神医学的アプローチは，妄想と健常者の信念が質的に異なることを前提にしている。その流れを汲むアメリカ精神医学会（APA）の定義は次のようになっていた。

　　現実に対する間違った推論に基づく誤った信念であり，その矛盾を他のほとんどの人が確信しており，矛盾に対して反論の余地のない明らかな証明や証拠があるにもかかわらず，強固に維持される。その信念は，その人の文化に属する他の人たちからは通常は受け入れられないものである。（DSM-Ⅲ-R[4]）

(3) DSM への疑問

　他の研究者たち[60,70]の意見を参考にしながら，DSM-Ⅲ-R における妄想の診断基準を詳しく検討し，主な問題を次にまとめた。精神医学の伝統的な妄想の定義における問題が明らかになるとともに，DSM-Ⅳにおける修正点が理解できるはずである。

（ⅰ）「誤った信念」

「誤った信念」という妄想の定義は，2つの理由から批判されている。第一に，妄想は誤りであるとは限らない。もし，根拠なく妻の浮気を確信したなら，たとえ妻が実際に浮気をしていたとしても嫉妬妄想があるといわれるであろう[31]。第二に，真実と誤りを定義することは困難である。ある思想家は次のようにいう。「たった1人の臨床家が信念の真実性を決定し，妄想かどうかを判断しようとすることは，ほとんど不可能である」[75]。

（ⅱ）「間違った推論」

妄想をもつ人は偏った推論にしたがっているという研究結果は「間違った推論」を支持する[20]。特定の実験状況では，妄想をもつ人は，帰属スタイル，共変動の判断，確率推論における偏りを示すことがわかっている[61]。しかし，これらの研究から得られたデータは決定的なものではない。第一に，確率推論に関する実験的研究では，妄想をもつ人は妄想をもたない人よりも合理的に推論することが実証されている。第二に，それへの反証が存在する。たとえば，妄想をもつ人の推論は，刺激によって過剰に影響を受ける（ボトムアップ的推論）という結果もあれば，刺激に先立つ期待などの認知によって過剰な影響を受ける（トップダウン的推論）という結果もある。また，非臨床群を対象としたアナログ研究の知見を，クライエントの妄想にどの程度適応可能かということは明らかにされていない。たとえば，アナログ研究では，実験によって仮説形成にはどれだけの情報量が必要かを容易に算出できる。しかし，宗教的信念や抑うつ的信念よりも少ない情報で妄想が形成されるかどうかはわかっていない。また，妄想の形成過程においては，全般化バイアス（1つにあてはまることをすべてに適用すること），特異的バイアス，認知的欠損などの存在について確定的な証拠は見いだされていない。

（ⅲ）「強固に維持された」

「強固に維持された」というのは，妄想の形成過程ではなく，維持過程に注目した定義である。これが意味するのは，すべての妄想が完全に（あるいは，ほぼ完全に）揺るぎなく確信されているということである。しか

し，これは多くの妄想にあてはまるかもしれないが，すべての妄想にあてはまるわけではない。Brett-Jones ら[29]は，完全に確信された妄想というのは実は少なく，確信の程度は大きく変動することを発見した。Harrow ら[72]は，妄想をもつ統合失調症と診断された34名を対象に調査を行い，そのうち6名（18％）は急性期でさえも妄想への確信が部分的であったことを明らかにした。多くの妄想で強固で完全な確信が維持されているとしても，それは中核信念の「必要条件」にすぎず，妄想だけにあてはまる病理を意味するものではない。

　これに対応する定義は，「訂正不能あるいは証拠に反応しない」である。つまり，信念を訂正しようとするはたらきかけに対して妄想は強い抵抗を示すという意味である。しかし，この訂正不能性を否定する証拠が存在する。研究報告数は少ないが，我々の研究を含め，妄想を訂正しようとするはたらきかけは概して有益だという結果が出ている[2,3,10,39,44,59,73,77,82,89,94,106]。妄想の訂正は困難であり，ときには手に負えない場合もあるというのが妥当なところであろう。そうなると，妄想は多次元的な信念であって，さまざまに異なるものがあるということになり，今後は，どのような要因が治療に影響を与えるのかを検証していかなければならない。また，妄想が政治的信念や宗教的信念，あるいは性的虐待や拒食症における中核信念よりも，訂正が難しいかどうかも検討しなければならない。

(ⅳ)「**その人の文化に属する他の人たちからは通常は受け入れられない**」

　この最後の定義は，妄想の内容の異常さや奇異さを意味する。妄想は，その人が所属する集団内で大多数の人がもたない信念である。しかし，この定義にも問題がある。妄想の「奇異さ」を実証的に評定することは困難である[88]。また，文化・集団・時代が異なれば，受け入れられる信念も変化してしまう。

(4) 独立的定義

　伝統的な特徴を残しつつ，妄想の特徴をさらに特定しようとするアプローチとして，独立的定義も提案されている。たとえば，Oltmanns[110]は，

妄想の特徴として8つの点を挙げ，必要条件でも十分条件でもないことを示した。今後研究が進めば最も重要な特徴がわかるかもしれない，というわけである。この戦略の長所は，個人差を考慮した実証的研究も推奨していることにある。しかし，各特徴が妄想とそれ以外の信念を区別できなければ，独立的定義も無効だということになる。

(5) 連続体説

妄想（や幻覚）を正常な心理現象との連続体の上に位置づけるという，伝統的な定義への挑戦も企てられている。この連続体説では，確信度や心的占有度のような要素は，妄想も通常の信念も共通しており，その程度が異なるだけだということになる[131]。Straussは，通常の信念との相違点や共通点をそれぞれ重視しながら，妄想を定義した。彼の主張こそ，妄想と幻覚に関する我々の臨床と研究を強く方向づけた。

この20年間，妄想の定義は「非連続性から連続性へ」，「質の違いから量の違いへ」と変遷してきた。現在では，被害妄想をもつ人も健常者と同じ思考を抱き，同じ行動をとると考えられている。これが意味することは，個別性に立脚した妄想研究の必要性であり，特異的で多様な次元の思考と行動を考慮する必要性である。DSM-Ⅳ[5]における妄想の定義には，これらの成果が反映されている。特に，「たいていは誤った解釈に関係する」こと，「妄想と強固に抱かれた観念との区別はときに難しく，確信の程度による」こと，奇異さの判断は「難しいだろう」こと，などが修正点として注目に値する。訂正不能性についても明言されていない。

2. 妄想へのABCアプローチ

認知行動ABCモデルは，妄想体験の理解に有益な枠組みを提供する。ABCモデルは，混乱を整理し，妄想への深い理解を促し，新しい治療的アプローチを提案できる。

(1) 妄想は〔B〕である

　ABCモデルによる分析では，いうまでもなく妄想は〔B〕として考えられる。妄想はある出来事〔A〕の（妄想的）解釈であり，苦痛や困難〔C〕に関連する場合も，関連しない場合もある。妄想には何らかの推論が関与する。表2に，主な妄想のABCモデルによる分析を示す。なお，表の内容はクライエントが実際に語ったものである。

(2) ABCモデルの利点

　このモデルを使って妄想体験を描写すると，環境的・身体的出来事〔A〕にクライエントの注意が向けられていることと，妄想は出来事の解釈の1つにすぎないことが明確になり，その妄想がクライエントにとってどのような問題になっているかが理解できるようになる。

　これらの利点に加えて，ABCモデルは，妄想の概念を明快にする。妄想として表に現れるのは常に「推論」だが，多くの場合は「評価」が潜在しており，これを引き出すには思考連鎖法（thought chaining）が必要である。つまり，認知行動療法において批判的な評価を明らかにするためには，妄想的解釈を乗り越える思考連鎖法を使えばよい。そして，妄想的な推論と評価の両方が明らかにされてはじめて，クライエントに生じた感情的・行動的結果が十分に理解できる（認知行動モデルの原則4を参照）。

　このように，ABCモデルは，妄想が他の重要な信念とどのように関連するか，苦痛や困難とどのように関連するかを明らかにする。たとえば，表2の関係妄想における推論によれば，目の前を医者が堂々と通り過ぎていくのは，クライエントがすべてにおいて医者より劣っていて，価値がないと医者が思っているメッセージだという（つまり，その医者はクライエントのことを「全体として」評価している，ということになる）。しかし，「他者→自己」評価に基づく推論だけでは，「恥ずかしい」という彼の感情を十分説明できない。なぜなら，彼もその医者のことを無能で価値がない人物と考えているかもしれないからである。ところが，思考連鎖法を進めると，彼はその医者を優秀だと評価していることが明らかになった。そし

表2 妄想の認知行動 ABC 分析

妄想	[A] 先行する出来事	[B] 信念	[C] 結果
考想察知	クライエントに言葉が浮かばず,治療者がそれを補った	先生は私の心を読んだんだ。こいつの正体がわかったぞ！	高揚感 このことを人に知らせなければと感じる
被害妄想	家の外で車のクラクションが鳴った	私を殺すために来ているんだ	恐怖 家から逃げ出す
考想伝播	買い物中,隣の見知らぬ男性が話していることが,自分の考えていることだった	自分の考えはみんなに伝わっているんだ	パニック 逃げる
考想吹入	突然,侵入的でショッキングな考えがうかんだ	私の考えじゃない。誰かが頭に機械で吹き込んだんだ	恐ろしい さらしものにされる
関係妄想	医者が,堂々とした態度で窓のそばを歩いていった	先生は自分が上だということを,わからせようとしてるんだ	恥ずかしい 窓から離れる
誇大妄想	女王がテレビで「子どもたちを愛している」と言った	私のことだ。私を愛しているんだ。私は女王の娘なんだ	得意な気持ち
侵襲妄想	頭がかゆい	また,かまれている。耐えられない	不安 無力感
身体妄想	起きるとだるい,つらい	エイズだ。病気が進行して死ぬんだ	恐怖 動けない
カプグラ症候群／替え玉妄想	父親がクライエントに入院を勧めた	父じゃない。父ならそんなことをしない。エイリアンだ	おびえる 引きこもる こぶしを固く握る
コタール症候群／否定妄想	昔は楽しかった活動を楽しめない	何も感じない。私は死んでいるんだ	空虚感 自殺行動
被影響妄想	娘を窓から落とそうとした	そんなことするはずがない。させられたんだ。やつらがやったんだ。私がしたんじゃない	再保証／安心 受け身的態度

て，自分を「劣っていて価値がない」と否定的に「自己→自己」評価していた。このことが彼に生じた感情的な混乱を説明し，妄想への基本的な治療目標も明らかにする。つまり，妄想を弱めることと，関連する否定的な自己評価を弱めることである。妄想の認知行動アセスメントと治療については，次章以降で詳細に検討する。

(3) ABC モデルの課題

ABC モデルは明快であるがゆえに反論もある。本章の最初でもふれたように，妄想の形成と維持における推論の役割については意見が一致していない。Maher[96]は，異常な知覚体験に直面した際に，健常な推論プロセスによって導かれるものが妄想だと主張している。一方，妄想は，推論プロセスの欠陥や推論バイアスによって引き起こされると主張する研究者もいる。推論プロセスにおける「欠陥」の存在は証明されていないが，「推論バイアス」の存在を支持する研究結果は多い。妄想をもつ人には，自動的プロセスと意識的プロセスの両方に推論バイアスが存在すると多くの研究は指摘している（文献61を参照）。

しかし，この領域における研究の進歩を阻む大きな障害が3つある。第一に，強固なバイアスがあるとしても，妄想はバイアスの結果ではなく，むしろバイアスが妄想的思考の結果なのかもしれない。つまり，こうした研究は，妄想の形成について直接的な証拠を示すことができない。第二に，妄想をもつ人の非妄想的思考を調べた研究では，妄想の発生と維持を予測するバイアスに関して矛盾する結果が出ている。過剰なトップダウン的推論が存在し，刺激よりも信念によって大きく方向づけられるという結果もある（たとえば，Hug, Garety & Hemsley, 1988）。一方，過剰なボトムアップ的推論が存在し，きわめて速やかに自分の仮説を取り下げてしまうという結果もある（たとえば，文献63）。

第三の問題は，妄想的思考におけるバイアス研究自体に関するものである。こうした研究では，妄想的な人は目立つ刺激（多くは脅威を感じるもの）を処理しやすいことが一貫して示されている。しかし，気分障害，摂

食障害，不安障害などでも同じような結果が出ており，妄想に関する特異性はない。また，推理プロセスの「全般化バイアス」に関する証拠はなく，あくまでも個人的に重要な刺激に関するバイアスが見いだされているにすぎない。

(4) ABC モデルの役割

認知行動 ABC モデルは，妄想の維持における「推論の役割」を明らかにする。第一に，このモデルは，認知バイアスが特異的だと主張する。つまり，人が抑うつ，怒り，不安などの感情を体験しているときにだけバイアスは活性化されるということである。妄想に関していえば，偏った推論（選択的注目，過度の一般化，恣意的な推論，個人化）は，妄想と「つながっている」ときに起きるということになる。これは我々の臨床経験と一致する。第二に，認知行動モデルによれば，出来事の妄想的解釈は，先行する出来事（外的あるいは内的刺激）と持続する信念（評価と非機能的推論）の両方から影響を受ける。つまり，妄想的解釈はトップダウン的推論とボトムアップ的推論の両方の影響を受けると考えられる。

現在わかっていることは，きっかけとなる出来事（特に異常知覚）に強く影響を受ける妄想と，評価信念の影響を強く受ける妄想があるということである。前者の例としては，させられ体験，関係妄想，考想吹入，考想伝播などが含まれる。この場合は，「異常知覚体験を合理的に説明した結果が妄想である」という Maher[97] の説が受け入れられよう。対照的に，他の妄想（特に誇大妄想とパラノイア）には心理的動機が強く反映されており，おそらく自己を守る機能をもつと考えられる[148]。すべての妄想が異常体験の合理的な説明なのか，心理的動機の影響を受けた不合理な説明なのかという議論は意味がなく，両者の存在を認める意見が現在の主流である[61]。

Ⅲ　幻声

　続いて，幻声体験に関する我々のABCアプローチを紹介する。認知行動ABCモデルは幻声体験を理解するための新しいアプローチである。第一に，このモデルは現在の症候学が放棄した幻声の特徴に注意を向ける。第二に，クライエントが行う意味づけの努力を重視し，クライエント個人を理論と治療の中心にすえる。第三に，対処行動や苦痛の差異をより的確に説明可能であり，最終的に新しい治療法を生み出すことができる。

1．幻声体験
(1)【症例：ヴィニー】
　ヴィニーは，バーミンガムで生まれ育った。18歳のとき，仕事中に幻声が始まった。彼はこのときの体験をありありと思い出すことができるという。

> やつらは僕のことをいつも噂している。安らげる時間はまったくない。やつらは，僕をののしり，僕のすることをすべて批判する。「何のためにそんなことをしているんだ」，「やつをみろ，バカがいるぞ」というようなことを言う。中心になる声が1人いる。誰かはわからない。耳からすごくはっきり聞こえる。鳥が言っているのかなと思ったときもあった。拘置所にいたときには，バケツに入った自分の小便を飲むように言われて，そのとおりにしてしまった。以前には，四つ角に立っているように言われたから，バカみたいにつっ立ってたけど，何も起きなかった。そういうことが原因で彼女と別れてしまった。僕はよく怒っていた。声をどうにかすることはできなかった。

(2)【症例：レオナルド】
　移民のレオナルドは，教会で「最高潮の光と音」の真っ只中に地面から人が現れるのを見た。その直後から声が聞こえるようになったという。5

年たっても，いくつかの声が聞こえ続けている。声の正体は彼の先祖だという。声とは親密な関係があり，友達づきあいをしてくれる守護霊のようなものだと考えている。声は簡単なアドバイスもしてくれて（たとえば，一番安いパン屋の場所を教えてくれたり，クリニックへの通院を励ましてくれたりする），未来を予言する。以前には，たとえば，ダンスに行けば結婚相手に出会えると助言した（婚約者と出会った，ただプロポーズはまだされていない，と彼は信じている）。

レオナルドが「Bおじさん」と呼ぶと声と親しく接触できる。声のアドバイスに従わないと，声は怒りっぽくなる。親しい友人がほとんどおらず，「声が聞こえなくなると生活がつまらないものになる」と思っている。声からの要求はかなり多いが，従わなければならない。最近，彼は声に幻滅しつつある。不良グループから車を守るという約束や，美しい女性が訪れるように取り計らうという約束が果たされていないからである。

(3) 幻聴

幻聴は統合失調症と深く関連すると昔から考えられてきた。WHOによる統合失調症の国際的パイロットスタディ[145]では，統合失調症の急性エピソードと診断された人の73％に幻聴があった。しかし，幻聴は，性的虐待の被害者や親しい人の死別を体験した人でも，躁うつ病や統合失調感情障害でも報告されている。幻聴はさまざまな障害でみられるために，鑑別診断における重要性は低いと考えられている[7]。

さらに，幻聴は特定の臨床的障害の症状とみなされてはいるが，確定診断のためには不十分だと考えられている[49]。また，特殊な実験的状況では，多くの人が存在しない音が聞こえると報告することが知られており，幻聴は多くの人が体験し得る現象だと考えられている[129]。心理学の最近の知見では，幻聴は正常体験との連続体上にある可能性が示唆されている[131]。

幻聴には，雑音，音楽，単語，短いフレーズ，ひとまとまりの会話など，さまざまな形式がある。幻声は，誰かが話しているように知覚される幻聴である。幻声は，それへ反応せざるを得ないような強力な体験であ

る。しかし，症例からもわかるように，この体験はきわめて個人的なものである。

2. 幻声のABC分析
(1) 幻声は〔A〕である

　幻声の認知行動モデルでは，妄想とは異なり，幻声を思考〔B〕でなく，きっかけとなる出来事〔A〕だと考える。この着眼点が，幻声に関する我々の認知行動的フォーミュレーションの出発点となった[36]。幻声はきっかけとなる出来事であり，そこには個人的な意味づけ〔B〕がなされており，感情的・行動的反応〔C〕が生じている。このモデルが幻声への心理的理解と治療法に大きな影響を与えた。なぜならば，クライエントの苦痛と対処行動は幻覚自体から生じるのではなく，幻覚に関する信念の結果であることが明確になったからである。表3に幻声のABC分析の例を示す。幻声を，1人は善意的（benevolent），もう1人は悪意的（malevolent）にとらえている。

(2) 幻声に関する信念は二次妄想である

　幻声と妄想には直接的で明らかな関連がある。幻声に関する信念（たとえば，「悪魔が私を罰している」というような信念）は，形式上は二次妄想だといえる。したがって，幻声への我々のアプローチは，実際には妄想への認知行動アプローチだといえる。きっかけとなる出来事が幻声である妄想が対象ということになる。このように理解すれば，本書は全体として妄想への認知行動アプローチの解説という概念的一貫性をもつ。

　幻声をABCモデルで再構成する魅力は直観的に理解できるであろう。なぜなら，その他の症状と同様に，深刻な問題とは体験者の感情や行動のあり方だということを，このモデルは明らかにしているからである。もちろん，このことは認知行動モデルの原則である。幻声がきこえる人（以下，聴声者）が治療を受けるのは，絶望，抑うつ，怒り，希死念慮，無力感，自傷，孤立，暴力などが出現するからである。伝統的な治療法でも，

表3 幻声の認知行動 ABC 分析

きっかけとなる出来事	信念	結果
リチャードは「やつを殴れ」という声を聞いた	神は僕の信仰心の強さと誠実さを試しているんだ（善意）。	声に従わない 喜びを感じる
ジェニーは「気をつけて」という声を聞いた	悪魔の声だ。悪魔が私をまちぶせして見張ってるんだ（悪意）。	恐怖 買い物に行くのを避ける

幻聴体験をなくすこと（薬物，耳栓，ヘッドフォンなどを用いる方法）と同時に，苦痛をやわらげ，行動を変えること（不安を減らしたり罰則を用いたりする方法）も検討されている。ただし，こうした治療法は，クライエントの行動や感情は幻覚自体から必然的に引き起こされることが前提になっている（たとえば，文献17の p. 293）。

しかし，この前提は安易すぎる。幻声の内容が同じであっても，対処行動は異なるという研究結果がある[134]。Romme と Escher[116] は，たとえ幻声の内容がひどく侵襲的であっても，クライエントは支援を求めない場合があることを明らかにしている。このことは，媒介する心理的プロセスによって幻声に対する反応の種類や強さが異なることを示唆している。

3. 幻声の認知行動モデルの実証的根拠
(1) 幻声の認知行動モデルの2つの仮説

幻声に関する認知行動モデルには2つの核となる仮説がある。第一の仮説は，「感情や対処行動は幻声に関する信念と確実に関連する」であり，これは認知行動モデルの基本的な前提である。第二の仮説は，「信念は幻声の内容の直接的解釈ではない」である。したがって，苦痛や対処行動の差異は，幻声の内容〔A〕と同様に信念〔B〕を詳しく調べることで説明される。ここで，この2つの仮説を支持する根拠を明らかにした我々の研究成果を示していこう[36・37・38]。

(2) 幻声に関する信念

　我々は，認知行動的視点から，幻声に対する包括的な治療的アプローチを開発した。アセスメントには半構造化面接法と30項目の自己評価尺度を使い（第5章参照），介入には古典的な認知行動療法を修正して実践している（第6章参照）。このアプローチに基づく臨床研究によって，対処行動と苦痛を予測する変数は，幻声の内容よりも幻声に関する信念であることが明らかになった。特に，次に挙げる4種類の信念が重要である。①幻声の正体（identity），②幻声の目的（傷つけてくるのか，助けてくれるのか），③幻声のパワーあるいは全能性（omnipotence），④幻声に対する服従と抵抗の結果についての信念。

全能性：4つの根拠

　幻声体験者の約80％は，声が非常に強力で全能だと信じている。この信念は4つの根拠に支えられている。第一に，併発症状が幻声に全能性を与えている。たとえば，「娘を殺せ」と幻声に命令された男性は，彼の娘が窓際に立っているのを見たときに，自分の体が娘の方に動いたと言った。「ノアの息子だ」と幻声に言われた男性は，幻声と同時に水の上を歩く白いローブ姿の人物が見えるという幻視体験があった。第二に，実際に起きた出来事を幻声に結びつけ，それを幻声のパワーの証拠だとみなす。ある2人のクライエントは，自分の意思で自傷行為を行ったにもかかわらず，後になって「幻声にさせられた」と2人とも考えた。同様に，教会で悪態をついた男性は，「悪魔の声がそうさせた」と言った。第三に，我々がこれまでに会った聴声者の約75％は，幻声の出現・消失や内容は自分ではどうにもならず，それが声のパワーの証拠だと考えていた。

　最後の根拠に移ろう。ほとんどの場合，幻声は過去，現在の思考，感情，行動，未来のすべてを知っていると考えられている。他人に知られるはずもないきわめて個人的で感情的な行動や思考（たとえば軽い違法行為や個人的欠点）について幻声が言うからである。おそらくプライバシーがないと感じることによって，実際に聞こえた内容以上に幻声は多くのこと

を知っていると聴声者は考えてしまう。そのため，「全部知っているんだぞ」というような漠然とした内容を，自分の特定の行為をさしていると解釈してしまう。聴声者の多くが秘密を暴露されて傷つけられたと思うのは十分理解できる。

全能性：抑うつとの関連

幻声が強力で全能であるという信念は，強い抑うつ症状と関連している[38]。Bauer[9] はこれを「声の力に捕まった状態」と表現している。逃げることのできない相手に支配されている状況にあれば，抑うつ症状が出現するのは当然である。これが，さらに孤立感と無力感を生み出すと考えられている（Gilbert, 1992）。幻声に対する認知行動療法で重要な点は，この支配を振りほどくことができるように援助することである。

正体と目的（悪意と善意）

同様に重要な信念は，幻声の正体と目的に関するものである。つまり，なぜ自分に話しかけてくるのか，ということである。正体と目的に関する信念がもとになり，幻声を善意的に解釈するか悪意的に解釈するかが決まる。悪意に関する信念には2つの形式がある。1つは「当然の罰」であり，もう1つは「不当な迫害」である。たとえば，ある男性は殺人に加担したせいで悪魔に罰せられると信じていた。別の男性は理不尽な理由で意地悪な理事長から迫害されていると信じていた。罰と迫害の区別は心理的理解にとって重要であり[138]，これ以降も本書を通して扱うテーマである。

幻声の善意に関する信念は，さらに多様である。たとえば，ある女性は預言者の声が聞こえ，その声が良妻賢母になれるよう助けてくれていると信じていた。また，ある男性は神の声が聞こえ，自分に特別な力をもたせてくれるように助けてくれていると信じていた。多くの人は，悪意的な幻声も善意的な幻声も体験しているが，我々の臨床経験では1つの幻声は悪意か善意かのいずれかである。

(3)「信念」と「対処行動,感情」の関連
3種類の行動的・感情的反応

我々は,幻声に対する行動的・感情的反応を3つに類型化した。「協調」は協調行動(たとえば,聞き耳をたてる,喜んで従う,声との接触を求める,呼び出そうとする)と肯定的感情(たとえば,喜び,保証された安心感,楽しみ)から構成される。「抵抗」は抵抗的で闘争的な行動(たとえば,言い争う,叫んだりののしったりする,不服従かしぶしぶながらの服従,声のきっかけの回避,破壊行為)と否定的感情(たとえば,恐怖,不安,怒り,抑うつ)で構成される。「無関心」は幻声と関係をつくらない態度と定義されるが,実際にはほとんどみられない。

信念と対処行動の関連性

半構造化面接法(付録2)を用いた我々の最初の研究[36]では,幻声を悪意的に解釈すると抵抗を示し,善意の幻声とは協調することがわかった。そして,この結果の信頼性と妥当性を確認するために,悪意(6項目),善意(6項目),抵抗(9項目),協調(8項目),パワー(1項目)を測定する合計30項目の「幻声に関する信念についての質問紙(Beliefs About Voices Questionnaire;以下BAVQ)」[37](付録3を参照)を作成した。完全なデータのとれた60名を対象にした予備調査の統計的分析では,BAVQの信頼性と妥当性が確認され,抵抗と悪意,協調と善意の間に強い相関がみられた(詳細は文献37参照)。

信念と抑うつの関連性

我々は抑うつ症状と,幻声に関する信念との関連に特に関心をもっている。60名の調査対象者のうち26名は声を悪意的だと解釈していた。彼らは妄想的信念をもたない人よりも抑うつ的であり,重症度も高かった。このデータが示しているのは,聴声者では,二次妄想が抑うつを阻止できないということである[148]。幻声を強力だと信じていると抑うつ症状は強くなったが,「強力⇔無力」は「悪意⇔善意」とは別の次元であった。また,逃げられない強力な他者に直面したときの無力感が抑うつと関連していた(Gilbert, 1992)。

(4) 信念と幻声内容の関連

　対処行動や苦痛の差異は悪意と善意に関する信念との関連で理解できるが，幻声の内容ではこの差異を説明できない。言い換えると，幻声の維持メカニズムを説明するためには幻声の内容を調べるだけでは不十分だということである。

　幻声の内容と感情・行動の関連は明らかなので，多くの場合は幻声の内容から「抵抗」か「協調」かを予測できる。しかし，信念は幻声の内容だけでは理解できない。我々の研究の3分の1から2分の1の対象者の信念は，幻声の内容では説明できないか，内容とは正反対のものであった。一般的には悪意的ではないと考えられる内容が，悪意的だと信じられている例もある。たとえば，「気をつけなさい」「足元に注意しなさい」「どうやるかよく見なさい」と言う幻声が，自分を狂人にさせる悪魔の声だと信じられていた。逆に，自殺や殺人を命令する声が善意のものだと信じられている例もあった。声が自らを神だと言うにもかかわらず，それを無視して悪魔によるものだと信じていた例もある。

　個々の意味づけに注目すると対処行動や感情が理解できるようになる。逆に，信念が考慮されないと，反応の多くが理解できず，矛盾しているようにみえる（文献 133 も参照）。

Ⅳ　要約

　日常生活の出来事や事実とは別に，我々は各自がゆっくりと時間をかけて独自の世界観，自己イメージ，対人関係をつくりあげている。我々はこれらに基づいて肯定的あるいは否定的な感情的反応を示し，対人関係において防衛的あるいは促進的に反応する。しかし，我々の理解が歪められ，極端で否定的な評価が下されると，感情的・行動的問題が出現する。この複雑なプロセスを分析する1つの方法が認知行動 ABC モデルである。認知行動 ABC モデルでは，〔A〕は日常生活における客観的事実である。〔B〕には自分がつくりあげた世界観や自己イメージから生じる推論と，

世界や自分自身に対する評価がある。〔C〕は我々が理解し判断した世界に対する感情的・行動的な反応である。本章では，これらの枠組みを紹介し，分析の対象外と考えられていた妄想や幻声に対しても適用できることを示した。次章からはこの適用方法を詳しく検討する。

〈訳者注〉
「幻声に関する信念についての質問紙（Beliefs About Voices Questionnaire）」には改訂版がある。全能性に関する項目を5項目追加し，4件法による評価によって感度を高められ，原版と同等の信頼性と妥当性が確認されている（Chadwick, Lees & Birchwood, 2000）。原著者のChadwickからの助言と許可を得て，幻声に関する信念についての質問紙改訂版（BAVQ-R）を付録3として掲載した。

第2章

治療の実践と関係構築

I　認知行動療法の実践

　本章では認知行動療法の枠組みを示す。これは，自己・世界・将来にかかわるクライエントの推論と評価を修正し，治療的な効果をあげるための「初手」である。まず，この治療法に必要不可欠な要素の説明から始め，8つの基本的な概念的ステップを示す。これらのステップはベック[11・13]とエリス[57]の業績に大きく依拠しており，両者の治療法の良さを最大限に活かしつつ，最大限シンプルに統合したものである。当然ながら，本章で認知行動療法の全体を網羅することはできないが，少なくとも次章以降の理解に役に立つ枠組みを提供したい。

　8ステップのアプローチは，気分障害の治療で発展した理念と手続きに基づいている。修正を加えれば統合失調症にも適用できると我々は考えており，その修正点は以後の各章で詳しく述べる。ただし，強固な妄想や幻聴をもつクライエントへの認知行動療法は，それ以外の場合にくらべると，治療関係を構築する点で大きな困難がある。そこで本章の最後では，関係構築の問題について詳細に検討する。関係構築に関する主な問題と，それを乗り越えるための戦略を提示する。

1. 必要不可欠な要素

(1) カウンセリングスキル

効果的な認知行動療法の実践には，最低限2つの不可欠要素がある。1つは，以下に示す基本的なカウンセリングスキルである。これらに関する資料は，簡単に入手できるであろう（文献55など）。

- 良好な治療同盟を確立する
- 協同的実証主義（collaborative empiricism）をクライエントに十分理解してもらう（文献13を参照）
- クライエント特有の視点と感情を理解する
- 困難で，しばしば痛みを伴う取り組みをクライエントが実行できるように支援する

(2) 知識

第二の不可欠要素は，認知行動的フォーミュレーションと介入の原理（たとえば第1章で示したABCモデルのような認知行動的枠組み）についての正しい知識をもつことである。つまり，治療者は理論に関する十分な知識をもち，その理論を用いて実践しなければならない。続いては，ABCアセスメントと介入プロセスを詳細に検討する。このプロセスは，クライエントの過去と現在の問題に関する，全体的な心理アセスメントとフォーミュレーションに含まれるものである。

2. アセスメントから介入までの8つの基本的ステップ

最初の2，3回のセッションでは，クライエントが自発的に語ることができるように，基本的なカウンセリングスキルに基づく非指示的な面接を行う。クライエントに語ってもらいたいこととは，現在の問題，問題を誘発する出来事，脆弱性の原因になり得る人生早期の学習体験や外傷体験などである。治療者は自分の直観を確認したり，それをさらに深めたりするためのバックグラウンドとしてABCモデルを使う。治療者が全体的状況を理解し，信頼関係の構築を確認した後，さらに特殊な事項の検討，つま

り認知行動療法のプロセスが開始される。本書では，8ステップの流れを基礎から体系立てて読者が理解できるように記述した。各ステップの目的は，第1章で述べたABCモデルの用語で定義されている。まず簡単にすべてのステップを示した後に，各ステップの詳細を解説する。

〈介入までの基本ステップ〉
1. 最初に取り上げたい問題をクライエントに尋ねる
2. きっかけとなった出来事〔A〕か，感情的問題〔C〕のどちらかをアセスメントする
3. それ以外のものをアセスメントする
4. 〔A〕と〔C〕をつなぎ，クライエントが最も困っていることを確認する
5. 思考連鎖法を使い，信念（イメージ，推論，評価）をアセスメントする
6. フォーミュレーション：(1)〔B〕-〔C〕の関連を示す，(2)発達的フォーミュレーションを示す
7. クライエントの目標を定め，クライエントの選択肢を検討する
8. 信念に挑戦する

これらのステップは一見容易にみえるが，実践するには高度のテクニックが必要である。ここで提案したステップは概念的な流れであり，テクニックに関するものではない。理論的で，柔軟で，創造的な協同体制が要求される場面で，どのようなテクニックを用いるべきかを臨床家は十分検討しなければならない。プロセスは全体として長期にわたり，変化に富む。問題解決の進展度合いや，対応すべき新しい問題の出現などによって，各ステップは再循環することもある。

ステップ1　問題に焦点をあてる
　面接初期の探索的でクライエント中心の「カウンセリング段階」から，

この段階では治療者は「ギアを入れ替える」必要がある。クライエントには，現在の全体状況が把握できたこと，主要な問題を特殊な方法で実践的に扱う時期がきたこと，などを伝える。たとえば「一番取り組みたいと思っているのはどの問題ですか？」と尋ねる。全般的な問題から特殊な問題へ焦点を移動するようにクライエントを促すのは必ずしも簡単ではない。クライエントのなかには，話がまとまらず混乱してしまう人もいれば，ごく簡単にあいまいな反応しか示さない人もいる。どちらの場合にも役立つカウンセリングスキルは，クライエントの話に具体性をもたせることであり，特に以下のような「開かれた質問」が役立つ。「その瞬間に，あなたが一番心配していたことは何ですか？」，「例を挙げていただけますか？」，「実際には何があったのですか？」，「そのときの問題をもう少し詳しく話してもらえますか？」。最終的に到達する「問題」には，少なくとも〔A〕（状況，出来事，主観的経験）と〔C〕（感情・行動的反応）が含まれていなければならない。ときには〔B〕（何らかの解釈）が含まれる場合もある。治療者の課題は，各ステップを通じて「問題」を解きほぐし，ABCの各要素に分けることである。この情報を集める際には，3つの見出しをつくって書き出すことが役立つ。3つの見出しとは，「きっかけとなる出来事（現実，あるいは先行するもの）」，「信念（イメージ，推論など）」，「結果（感情的・行動的反応）」である。

　治療者とクライエントがこの方法で多くの「問題」を分析していくと，無関係にみえた「問題」が1つのテーマから発生していたことが治療者には理解できるようになり，背景にある非機能的思考に関する仮説も直観できるようになる。

ステップ2　〔C〕をアセスメントする

　第1章で「問題」の核心は〔C〕（クライエントの感情的混乱と苦痛，破壊的・侵襲的・自己破滅的行動）であると指摘した。信念〔B〕と引き金となるライフイベント〔A〕は，問題〔C〕の誘因だが，たとえどんなに奇妙な信念や悲惨な出来事があったとしても，本人も含めひどく困って

いる人が誰もいなければ，認知行動療法を行う必要はない。それゆえ，少なくともクライエントには中程度に深刻な問題〔C〕があることを確認するために，〔C〕に関する現実的で正確な情報を得ることが不可欠である。〔C〕は感情的反応と行動的反応に分類でき，その一方からもう一方を類推することができる。

(1) 感情的反応〔C〕
　• 強度を同定する

　感情的反応は強度と種類に分けられる。人はみな，ネガティブなライフイベントに対して感情的に反応する。しかし，感情的反応のために医学・心理学的援助を必要とするとは限らない（ただし，ネガティブなライフイベントの「解決法」は求めるであろう）。苦痛がひどくなったときだけ援助を求めるのが一般的である。治療者がまず確かめるべきは感情の強度である。たとえば，強い恐怖かちょっとした不安か，抑うつかちょっとした悲しみか，激しい怒りかちょっとした不機嫌か，という点である。クライエントに10段階で強度を評定してもらうことは有益である。「0」は差し障りがない程度である場合や特に感じない場合，「10」は想像できる最大限に強かったり激しかったりする場合である。治療者は，最初にこの情報を得て，本当に精神療法が必要なのか，単なる支持や実務的なアドバイスだけが必要なのかを判断し，その後，必要ならば信念を明確にしていく。信念の明確化は治療には必要不可欠だが，信念に取り組む前に，重要な〔B〕につながる強烈な感情〔C〕の同定が必要である。ほとんど苦痛のないクライエントには「破局的」推論や個人評価がほとんどみられず，出来事〔A〕をかなり現実的に理解している。

　ただし，「悩みはほとんどありません」，「ちょっと悲しいだけです」というクライエントの言葉を治療者が鵜呑みにしてはいけない。大多数のクライエントは，強い感情を認めず，その感情抑制自体に気づかないことさえある。治療者はクライエントの感情の深さを探らねばならない。クライエントがネガティブな感情にも気づくことができるように，治療者は適切

な「態度」を示し，クライエントを十分に安心させる必要がある。強烈な感情は，言語的には表現されなくても，身体的に表現されることがある（「不安はないですが，心臓はドキドキしています」）。生理学的な変化だけでなく言語的・非言語的な行動にも現れ，感情失禁が生じることもある。こうしたことは，治療者が感情を解釈する助けとなる。感情を同定することに慣れていないクライエントには，「ゲシュタルト療法」の気づきを促進する技法も役に立つ（たとえば，文献48）。

それとは反対の問題もある。つまり，感情を抑えるのではなく過剰に表出するクライエントである。感情が引き起こされる閾値や耐性レベルは人によってさまざまなので，閾値が低いクライエントは些細な嫌悪状況に対しても激しく反応する。たとえば，ちょっとした不都合に怒ったり，ちょっとした痛みでパニックを起こしたりする。論理情動行動療法では，これを欲求不満耐性の低さだと考える。

- 種類を同定する

治療者の第二の課題は，クライエントが体験している感情の「種類」を同定することである。クライエントは体験した出来事にまつわる感情の種類をはっきり表現しなかったり，できなかったりすることがある。たとえば，クライエントが「混乱しています」と言うとき，不安，抑うつ，傷つき，罪悪感，恥など，何を意味しているかわからない。大きく3つの一次的ネガティブ感情（不安，怒り，抑うつ）があるが，これらが変化した多くの二次的ネガティブ感情があり，罪悪感を伴う抑うつや，恥を伴う抑うつもある。治療者は，一次的ネガティブ感情のうちの1つをクライエントが主に感じているものとして，クライエントに再提示する。

(2) 行動的反応〔C〕

行動的反応は，「行動」か「(行動には至らない)衝動」のいずれかである。行動の「種類」は感情の種類と関連している。なぜなら，出来事への解釈は感情と行動の両方を生み出すからである。不安は回避行動か防衛行動とともに生じる。状況を極度に回避したり距離をとったりする明らかな

ものから，嫌な対象を見つめたり微妙な非言語的な反応が生じたりというあいまいなものまである。抑うつは，非活動性や引きこもりとともに生じ，怒りは明白なあるいは軽微な攻撃行動とともに生じる。出来事への対処としてのこのような行動をとるとストレスが一時的に減少するので短期的には有効だが，長期的には問題を維持して悪化させてしまう。

(3) 注意点

　クライエントが感情的〔C〕と行動的〔C〕を明確に区別できることは稀である。まずは治療者だけが ABC 分析を行うことになる。クライエントにとっては3つの要素すべてが1つのものとして体験されているため，治療者がこれらを区別することは重要である。

　〔C〕をアセスメントする際の注意点が3つある。第一に，〔C〕の深刻さを確認すること。第二に，クライエントの感情的反応は入れ替わることが多いこと。たとえば，抑うつと怒りが交互に出現することもある。アセスメント時点でこの事態に遭遇した場合は，それをクライエントに伝えて，両者を分けて検討するとその後の治療には有益である。第三に，クライエントは一次反応と二次反応を混同して表明することが多い。最初の ABC の〔C〕が，次の ABC の〔A〕になる。たとえば，ある出来事〔A〕に対して，怒りを感じ攻撃的となった〔C〕クライエントが，その後，怒りを感じて攻撃的になること（新たな〔A〕）に対して不安を感じる（新たな〔C〕）。このような悪循環は臨床ではよくみられ，治療者も混乱してしまうことがある。クライエントは出来事に反応し，その後，自分の反応に反応する可能性がある。

ステップ3 〔A〕をアセスメントする

　ここでの課題は，〔C〕の引き金となった「具体的な」出来事の客観的で事実に基づく情報を得ること，である。その情報はできれば最近のものがよい。よくある間違いは，「仕事がうまくいかない」というような全般的で抽象的な〔A〕からアセスメントを始めてしまうことである。

治療者はゆるやかにクライエントの注意を出来事に向けるよう指導する。この出来事とは，特定された〔C〕を直接引き起こす出来事をさす。どのようなものでも〔A〕になり得る。〔A〕は，その人が関心をもち，評価〔B〕し，結果的に反応〔C〕が生じるものであればどんなものでもよい。最もわかりやすい〔A〕は，クライエントの「今，ここ」で起きている現実の状況や出来事である。最近または遠い過去の出来事の記憶，クライエントが将来起きるだろうと予測する出来事やイメージも〔A〕となる。さらに，感情や行動のこともあれば（〔C〕が〔A〕になり得る），考えや信念のこともある（〔B〕が〔A〕になり得る）。後にクライエントがその歪められた思考やイメージに挑戦するための準備として，状況のあらゆる側面を詳細に，かつ「事実に基づいて」説明できるようにクライエントを支援する。

　クライエントは手際よく明確な〔A〕を示せるとは限らない。「事実に基づいた出来事」として，〔A〕に〔B〕の要素を組みこんだものを示すことが多い。たとえば次のようになる。「上司は道で自分とすれ違い〔A〕，自分に気づいたが（第一の推論〔B〕），無視した（第二の推論〔B〕）」。治療者は「主観的な判断」と「客観的な事実」を区別できるように支援していく。

ステップ4　〔A〕-〔C〕が問題であることを確かめる

　まずは〔A〕-〔C〕のつながりについて治療者が理解したことを，わかりやすく言い換えてクライエントに伝える。たとえば，「うつになって〔C〕，引きこもった〔C〕のは，パートナーと口論した〔A〕からですね？」とフィードバックする。その後，治療者は，この〔A〕-〔C〕がクライエントの最大の悩みであることを確認する（「今のところ，これが一番の問題ですね？」と尋ねる）。この際，治療者は〔A〕-〔C〕のつながりの強さを過小評価しないように気をつけなければならない。クライエントは〔A〕のなすがままになっていると本気で信じている。きわめて強い感情にさらされ，その状況に圧倒されている。出来事や体験に圧倒されて，

もはや手に負えないと信じている。このことは，クライエントが「生物学的に準備された刺激」に反応している証拠が研究によって見いだされていることからも納得できる。すなわち，クライエントは明らかな社会的・身体的危険として刺激を知覚し，闘争，逃走，すくみと脱力，服従と屈服のような，進化の過程で生存に必要であったメカニズムを活性化しているのである（Gilbert,1989）。

ステップ5 〔B〕をアセスメントする
(1) 介入的要素：出来事の意味を理解することを共通の目的にする

　ここでの課題は，「イメージ，推論，評価，非機能的な思い込みのアセスメント」である（第1章参照）。ただし，この課題に取り組むときには，「クライエントにとっての出来事の意味〔B〕が問題理解の中核である」とクライエントが理解できていることが望ましい。クライエントと治療者がこのような理解を共有できることが，変化のプロセスには不可欠である。クライエントには，その出来事〔A〕だけではクライエントの反応〔C〕を説明できない点が〔A〕-〔C〕分析の欠陥だと伝える。同じ〔A〕でもさまざまな反応が生じ得る。治療者は，その出来事がもつクライエントにとっての「個人的な意味」が，まだ理解されていないと伝える。

　このように，治療者はクライエントが「AC理論」をもっていることを確認した後で，それを乗り越えるABC理論を伝えていく。人は出来事自体ではなく，出来事の解釈によって悩むのだという洞察を得るための方法はいくつもある。最も直接的な方法を示そう。まず，簡単な〔A〕を提示する（「夜中に家の窓をたたく音が聞こえたと想像してみてください」）。そして感情的な反応〔C〕を変化させ，内省させることである（不安→怒り→喜びの順で感じるように想像させ，それぞれの状況における思考を報告させる）。

(2) 信念の探索

（ⅰ）推論のアセスメント：思考連鎖法

次に，クライエント自身の抱えている〔A〕-〔C〕問題に焦点をあて，クライエントのもつ信念〔B〕を検討することが次の課題であると伝える。クライエントの特定の〔B〕を明らかにするための主な方法は，思考連鎖法である。これをうまく進めるために，第1章で示した主要な〔B〕-〔C〕関係の理論が活用される。ほとんどの場合，思考連鎖は推論の探索から始める。まず，治療者はクライエントの特定の〔A〕-〔C〕エピソードを明らかにした後，「あなたが……と感じたとき，どんなことが心に浮かびましたか？」と尋ねる。これによっていくつかの推論が浮かび上がる。たとえば，ガールフレンドがかけると約束した電話がない〔A〕ので，クライエントは憂うつである〔C〕。このクライエントは次のように推論した。彼女は別の男性と遊びに行ってしまった（第一の推論〔B〕）。彼女は自分を好きではない（第二の推論〔B〕）。自分を好きになる女性は今後現れない（第三の推論〔B〕）。ほとんどのクライエントは，自分の思考が推論の形式をとることに気づかない（推論の連鎖に気づくことはさらに稀である）が，うまく導けばこの例のように，治療者はクライエントの推論を引き出し，顕在化させることができる。

（ⅱ）評価のアセスメント

感情的な反応〔C〕には推論と評価の組み合わせが反映されている。推論の連鎖の裏には評価がある。多くの場合，推論が暗示する評価は察知できる。評価は，ある人物や環境に関する，ある個人による帰属である。たとえば，1回の行動（「あれは悪い行いだった」），人の特性や役割（「彼は悪い教師だ」），人格全体（「彼はまったくダメな性格だ」），のように，部分や全体が評価される。

ある種の評価だけが，極端な苦痛と関係する。最も重要なのは，「否定的個人評価」である。これは，人格全体に関する，対人関係上の，全体的で安定的な評価である。全体的な否定的個人評価はアセスメントの鍵になるため，我々は評価信念尺度を開発した（付録1）。

強い苦痛〔C〕を感じているクライエントには，おそらく全体的な否定的個人評価がある。それは，自己または他者，あるいは生活状況に関する評価である。怒りがある場合には，否定的「自己→他者」個人評価を検討する。たとえば，自分が恋人にふられてしまうのではないかと恐れているクライエントが，相手に対して強い怒りを感じるならば，クライエントは相手を全体として否定的に評価している。不安か抑うつの場合には，思考連鎖法を使い，最初は否定的「他者→自己」個人評価を明らかにし，最終的には否定的「自己→自己」個人評価に至る。先ほどの例では，クライエントは憂うつで，「彼女は今，別の誰かと一緒にいるにちがいない」と信じていた。彼は「彼女は自分の人格全体をダメだと思っている」と信じ，それを受け入れた形で否定的な「自己→自己」個人評価が形成されていると思われる。否定的「他者→自己」評価は推測・推論にすぎない場合（振る舞いからの推測）もあれば，事実の場合（相手が批判を明言する）もある。

ほぼすべての否定的個人評価は，自分や他者が対人関係上の何らかの「ルール」を満たしていないという評価や，自分や他者に不足があるという非機能的な思い込みを基準にした評価から生じている（第１章参照）。たとえば，クライエントの行動は独特な「ルール」に従っているかもしれない。「もし，もう１回間違えたら，大変なことになってしまう。自分はまったく価値のない存在になってしまう。そんなことは，絶対に起こってはいけない」。このような「ルール」は自動思考に現れたり（「私は絶対に間違えるべきではない」），推論連鎖の途中や最後に現れたりする。

ステップ６　フォーミュレーション

(1)現在の ABC アセスメントと，(2)生育歴や発達過程のアセスメントを統合したものが完全な認知行動的フォーミュレーションである。

(1) 認知行動 ABC フォーミュレーション：〔B〕と〔C〕を結びつける

ABC アセスメントのプロセスでは，治療者は現在の問題の認知行動

フォーミュレーションも行う。ここでいうフォーミュレーションとは，〔A〕が起こったたときに，どのような認知〔B〕が感情的・行動的障害〔C〕を生み出すかを特定するものである。つまり，ある状況での感情や行動と，その出来事がもつ個人的な意味を結びつけることである。ある出来事に対してすべての人が特定の感情や行動を示すわけではない。たとえば，人生の別の時期や別の人であれば，反応は異なるであろう。一方，全体的で安定的な否定的自己評価があれば，常に抑うつ的感情が生じる。

(2) 発達的フォーミュレーション：現在のABCと発達過程を結びつける

　長期的あるいは発達的フォーミュレーションも必要である。これは特定の脆弱性が形成されるに至った理由を検討するためである。ここでいう脆弱性とは，苦痛を伴う否定的個人評価のことである。発達的フォーミュレーションとは，クライエントの心理的脆弱性の起源（多くは幼児期のもの），否定的自己評価や苦痛の再体験を防ぐための対人関係スタイルの発展過程，苦痛を伴うエピソードの頻度（しばしば「ライフイベント」が引き金となる）などに関するものである。治療者は特に，第1章で考察した自己への主要な2つの脅威，つまり愛着の欠如と自律性の欠如を検討する。治療者は，情報が増えるにつれて発達的フォーミュレーションに関する作業仮説を更新していく。

ステップ7　目標を定め，選択できるものを設定する

　これは信念への挑戦の動機づけを高めるものである。クライエントに自分の問題をABCフォーミュレーションの視点から再構成してもらい，当初の〔A〕-〔C〕モデルとの比較をしてもらう。次に，治療者はクライエントに治療の最初の目標を尋ねる（「変わるといいなと思うこと，変えたいと思うことは何ですか？」）。〔B〕を検討したにもかかわらず，クライエントは〔A〕を変えたいと答えるかもしれない。ここで，クライエントが治療の選択肢を広げるための有効な方法として，論理情動行動療法のセラピストであるAl Raittのアドバイスを示す。問題状況への反応には次

の4つの方法があると Al Raitt はいう。

1. 問題を避けたり，逃げたりする方法
2. 何もしない。つまり，「我慢する」解決方法
3. 変化を試みる方法。たとえば，解雇されないように雇用者を説得すること

クライエントが治療を受けにきているのは，これらの方法がうまくいかなかったからであろう。そこで，治療者は4つ目の選択肢を提案する。

4. 中核的な信念を変えるという方法。これによって，感情的・行動的障害を減らす

治療者は，〔B〕を変化させることが〔A〕を楽に変化させることにつながることも指摘できる（ただし，何らかの方法で状況を変えられる可能性がある場合に限る）。なぜならば，信念による悪影響が減れば，問題解決への実践的ステップを効果的に検討できるようになるからである。

ステップ8　信念への挑戦
(1) 挑戦の概略

クライエントがこの選択肢に同意すれば，論駁（disputing）と行動実験を組み合わせて信念に挑戦するという認知行動的介入プロセスに入る。ここで必要となる技法は，クライエント自身が提案したり解決法を見いだしたりできるように，できるだけ間接的なアドバイスを与えることである。これによって，クライエントは問題解決能力を高めることができる。基本的なカウンセリング技法に加えて用いられる「ソクラテス式質問法」と呼ばれるこの手続きは，開かれた質問と閉じられた質問の両方を使い，大きな効果を生み出す。この技法は，ベックによって詳しく解説されている[13]。

発達的フォーミュレーションを用いて，治療者とクライエントは，クライエントの中核信念に対する代替説明を見つけ出す。たとえば，「私には全然魅力がない」を「大事な人から愛されていると感じたことは一度もなかった」に置き換える。次に，この2つの信念の可能性を比較するため根拠を検討し，行動実験を行う。その際，クライエントの感情を呼び覚ますような方法を使うことが重要である。

(2) 推論への挑戦

• 第1段階　論駁

推論の論駁は，仮説を立て，根拠を調べ，仮説を証明あるいは棄却するという「科学的な方法」に基づいて行われる。治療者はクライエントの自動的推論に悪影響を及ぼす特定の偏った推論（第1章参照）に注目し，その影響を減らすよう支援する。推論へ挑戦するために用いられる古典的な質問は「その根拠は何ですか？」である。

• 第2段階　行動実験：「リスクへの挑戦」

推論に関する行動実験は，論理情動行動療法では「リスクへの挑戦」でもあると考えられている。確実に間違っている推論や棄却すべき推論などを検証するために，クライエントは恐れを抱いている課題に徐々に取り組む。当然ながら，恐れていることが実際に起きる可能性もある。推論は正しい場合もそうでない場合もあるため，実施する実験とタイミングをよく検討することが重要である。この手続きが最もうまく活かされている例は，クラークによるパニック障害の認知行動療法である[47]。パニック障害では，クライエントの推論は「胸の圧迫感と痛みは心臓発作が近づいている証拠だ」である。このときの代替説明は「その症状は過呼吸によって生じているだけで，命には別状ない」になる。信念の確信度を評定した後に，クライエントは行動実験を行う。行動実験によって「症状は過呼吸のときにだけ生じて，過呼吸をやめるとすぐ消失する」ことが実証される。その後，再びクライエントは確信度を評定し，事実に基づかない信念を放棄することになる。

● 適用範囲

　論駁と行動実験は多くの推論に適用できる。たとえば，ステップ5で挙がった推論のどれにでも適用できる。なかでも，クライエントが推論した「他者→自己」評価への適用が特に重要である。クライエントは周囲が自分のすべてを否定的に評価していると推論している（たとえば「世間の人は，私が何から何まで全然ダメだと思っている」）。その推論を根拠にして，自分は本当に価値がない，ダメだ，などと断定している。推論への挑戦では，「他者が信じていることは正しいに違いない」という「隠された推論」に話題を集中させる。たとえば，「『あなたはダメだ』という他の人の意見が，どうして『私はダメだ』という根拠になるのですか？」と質問すると，クライエントは「他の人がそう信じているなら，それは真実なんでしょう」と言うかもしれない。ここで治療者はこの背景にある「隠された推論」に挑戦する。その方法の1つは，現実にはあり得ない「他者→自己」評価についての推論を提示することである。たとえば，「『あなたはユニコーンだね』と私が言ったら，あなたはユニコーンだということになるのでしょうか？」。この段階で，クライエントはポイントを「頭で」理解できる。次に，「もし私が『あなたなんて全然ダメな人だね』と言ったとすると，どう感じますか？」と進める。この段階になると，クライエントはポイントを「心で」理解できるようになる。クライエントは，自分を拒絶するに違いないというヒントを他者の行動に見つけると，「彼らは正しい」と信じ込む。言い換えると，クライエントは「彼らは正しい」と既に信じているので，彼らに同意するのである。さらに，自分で自分がダメだと信じているので，それが正しくない場合でも，この評価を他者からのものだと帰属する。

(3) 評価への挑戦：3段階のアプローチ

　評価にはさまざまなタイプがあると論理情動行動療法では考えられているが，修正しなければならないほど深刻な苦痛を生じさせるものは少ない。以下では，例を挙げて，修正が必要な否定的個人評価の治療プロセス

を示す（もちろん，この方法は否定的個人評価以外の認知にも適用可能である）。否定的個人評価への挑戦には3つの基本的な段階があり，それぞれの段階でさまざまな論駁と行動実験，それに日常生活のモニタリングを行う。

- 第1段階　人格と行動を分ける

治療者はクライエントの行動評価が全体的で安定的となっていることを明らかにする。その後，その評価に疑問を投げかけ，その誤りを明確化する。この段階では行動だけを評価し，自分や他者を「白か黒か」で全体的に判断させないようにする。この挑戦の原理は，「人格ではなく，行動を評価せよ」である。つまり，（もし，実際に悪い行動をとったとしても）悪い行動は「私のすべてがダメだ」という意味にはならないということである。最初に，完全で不変な人はいないことを伝え，次に，苦痛に満ちた個人評価の根拠に取り組む。

クライエントが否定的「自己→自己」評価を支持している重要な根拠の1つは，「他者による自分への評価は正しい」とクライエントが信じていることである。これに対する挑戦は前述のとおりである。別のタイプの挑戦も示そう。「感じ方」という妥当ではない根拠を挙げるクライエントがいる。たとえば「自分はダメだ」の根拠として，自分が抑うつ的だということを挙げる。「自分がダメでないなら憂うつにはならない。したがって，間違いなく自分はダメだ」と考えるのである。これをバーンズは「感情的理由づけ」と呼んだ[34]。感情は，感情の体験をしているということの根拠でしかない。この場合は，感情は信念の結果であり原因ではないとクライエントに理解してもらうことが重要になる。

- 第2段階　背景にある思い込みの検討

評価への挑戦における第二の重要な点は，自己評価プロセスを引き起こしている「ルール」や非機能的な思い込み（第1章参照）を引き出すことである。このタイプの信念は「私に価値があるためには，成功しなければならない，尊敬されなければならない，愛されなければならない……」で

ある。治療者とクライエントは協同して，この「ルール」や非機能的思い込みを明らかにし，対人関係における影響を検討する。また，それらの起源をたどり，クライエントが自己・他者・世界について学習したことと一致するかどうかをアセスメントする。

- 第3段階　行動実験：「恥への挑戦」

　最後は「恥への挑戦」である。これは，論理情動行動療法で開発されたものであり，治療者とクライエントは行動実験を具体的に計画する。恥は，愚鈍，不適切，無用，無価値などという全体的自己評価の結果の1つである。「恥への挑戦」は，「リスクへの挑戦」とは異なり，何かに成功するとか誰かに賞賛されるということにはほとんど注目しない。クライエントは自己への脅威を乗り越え，「脅威だと考えていたことを恐れる必要はない」と感情的にも理性的にも理解しなければならない。そのために，クライエントにわざと失敗したり，馬鹿げたことを計画したりしてもらう。ここでの要点は，全体的な個人評価の背景にある非機能的な思い込み（「人に価値があるのは，うまくやったり，愛されたり，尊敬されたりしたときだけだ」）に挑戦し，「人は誰しも過ちを犯す。失敗したとしても人には価値がある」という信念を確立することにある。「恥への挑戦」は直接的に恐怖と直面するため，「リスクへの挑戦」よりも注意深く計画し，タイミングをはかり，クライエントにできる限り安心感をもってもらう必要がある。

(4) ホームワーク

　面接室での治療の時間以外に「ホームワーク」を行うことが有効な場合がある。信念への挑戦という治療プロセスにおいて，クライエントの取り組む課題は治療者と協同して設定され，必ず両者の同意が得られていなければならない。ホームワークを計画するための第一段階は，クライエント独自の非機能的信念と，それに競合する機能的信念を明確にすることである。第二段階は，ホームワークの課題設定である。信念を検証できる課題を段階的に設定する。第三段階は，日程の設定である。翌週あるいは次の

面接日までのホームワークを設定する。

　我々は多くのクライエントにホームワークを用いているが，ホームワークを好まない人もいる。信念の変化は新しい信念の根拠を探すことから生じる。頭でわかっただけでは変化はほとんど生じない。感情と行動を伴った場合にのみ変化が生じる。ホームワークを行うと不安が生じるので，クライエントは抵抗することが多い。新しい信念の根拠をみつけることは認知行動療法にとって不可欠な作業であり，セッション内，または日常生活のなかで実行されることが望ましい。もちろん，セッションの内と外の両方で体験できることが理想である。

Ⅱ　関係構築の問題

　「不安，うつ，怒りなどに対する「普通の」認知行動療法を，幻覚や妄想をもつ『特殊な』クライエントに使うのは不適切なのではないか」。この思い込みによって，統合失調症に苦しむ人に対する認知行動療法の導入が遅れたことは明らかである。しかし第1章で述べたように，この思い込みを支持する根拠はない。統合失調症にも「普通の」認知行動療法が妥当かつ効果的なのは，統合失調症であっても，クライエントはその他の人と同じ感情的・行動的問題を体験しているからである。

　それでもやはり，統合失調症のクライエントへの認知行動療法の導入はかなり難しい。もちろん，これは統合失調症に特有の問題ではないが，症状との関連で治療関係の構築に問題が生じることがある。ここでは，関係構築に関する基本的なカウンセリング戦略や転移の扱い方にはふれず，統合失調症に特徴的な問題を取り上げる。カウンセリングの基本的な問題については，Storr[130]やEgan（1982）を参照してほしい。

　我々の臨床経験では，クライエントとの関係構築が治療者の直面する最大の問題である。多くのクライエントが治療に消極的であったり，面接を中断したりする。しかし，認知行動療法の初期段階を通過できれば，多くのクライエントは最後まで治療を受ける。このことはいくつかの調査研究

表4　関係構築に関する主な問題

問題	よくある例
1. 共感不全	治療者が異常体験に共感できない
2. 治療者の信念	「妄想は治療できない」
3. クライエントの信念	「治療者は懲罰的で支配的だ」
4. 人間関係への恐れ	クライエントが対人接触に困難がある
5. 妄想を「事実」ではなく，「信念」として再概念化する	クライエントが「治療者に信用してもらえない」と疑う
6. 妄想への挑戦の理論的根拠を作る	クライエントが不安を感じる

においても確認されている。つまり，治療初期での中断率が高いといえる（文献135などを参照）。

関係構築に関する6つの問題を表4にまとめた。これらの問題は，妄想と幻声への取り組みではよくみられる。なお，各症状に特有の問題は該当する章で説明する。以下では，(1)どのようにしてクライエントとの関係構築に問題が現れるか，(2)どのようにして治療中断リスクを下げるかを示す。

1. 治療者の共感不全

(1) 異常体験への共感不全

抑うつ，不安，怒りは人間の普遍的感情であり，クライエントの感情的苦痛を治療者は自らの体験に基づいて理解することができる。しかし，統合失調症の精神症状にはこの方略が使えない。ほとんどの治療者は，幻声が聞こえたり，妄想的考えをもったりすることがないので，クライエントへの理解や共感が乏しくなりがちである。

「現象学的精神病理学の父」であるカール・ヤスパースは，治療者が共感したり直観的に理解したりできないことこそが「精神病」の「診断」であると示唆した。ヤスパースは，1つの軸の一方の極に正常（と神経症）を，他方の極に「精神病」をおき，両者は不連続であり，その間には越えられない深い溝があると考えた[81]。多くの専門家も，おそらくクライエ

ント自身も，この不連続性を強固に信じている。クライエントの苦痛を受け入れ共感しようとしても，「理解できる感じがしない」と言う。

ある種の異常体験はさらに理解が難しい。異常知覚体験をもとにした妄想はよい例である。たとえば，「させられ体験」は被害的信念よりも直観的理解が難しいであろう。

(2) 異常体験への反応に共感する

治療開始段階で中心となる課題の1つは，ヤスパースの言う「不連続の深い溝」にできるだけ橋を架けることである。認知行動 ABC アプローチは，この点においてたいへん役に立つ。なぜなら，治療者が直観的に理解できるものもできないものも，クライエントの体験のさまざまな側面を明確にできるからである。ほとんどの治療者は，不安障害の「失敗してしまうかもしれない心配」を理解するのと同じようには「させられ体験」を理解できない。たしかに，クライエントの体験には常識を超えるものもある。しかし，共感するには，クライエントと同じ体験をする必要はなく，彼らがどのように感じ，考え，行動したかを文脈のなかで認識することの方が重要である。きっかけとしての「させられ体験」は理解できなくても，クライエントの理解のあり方（信念と個人的意味づけ）と，それによって生じた感情と行動（結果）については理解できるはずである。

これこそが「架け橋」である。つまり，クライエントの体験には共感できない側面もあるが，その体験に関するクライエントの反応は共感可能であり，むしろこの反応こそが共感の基礎となるのである。

2．治療者の信念
(1) 障害となる治療者の信念

先に挙げた共感不全の問題には，「精神病」に関する治療者の信念や「精神病への精神療法」に関する治療者の信念も関連している。「精神病的行動は正常な行動とは不連続で理解や共感はできない」と考えていれば，クライエントに対する感情や行動，治療可能性についての見込みにも影響

が及ぶ。

(2) 治療者の信念を検討する：スーパーヴィジョン

　クライエントに関する治療者の信念には治療の妨害要因になり得るものも多い。先の治療者の信念は一例にすぎない。この治療上の危険を回避する最良の策は，スーパーヴィジョンを受けることである。治療者の信念を引き出し，分析し，それらの面接での影響をコントロールすることがスーパーヴィジョンの重要な機能である。

3. クライエントの信念
(1) 治療関係を妨害する信念

　クライエントも関係構築を妨害する信念をもっていることがある。ほとんどのクライエントは，「治療者は懲罰的で支配的だ」と恐れている。たとえば妄想や幻声の話を治療者にすると，薬を増やされたり入院させられたりするのではないかと恐れている。これらの懸念は「奇異な思考」や「パラノイア」ではない。必ずしも転移（過去に形成された対人関係から現在の治療者との関係に移行された意味づけや感情）によるものではなく，これまでの治療での苦い経験に基づいている場合が多い。たとえば，クライエントは治療を「権限の剥奪」である認識しているという研究がある（たとえば，文献103）。治療を受けるということは，治療者にされるがままの「患者」の立場におかれ，自分の自由意思がなくなってしまうことだとクライエントは考えているかもしれない。

　治療者は自分の信念や考え方や体験を無視して，「きちがい」だととらえるに違いないという先入観が多くのクライエントにみられる。その他にも，治療者がクライエントの体験についてあまりにも無知なので，治療を受けても改善するとは思えないという信念もある。治療者を敵視して恐れることもよくあるが，治療者が穏やかで協同的な治療スタイルを守れば問題とはならない。

(2) 安全でゆっくりとした協同的な治療スタイル

こうしたクライエントの信念を考慮すると，治療の初期にはクライエントを安心させることが目標となる。これらの「障害となる信念」を弱めるプロセスは重要であり，ゆっくり行う。我々の治療法は ABC モデルに基づいてはいるが，障害となる信念をあからさまに論駁したり行動実験の対象としたりはしない。むしろ，ゆっくりとそれとなく別の視点を提供していくことが大切である。我々は認知行動療法家としてどのように動くのか，人間や治療プロセスをどのように理解しているのか，という視点をゆっくりとそれとなく示す。また，サービスに対する欲求不満と怒りを爆発させる機会をクライエントに与えることも意味がある。

薬物療法や入院，あるいはこれらを検討しなければならない状況について，クライエントと治療者が話し合うことは大切である。この話し合いによって，これらの措置はクライエントを保護するためにとられるのだということが明らかになる。

クライエントが「面子を失う」恐れを抱くことなく，幻声についての ABC アセスメントに取り組めるように，治療関係は安全で協同的でなければならない。そして，治療者はクライエントの苦痛と障害を減らし，生活の質を高めることだけに関心があるのだということをクライエントが十分理解できなければならない。

4. 人間関係への恐れ
(1) 対人関係能力の弱さ

多くのクライエントは，昔から対人関係が乏しい。一対一の関係でもストレスフルとなり，治療者の行為を脅威や拒絶として受け取り，過覚醒状態になりやすい。だからといって，妄想や幻声を体験するすべての人は対人関係が乏しいとか，他者とのかかわりに関して生得的な障害があるという意味ではない。治療者は，対人関係能力の弱さはクライエントによくある問題だと認識し，クライエントが対人接触に困難があるかもしれないことに注意しておくだけでよい。

(2) 治療構造を柔軟にする

　対人関係能力の問題が特に大きい場合には，精神療法の基本的な限界設定や原理を犠牲にすることもある。こうしたクライエントには，初回面接は形式張らずに気軽な感じで始めると，受け入れられやすいだろう。面接は短めにして頻繁に行った方がよい。加えて，面接を構造化して長い沈黙を避けることが有効である。また，妄想的思考を急いで明らかにしようとしないことも重要である。

5．妄想を「事実」ではなく「信念」として再概念化する
(1)「事実」を「信念」に変えることの難しさ

　実際に介入段階に入ろうとすると生じる関係構築の問題が2つある。まずは第一の関係構築の問題を取り上げる。この問題は，妄想を事実（〔A〕きっかけとなる出来事）ではなく信念（〔B〕）とみなす概念的移行の必要性にある。この概念的移行は，あらゆる認知行動療法で不可欠な要素だが，統合失調症では難しい。たとえば，うつ状態のクライエントは，自分にとって無価値感がいかに現実的であっても，実際にはそれが信念であり事実ではないと正しく認識していることがよくある。しかし，妄想の場合は，治療者が「それは事実ではなく信念だ」と伝えると，「この治療者は自分のことを信じていない」とクライエントが考えてしまう。

(2)「再概念化」を理解する

　妄想を「事実」ではなく「信念」として再概念化するときに理解しておくべき2つのポイントは，「なぜこれをしているのか（目的）」と「どのようにしてなされるのか（方法）」である。

再概念化の目的：自己効力感の向上と苦痛の軽減

　再概念化の目的は，クライエントの自己効力感を高め，苦痛の軽減方法を提供することにある。クライエントが実際に組織に狙われていたり，頭のなかに送信器や受信器があったり，エイズにかかっていたりしたなら

ば，治療者もクライエントもその事実を変えることはできない。クライエントがそれを変えたいと望むと，苦痛だけでなく欲求不満や孤立感も生じることになる。しかし，真実だと信じていてもそれに関する証拠が明らかでないなら，クライエントは自らの信念を調べたり，苦痛や行動や体験自体を変えたりすることが必要であり可能でもある。こうなれば，妄想の正誤がクライエントの最優先課題となる。

再概念化の方法：ソクラテス式質問法

ソクラテス式質問法をどのように行うかが局面を左右する。ソクラテス式質問法は，「あなた（クライエント）は間違っていて私（治療者）が正しい」という説得法ではない。ソクラテス式質問法では，自分の体験を理解する別の方法があることをクライエントが知るために，治療者はクライエントの疑いや体験を引き出す手助けをする。そのため，妄想が信念の1つであると再概念化する段階では，クライエント自身の疑念や，妄想とは矛盾した体験や行動を引き出し，妄想が間違っている可能性を検討してもらう。かなり多くのクライエントが妄想に対する二重の認識をもっている。つまり，一方では妄想を強固に信じて苦悩を抱えているが，他方では妄想を無視したように行動し，治療で楽になるかもしれないと信じているのである。

クライエントが信念を変えたくないというならば，協同的実証主義の立場では，治療者はそれを受け入れなければならない。認知行動療法のプロセスは教え諭すことではない。

6. 妄想への挑戦の理論的根拠を作る

(1) クライエントには妄想への挑戦の理論的根拠がない

介入段階で生じる第二の関係構築の問題は，治療者とクライエントが妄想に挑戦するための理論的根拠をつくりあげることである。ほとんどのクライエントは，家族や援助者から「おまえの信念は間違っている」，「それは妄想だ」と言われている。クライエントが介入の真の目的や利益を理解する前に，治療者が入念に準備し，妄想の挑戦に乗り出してしまうことが

ある。この場合，第一の関係構築の問題に立ち返り，そもそもなぜクライエントは妄想に挑戦することを望むのかを検討する必要がある。抑うつ，怒り，不安，罪悪感などの感情的な問題の場合は，それが自分の問題であるという認識があり，問題の解消をクライエント自身が望んでいる。そのため，クライエントは治療関係の構築や治療に対する動機づけが高い。しかし，問題が妄想や幻声の場合は事情が異なる。クライエントは，迫害妄想（persecution）・幻声・させられ体験などを，現実に起きており解決しなければならない問題だと考えている。これは，クライエントが問題を客観視できておらず，治療者との関係構築への特別な動機もないことを意味する。

(2) クライエントの「苦痛や障害」を「信念」とつなげる

　ここまでに，介入段階における関係構築の2つの問題を検討した。認知行動療法の課題はクライエントがこの2つの問題をスムースに切り抜けることができるかどうかである。クライエントが妄想を考え直さねばならない理由は，それによってクライエントの苦痛が軽くなり，したいことができるようになるからである。

　認知行動ABCアセスメントを少しずつ実施するなかで，治療者はクライエントが体験している感情的・行動的問題や，それらが信念（妄想，評価）とつながっていることを，クライエントと共に明らかにする。また，妄想が現在の生活にどのような影響を与えているか，妄想の良い点と悪い点は何か，もし妄想が間違いなら生活はどのように変わるか，などもクライエントと一緒に検討する。このプロセスのなかで，妄想（たとえば，他者に監視され，危害を加えられているという信念）はクライエントにとって無益なだけでなく，苦痛（たとえば，恐れ，不安）を生じ，望まない行動（たとえば，やりたいことも避けてしまう）を生じさせる信念として認識できるよう促していく。

　繰り返すが，このプロセスは治療の局面を左右する。不安やうつ状態に対しては，治療者は比較的速やかに認知行動ABCアセスメントを進める

ことができる。しかし，妄想では状況が異なる。治療者は，認知行動療法の概念的ステップに沿ってクライエントと一緒に治療をゆっくり進め，内省や動機づけとともに安心感が向上するよう努力しなければならない。このプロセスは，治療者がいくつかのステップに分けて検討するにしても，クライエントからは連続してみえる必要がある。

Ⅲ　要約

　本章では，我々が実践している認知行動療法を8つのステップで説明した。この理論的枠組みによって，治療者はクライエントと共に，柔軟に，創造的に，協同的にテクニックを使えるようになる。この8つのステップは，すべてのクライエントに適用でき，妄想や幻声の場合でもほとんど変更する必要はない。各精神症状に対する特別な方法は，この後の章で詳しく検討する。抑うつや不安とは異なり，クライエントを安心させるために治療への導入はゆっくり行う必要がある。これは非常に重要なポイントである。

第3章

妄想：アセスメントとフォーミュレーション

I 妄想のABCアセスメント

1. アセスメントの目的

妄想の機能と生育歴

　治療者によってアセスメントの目的は異なる。アセスメントは介入のための「道ならし」にすぎないと考え，幼少期や発達に関する調査をしない治療者もいれば，詳細な生育歴の調査が最も大切だと考えている治療者もいる[127]。認知行動療法の大家をみても，たとえばエリスにくらべてベックは幼少期に関するアセスメントを重視している。我々は妄想のアセスメントのために少なくとも6回の面接を行い，現在の妄想の機能と生育歴を調べている。それは，この2つがその後の認知行動療法に役立つと考えるからである。このアセスメントのプロセスはかなり長くなることがある。妄想的信念を明らかにする以前に，生育歴に関するアセスメントで多くの時間を使うこともある。したがって，早くとも7回目の面接までは，介入（信念に関する議論や検証）が始められることはめったにない。

理解を深め，治療関係を育て，治療者の動機づけを高める

　介入への導入が遅くなることは利点も多い。第一に，多くの妄想はかなり複雑な現象であり，妄想や評価信念の複雑さを治療者が理解できないと

介入できない。第二に，クライエントと治療者との間の関係性と信頼感を育てることができる。治療関係が十分成熟していなければ介入は無理である。第三に，今後すぐにクライエントを助けたいという治療者の動機づけを高める。最大の倫理的問題は，クライエントが今まさに困っているにもかかわらず介入が遅れることだが，3つの利点を考えればこの批判にも十分反論できるであろう。

認知行動アセスメントと認知行動療法は精神療法の1つであり，適切な治療実践と治療原理に常に従う必要がある。本章では，精神療法一般に共通する側面にも言及する。

2．始め方

最初の1，2回目の面接では，クライエントの舵取りはできないことが多い。むしろクライエントの話を傾聴し，どこに彼らの苦痛の種があるか当たりをつける方が大切である。重要な感情や経験だと考えられることをクライエントに投げ返し，話の欠落している部分を指摘し，さらに明確にできるよう質問する。

(1) 治療開始時のテーマ

我々の経験では，妄想の話から始めるのはよくない。ただし，クライエントがそれを望んでいる場合はその限りではない。通常は，次の2つの質問から入る。1つは，面接に来ること（あるいは，面接に長期間来なかったこと）についてどう考えているか，今後どうしたいと思っているか，についてである。もう1つは，どのようにして紹介されてここに来たのか，についてである。

面接に来ること

面接に来ることをどう考えているかという質問は，標準的な ABC 構造にしたがって行われる。最も頻繁にみられる反応は，「不安だ」と「通いたくない」である。これらと，これらに関連した意味づけから，クライエ

ントの脆弱性の手がかりが得られるかもしれない。すなわち，「ダメな人間だということがばれてしまう」，「治療者に拒絶されるにちがいない」などのネガティブな思考である。この作業のなかで，治療者は一般的な認知行動 ABC アプローチを伝え，治療者はクライエントの苦痛に関心をもっていることを明らかにする。多くのクライエントが，治療に対する心配を率直に尋ねられたことがない。また，これは面接への障害となっている不安をやわらげクライエントを落ち着かせるためにも有用である。

　治療者に対するクライエントの不安が自然に高まらなければ，治療者と会うことについて直接話し合うことも役に立つ。我々の経験では，ほとんどのクライエントは医療の専門家と会うことにいくらかの不安を抱いている。この問題を取り上げることで，治療者はできることだけではなく，できないこと（たとえば，臨床心理士であれば，薬の処方，住居問題や金銭問題の援助）も早くから示すことができる。特に，我々の関心はクライエントの苦痛や困難を聴き，それを減らすように支援することだと繰り返し強調する。そうすることによってクライエントと協同関係を結び，治療上の話題を焦点化することが可能になる。

紹介のいきさつ

　最初に話し合われるべき第二のテーマは，クライエントがどのように紹介されてきたのか，である。このテーマは精神療法一般に役に立つ。「精神病」症状があり，本人は問題がないと思っている場合には特に有用である。実際のところ，本人が何も知らず，同意もなく，家族や他の専門家から紹介されてくることはよくある。

　紹介に同意して面接に来たクライエントであれば，治療者はクライエントを困らせているものを探り始めてもよい。しかし，クライエントが紹介に同意しておらず「自分には問題がない。治療は必要ない」と言うならば，その意見を真剣に受け止める必要がある。認知行動モデルの観点からいえば，この時点では重大な感情的苦痛や行動的問題がないのかもしれない。しかし，それは本当の姿とは違う可能性もある。たとえば「問題がない」というクライエントの発言は「それは妄想だ」，「おまえの考えは間

違っている」,「君は統合失調症なので投薬が必要だ」などと何度も言われたくないという意思表示かもしれない。つまり，これまでに提供されたアプローチを拒否する態度なのかもしれない。

(2)「臨床的問題〔C〕」へのアプローチ

　認知行動療法の治療者は，自分の関心はクライエントの感情的・行動的問題なのだと伝えなければならない。治療者は，特にこれらの点で，クライエントが変えたいと思っている問題の有無を探したいのである。その後，治療者とクライエントは，双方が同意した回数のアセスメント面接でこうした問題を探すことになる。このプロセスはABCモデルの〔C〕にクライエントの問題を位置づけるのに役立つ。

　苦痛や障害を「解決すべき問題」と定義づけることは，認知行動モデルの最大の利点の1つである。また，これは，治療同盟を強固にし，治療上の多くの葛藤を回避する手段にもなる。多くのクライエントは，自分には問題，つまり症状があると別の専門家から言われてきている。幻声などの一次体験をもっている人たちのほとんどは，その体験こそが問題なのだ，あるいは，少なくとも問題のサインなのだと言われてきている。ABCモデルでいえば，問題は〔A〕（たとえば，幻声）か〔B〕（たとえば，妄想）ということになる。このことによって生じる葛藤は，〔C〕を問題とみなす視点を共有することで避けることができる。

　時間をかけてアセスメントを終えても，クライエントが強い苦痛や困難を訴えなかったらどうなるだろうか。我々は，〔C〕がなければ認知行動療法は適用できないと考えている。認知行動療法は協同的プロセスであり，変化に向けた共通の目標（感情と行動）の存在を前提としている。もし，それらが存在しなければ，このモデルで治療を進めることはできない。その場合は，別の選択肢（おそらく行動療法的介入）に進むことになるだろう。

3. 問題の明確化（介入までの基本ステップ1）

(1) 妄想の ABC アセスメント戦略

妄想的体験のアセスメントの目的は，ABC アセスメントの実施である。つまり，先行する出来事〔A〕，感情的・行動的結果〔C〕，妄想・評価信念〔B〕を同定することである。統合失調症に対してもできるだけ標準的な戦略に従う。すなわち，最初は〔A〕か〔C〕のいずれかを，その後もう一方を理解する。治療者が〔A〕と〔C〕の間を何度も行き来して，不必要な内容を取り除くことが重要である。〔B〕の探索は最後に行う。ただし，クライエントが自発的に話題にするならば，〔B〕から始める方が容易で，かつ戦略的だろう。

妄想的（推論的）思考をしっかり理解し，その後，妄想が暗示する評価信念やテーマを同定するのが普通である。また，クライエントが「統合失調症」や「妄想」という用語に不満をもっていれば，クライエントの経験を説明するためのラベルとしてはそれらを使用しない。また，クライエントの信念が病気のサインだとも言わない。このような我々の立場は理論に基づいているが，心理的リアクタンス[28]を減らす効果をもつと考えられるので，治療実践の点からも有意義だと考えられている。

(2) 【症例：ピーター】「僕は HIV 陽性です」

以下のやりとりは，始め方の例である。ここでは，妄想に関する治療初期の ABC アセスメントが行われている（後ほど，評価信念のテーマを探す例を示す）。ピーターは，自分が HIV 陽性だと信じていた。この信念は，2回も行った検査結果など，強い反証を示されても保持されていた。アセスメントの間，ピーターは HIV のために周囲からひどい扱いを受けていると言い，（本文中には示していないが）実際に強い妄想があった（なお，今後は治療者を Th，クライエントを Cl と記す）。

Th：ピーター，あなたの担当医から紹介状をいただいていますが，あなたとあなたの問題について少し教えてください。あなたの悩みを，あなたの

言葉で教えてもらえるととても役に立つのですが。
Cl：僕はHIV陽性なんです。

[この時点では，治療者はこれが真実（つまり〔A〕）なのか，推論〔B〕なのかわからなかった。もちろん，推論であっても，真実かもしれないし，そうでないかもしれない]

Th：HIV陽性だとわかってとても動転したでしょうね。わかってからどのくらいになるのですか？
Cl：そうですね，約3年になります。それからはそれに振り回されっぱなしです。周りは僕のことを理解しようとしません。家族ですら。さみしいですけど，うんざりもしています。こんな扱いを受けるなんて，信じられません。

[ピーターは多数の〔C〕（さみしい，うんざり）と〔A〕と〔B〕（「周りは僕のことを理解しようとしない」「それに振り回されっぱなし」）をリストアップし，かなり強い怒りもほのめかした（「こんな扱いを受けるなんて，信じられません」）。治療者は，「HIV陽性なんです」という発言が推論〔B〕か事実〔A〕かを明らかにしようとした]

Th：あなたがとてもうんざりして，さみしくて，身近な人たちにがっかりさせられているということはよくわかりました。この問題があなたや周りの人にどんな影響があるのかを，この後すぐにでも話し合いたいと思っていますが，その前に，あなたがHIV陽性だと告げられたときのことがわかると助かるのですが。
Cl：誰もそうは言わなかったんです。でも，僕にはわかったんです。体のことで気づき始めたんです。体に違和感がありました。うずいたり腕がヒリヒリしたりするんです。いまも体がだるくて，血の気が引いた感じがします。

第3章　妄想：アセスメントとフォーミュレーション　71

〔ピーターは自分がHIV陽性だと推論〔B〕しているようだった。推論〔B〕か事実〔A〕かの追及を続けるとピーターに「挑戦」せざるをえなくなってしまうので，「まずは〔C〕を捕まえよう。そうすれば，もしかすると〔A〕に戻るかもしれない」と治療者は判断した〕

Th：そうすると，あなたは体の変化に気づいて，だるいし，血の気は引いているし，腕はヒリヒリしているんですね？　体の変化に気づいたときには，どんな感じがしましたか？
Cl：最初は，何が起きているのかわかりませんでした。でも，それから，HIVに違いないと考えると，ものごとがわかるようになりましたし，あらゆることが納得いくようになったんです。僕が感じたことも，周りが僕に関心をもちたがらなかったことも。
Th：HIVだと思えば，まるで明かりがついたように，急に物事がはっきりわかったようですね。そこで，あなたはどう感じたのか教えてもらえますか？
Cl：ぞっとしましたよ。すごくさみしくて。僕はきっと死んでしまうんだ，って。
Th：死んでしまうんだと思って，すごくぞっとして，さみしくて，そのとき，あなたはどうしたかったですか？
Cl：家族と一緒に過ごしたかった。
Th：そうすると，ピーター。体の違和感に気づいて，最初は戸惑ったけど，苦痛ではなかったんですよね？　でも，しばらくして，体の違和感はHIVのせいかもしれないと思いついたら，いろいろなことがわかるように思えた。でも，それはすごくぞっとすることだったし，ものすごくさみしくも感じた。それから，あなたをひどく扱っている周りの人に怒りを感じているみたいですね？（ピーターはうなずく）

　対話のなかで，治療者は最初にピーターの体験をABCで枠付け，〔C〕を問題として位置づけた。治療者の最後の発言は，ABCアセスメントの

まとめであり，それについてのクライエントの反応も尋ねている。ここからは進む道が多様になる。たとえば，ピーター自身の最初の「診断」が推論であることは明らかだが，HIV の医学的診断が下されているかどうかを確かめなければならない。また，ピーターは周りの人からひどい扱いを受けていると言い，それを HIV のせいにしている。この2つとも，特に「ひどい扱い」へのピーターの反応を詳しく調べる必要がある。

妄想の多くは，かなり広範囲にわたる「意味」をもっている。妄想的信念体系に組み入れられている意味や感情を抽出するには，多様な ABC 分析が必要とされる。ピーターの場合は，アセスメントを繰り返すと，明らかな被害的信念と抑うつ的信念が現れた。

(3) ABC 日記

ABC アセスメントを一緒に完成させた後に，次の面接までに起きた苦痛な出来事を「ABC 日記」につけるようクライエントに求めることは役に立つ。この作業の利点は「先行する出来事」と「妄想的解釈」を明確に分けることにある。これが認知への挑戦の道ならしになる。この日記によって，先行する事実と，それについて考えたことが明らかになる。妄想とはそれらに対する解釈であり，正誤のある推論である。それまでクライエントは〔A〕も〔B〕も疑う余地のない事実だと考えている。これらを明確に区別することによって，治療者とクライエントが別の解釈を（できればより強力な解釈を）探すことができる（第4章を参照）。

最初の ABC 分析の終了後，治療者は〔A〕，〔B〕，〔C〕をさらに探索し，測定することによって，妄想の認知行動アセスメントを進展させる。

4. きっかけとなる出来事のアセスメント（介入までの基本ステップ 3）

きっかけとなる出来事のアセスメントは重要である。これは認知行動アセスメントのなかで比較的過小評価されているが，治療に重要な示唆を与えるものである。このアセスメントは，十分な話し合い，ABC 日記，系統的な測定などに基づく。

(1) 心理的脆弱性の手がかり

　〔A〕をアセスメントするときは，第1章で説明した2つの問題，つまり「愛着」と「自律性や自己の価値」の問題に注意を払う。苦痛や困難を伴う妄想的思考の「引き金」となる出来事の種類が，クライエントの心理的脆弱性の手がかりとなることが多い。たとえば，ある男性クライエントの初回エピソードは，父親の死と離婚という外傷的な2つの喪失体験の直後に始まった。このテーマは，歴史を変え，事故や戦争を防ぐ力を自分がもっているという妄想に活かされた。この妄想のなかには，愛着対象の喪失への罪責感と罪悪感が暗示され，自己の無力感は逆転されていた。しかし，引き金となる出来事と心理的脆弱性との間に一対一の関係があるわけではない（文献26参照）。また，どのように「解釈」されるかという最も重要な点を予測できるような出来事があるわけでもない。

(2) ルール

（ⅰ）具体的な出来事に焦点をあてる

　〔A〕のアセスメントで最初の重要なルールは，クライエントの苦痛に関連する具体的な出来事に焦点をあてることである。きっかけとなる出来事は外的なものもあれば内的なものもある。たとえば，パニック障害では，些細な生理的変化がきっかけとなり，強い不安と回避欲求が生じる[47]。

（ⅱ）妄想のない状況を同定する

　妄想が活性化されている状況を同定するだけではなく，クライエントが妄想的思考を体験していない状況も同定することが第二のルールである。この情報が介入のチャンスを広げる。たとえば，治療を楽観的に進めるために，治療者は治療早期から妄想的思考を減らそうとするかもしれない。あるいは，妄想的思考がコントロール可能であることを証明するために，まず妄想的思考やそれに伴う感情の出現頻度を意図的に増やす練習をし，その後，それらを減らす練習をすることもできるだろう。この方法は，幻声への対処（第6章参照）だけではなく，強迫的反芻の治療にも用いられるものである[120]。

(3) 一次体験の同定

〔A〕に焦点をあてる理由がもう1つある。妄想とは，やむにやまれぬ出来事，苦痛を伴う出来事を理解するために必要な心理プロセスから生じるという意見もある[97]。ここでの出来事とは，幻声，関係念慮，被影響体験など「一次体験」とよばれているものである。これらの体験を「根拠」とみなして妄想が正しいと考えるクライエントは多い。たとえば「私は見張られている。どうしてかというと，赤い車が家のそばにずっと停まっているから」，「周りの人に心が読まれている。あんなに明からさまに鼻をこすっているのがその証拠だ」，「みんなが私を殺そうとしている。だって，私を脅す声が聞こえてくるから」と彼らは言う。彼らが主張する根拠の1つひとつを吟味して，それらの解釈として妥当で非妄想的なものを見つけていくのが，認知行動療法の技法の1つである。

5. 感情と行動のアセスメント（介入までの基本ステップ2）

(1)〔C〕が治療の標的

この節で説明するアセスメントは，ごく短時間に生じるものや，膨大で，全般的，かつ特殊な感情と行動の精査ではない。認知行動療法のプロセスと治療効果の測定に必要とされるアセスメントに限定している。

認知行動療法は，考え方を修正するためのものであり，感情は扱わないと誤解されることがよくある。クライエントが抱える問題とは感情的な苦痛と行動の障害であり，認知行動療法の目的はこれらを変化させることである。信念を変化させることはその方法にすぎない。つまり，感情と行動の測定は認知行動療法においてきわめて重要なのである。

(2) 感情のアセスメント

極端で否定的な感情の種類はごくわずかである。この事実は，我々が苦痛を感じる機会は限られていることを意味する。また，種類が少ないため，測定する対象も絞りやすく，既に標準化された測定方法も多い。ABCアセスメントによって，どの感情をアセスメントするかが決められ，

妄想的思考に関連した感情を理解することができる。なお，どの測定方法を使うかは，一般的な要因（クライエントの能力，自己評定か他者評定のどちらが望ましいか，など）に左右される。個人に合わせた苦痛の測定方法もある。たとえば，妄想体験のさまざまな側面をアセスメントする方法として開発された「個人質問票（personal questionnaire format）」がある[60]。これは，クライエントの感じ方を正確に反映する言葉を選び，それを使って継続的に感情を観察するものである。ただし，クライエントが「心配」や「失望」という言葉を選んだとしても，それが標的となる感情ではない可能性がある。クライエントが体験している強烈な感情を引き出すことが大切である。

(3) 行動のアセスメント

妄想に関連する行動の測定は，感情にくらべるとかなり難しい。確実で，頻繁に起きる行動を同定することが難しいからである。たとえそれが同定できても，その増減を解釈する方法があいまいな場合がよくある。

測定不能な場合

行動の測定が不可能な場合もある。ラリーは，自分の前世がレオナルド・ダ・ヴィンチだったと確信していた。しかし，彼はロケットの絵や設計図を描くわけではなく，自分の「正体」を他者に話すこともなかった。この信念から生じる問題は，それについて頻繁に考えてしまうことと，他者の発言をよく誤解することであり，行動にはほとんど現れなかった。

行動の解釈の難しさ

この問題は，行動が妄想とあまり関連しないことから生ずる。そのため，治療者は関連の有無を間違いやすい。たとえば，病棟スタッフが，入院患者の攻撃的・暴力的行動を妄想や幻声によるものであると解釈し，その後の行動がすべて精神病のせいにされてしまうことがある。

注意深くアセスメントすると，攻撃的・暴力的行動が，妄想のせいではなく，欲求不満・怒り・憤慨のせいだとわかることもある。調査研究で

も，妄想と行動の関係は限定的だとする結果が多い（たとえば，文献33）。

頻度が少ない行動

重大な危険行動（迫害者だと考えた人に危害を加える）が出現するが，その頻度がかなり低いこともある。この場合は，攻撃したい程度をクライエントに尋ねたり，攻撃行動の前兆を示す行動に注意したりすることでアセスメントしていくことが多い。

現実検討による行動の増加

標的行動の増減の解釈に伴う問題は他にもある。クライエントが自分の妄想を疑い始めると，現実検討のために妄想に基づいた行動を増やすことがある（文献61を参照）。治療中の行動増加は，改善のサインにも悪化のサインにもなる。

回避行動

最後に，クライエントがしていることだけではなく，していないことも重要である。回避は妄想をもつ人にとって大きな問題となる。今信じていることを，まったく信じていなかったら，どのように生活が変わるかを尋ねる。たとえば，迫害されているという確信をしばらく中断できたクライエントは，この信念がなければ自由に旅行できると気づいた。この作業にはある程度時間がかかるが，クライエントは認知行動療法へ積極的に参加するようになる。なぜなら，それが事実ではなく信念にすぎず，したいことの邪魔になったり，したいことをしそこなったりする原因になることにクライエントが気づくようになるからである。このようにしてクライエントは，妄想を，自分を攻撃から守ってくれるものではなく，人生においてしたいことの障害になっているのだと徐々に考えるようになる。

6. 妄想的信念のアセスメント（介入までの基本ステップ5：推論のアセスメント）

妄想は複雑な信念なので，妄想的思考のさまざまな特徴や次元をアセスメントしなければならない。(1)確信度，(2)心的占有度，(3)形成化（formation），(4)根拠（証拠と反証），(5)可変性（「同化度（accommodation）」と「仮想的な反証への反応」）である。順にそれぞれについて解説する。

(1) 確信度

測定方法：スケーリングと個人質問票

　確信度（ある信念をどのくらい信じているか）と心的占有度（その信念について考える時間の長さ）は，妄想的思考のアセスメントとしてだけでなく，治療効果を測る重要な要因だと考えられている。確信度の測定方法には，臨床家の測定と研究への関心が反映され，さまざまなものがある。単純なスケーリング（0＝まったく信じていない，100＝間違いない）は，ほとんどのクライエントに使える。一方，個人質問票による測定は，複雑だが内的信頼性は高いといわれている。

「共謀」「挑戦」ではなく「協同的実証主義」に基づく治療者の態度

　妄想の確信度をアセスメントする際に，クライエントはしばしば，治療者も妄想を信じるかどうか（つまり，自分のことを信じるかどうか）を尋ねてくる。「あなたが僕の考えを信じないのなら，これ以上話し合う必要はない」とさえ言うかもしれない。このとき治療者がとらない方がよい態度が2つある。1つはクライエントと「共謀」すること，つまり，妄想に同調することである。もう1つは，対決姿勢で，準備不足であるにもかかわらず妄想に「挑戦」することである。治療者は，妄想を信じるか信じないか，今の時点で決めかねることをはっきり伝え，協同的実証主義の雰囲気を促進する必要がある。ここで，先に提示したピーター（HIV陽性だと信じている男性）の話に戻ろう。治療者は次のように彼に伝えた。

> Th：あなたがHIV陽性だということは正しいかもしれません。残念なことに，HIV陽性の人が多いのも事実です。それと同時に，あなたは間違っているかもしれません。もしそうなら，あなたにとってはうれしい知らせでしょう。今の時点では，それが正しいかどうか私にはわかりませんが，あなたと一緒に詳しく調べていくことはできます。

　これが，クライエントから信じるかどうかを尋ねられたときの治療者の最初の反応である。我々の経験では，このような態度に対して，ほとんど

のクライエントが満足する。なぜなら，クライエントが治療の初期段階で本当に望んでいることは，自分の見解を一所懸命理解してもらうことであり，必ずしも同調してもらうことではないからである。多くのクライエントは，過去にこうした態度で接してもらえなかったという不満ももっている。このことは，クライエントに対する第二の反応のあり方を教えている。すなわち，妄想の内容よりも，いきさつについて聞きたいと伝えることである。治療者がよく考えながら傾聴すれば，クライエントの口調の背後に潜む強い感情を読み取ることができる。欲求不満は多くのクライエントに共通する感情だが，他者から見捨てられ絶望している場合もあれば，怒りのはけ口を求めている場合もある。クライエントが我々に直接的に語るときは，ほとんどの場合，妄想の内容よりもむしろそのいきさつについて述べたがっていると考えてもよい。

　第三の反応は認知行動療法で最も重要である。それは，治療者が本当に関心をもっているのはクライエントの「苦痛」と「困っている行動」〔C〕だと伝えることである。この2つは「出来事の結果」ではなく「信念の結果」であり，クライエントと治療者はこの信念の正しさをこれからアセスメントしていくことになる。

(2) 心的占有度
測定方法：日記と順序尺度

　測定の信頼性と変化の解釈は，心的占有度をめぐる2つの大きな問題である。心的占有度の測定は回顧的にならざるをえないので，信頼性はどうしても低くなる。そのため，日記を使った測定が好まれる（文献129参照）。我々は，心的占有度を把握するために単純な順序尺度を用い，治療経過中の大きな変化を見つけられるようにしている。我々は完全に主観的な評定よりも評価点があらかじめ決められている尺度を好んで使用しているが，それが最善だというわけではない。代表的なものは，評価点に言葉が付された方法である。たとえば，〔「この1週間で，自分の信念について考えていた時間は？」，0（まったくない），1（週に3，4回），2（毎日），3（毎

日，たくさん）〕のような形式である。

測定結果の解釈：2つの構成要素に分ける

 さらに重要なことは，測定結果の解釈である。治療期間中や治療直後に起きる心的占有度の低下は，期待されるものでも，必要なものでもない。認知行動療法の一部として，クライエントは信念について深く考えてすごしたり，信念を試したりすることもある。その結果として心的占有度が増えることもある。認知行動療法は苦痛となる思考に注意を向けて，熟考することを奨励する[13]。そのため，心的占有度は，それを構成する各要素に分けて検討されるべきである。1つ（たとえば，妄想の批判的分析）は増加し，もう1つ（たとえば，疑問をもたずに受け入れること）は減少するものである。これは，行動変化を治療効果測定に使う場合と同じである。

(3) 形成化

人は信念形成のプロセスを自覚できるのか

 どうすれば自分の宗教的信念や政治的信念が形成された経緯をアセスメントできるだろうか。はっきりと自覚されている影響以外にも，一部が自覚されているものや，まったく自覚されていないものもあるだろう。あなたが自分の信念の成り立ちを誰かに説明しても，それを的確なものだと受け入れてもらえるだろうか。それは自覚している部分にすぎないと言われるだろうか。他者からの反論にはどのように反応するのだろうか。しかも，その反論が自分の考えよりも論理的で，道理にかなったものであった場合には，どのようにして自分の信念を守るのだろうか。

妄想の形成段階と対人関係のテーマを探索する

 妄想形成のプロセスを探索するためにクライエントの記憶をたどるとき，我々はその記憶が事実だとは考えていないし，ましてあらゆる影響が考慮されているとも考えていない。我々は妄想の「形成段階」や「対人関係のテーマ」を探索する。

【症例：デレク】「僕には歴史を変える力がある」

　信念はどのように形成されたのか，急に思いついたのか，それとも徐々に思うようになったのかを尋ねる。この目的は，妄想的思考の「形成段階」の探索と，妄想形成にかかわる「重要な経験や出来事」の探索である。これがわかると，妄想が理解可能なものになると考える。ここで，「歴史を変える力をもっている」と語ったデレクの症例を検討する。治療者は，「一番初めは，どうやって気づいたのですか」と彼に尋ねた。もちろん彼は，妄想の形成に明らかな段階があるとは言わなかったが，彼の言葉からは明確に形成段階が読み取れた。

　　大好きだった父親が急死した後のことであり，また，その約7カ月後に妻と離婚したときのことでもあった。デレクは関係妄想と考想伝播を体験し始めた。たとえばテレビ，ラジオ，公共の場所で，みんなが自分について話していて，自分の考えたことが話題にされているように思えた。デレクの記憶では，最初は誰かが自分をからかっているのだと考えて取り合わずにいたのだという。しかし，続いてすぐに激しい恐怖と不安が生じた。それからしばらくして，自分の体験の1つ目の意味を，ラジオやテレビとやりとりできることだと察した。その理由は，何かを考えるだけで，みんなに聞こえるからであった。体験の2つ目の意味は，自分が何らかの点でみんなにとって重要な存在に違いないということだった。彼はその後，テレビ番組や映画を観ていると，既に亡くなっている俳優とも「コミュニケーションできる」ことに気づいた。これは，大昔の人とコミュニケーションできることにもなり，さらに，自分が戦争や事件を防いだり，何かを創造したりすることができるという意味に発展した。このようにして，彼は歴史を変える力をもった。こう理解することで，彼の混沌とした心の状態に規律がもたらされ，彼は強い安堵感をもつことができた。

　妄想の形成段階が，これほど詳細にクライエントから語られることはま

ずない。しかし，多くの場合，妄想の背景には心的外傷体験や対人関係上のテーマがある。デレクの場合，心的外傷体験の原因は自分にあると考え，自己批判を伴う罪悪感がテーマとなっており，喪失感と絶望感もほぼ明らかであった。

(4) 根拠
証拠と反証を集める
　妄想の証拠と反証を集めることは，認知行動アセスメントに不可欠である。過去の出来事のなかに妄想を支持するものや妄想に反するものがないかを尋ねることで，生活歴における根拠と反証をアセスメントする。妄想形成以前の出来事も含めてアセスメントするが，その理由は，いったん妄想が形成されると過去の経験も再解釈されてしまうからである。

同化度
　Garetyの研究グループは，証拠と反証に関するクライエントの気づきをアセスメントするために，「同化度」に注目している。同化度のアセスメントは，各面接の最初に，前回の面接以後に何か妄想を修正するようなことが起こったかを質問する。同化度は，クライエントが観察した反証の程度や，それが妄想に与えた影響の度合いを意味する。Brett-Jones ら[29]は，同化度を表5のように分類している。

ABC 日記の活用
　同化度をアセスメントするために ABC 日記も活用する。面接と日記が「1匹の魚を捕まえるための2つの網」となる。ABC 日記に妄想への反証が記録されていなくても，面接で反証の例が報告されることがあり，その逆も多い。一方，同化度は，変化の可能性の指標として考え出されたが，誤解も招きやすい。なぜなら，反証をまったく報告できないクライエントでも認知行動療法によく反応するからである。逆に，反証を報告できるクライエントは実際にはめったにいない。

根拠に関する実証研究データ
　我々の調査研究では，全体で100近くのアセスメント面接を行ったが，

表5 仮想的な反証への反応と同化度の概要

仮想的な反証への反応	同化度
4段階評定	5段階評定
1. 反証を無視する。しつこく棄却したり，否認したりする	1. 反証の例を挙げられないか，多少あったとしても妄想には影響を及ぼさない
2. 反証を取り入れて妄想を一部修正する	2. 反証を取り入れて妄想が修正されているか，新たな妄想に置き換わっている
3. 妄想の確信度が低下する	3. 反証によって妄想の確信度が低下している
4. 反証によって，妄想が放棄される	4. 反証となる客観的な出来事を受け入れ，妄想が放棄されており，新たな妄想への置き換えもない
	5. 妄想の心的占有度や妄想に基づく行動が低下している

(文献29より一部改変)

報告された反証はたった2つだけだった（文献40を参照）。しかも，2つとも同じ女性によるものだった。しかし，信念に対する明らかな反証はどのクライエントにも生じていた。デレクは大昔の人とコミュニケーションでき，それによって歴史を変えることができると信じていた。彼は毎日何度も試みて，何度も失敗していたが，それでも妄想を捨てるべきだとは決して考えなかった。調査対象者のうち12名のクライエントが妄想を支持する証拠だという出来事を頻繁に報告したが，その多くは明らかに間違いであった。たとえば，ラリーは以前にだらしない身なりの女性がバス停で彼からお金をせびったことを証拠だとした。そのときはその女性が誰だかわからなかったが，後になって「幼なじみが変装していたのではないか。彼女の存在を思い出させるための計画的な出会いだったのではないか」と疑い始めた。証拠の多くはこのタイプである。つまり，過去の出来事が妄想の文脈で再構成されるのである。たとえば，ディックは専門学校の講師と良い関係を結びつつ卒業したが，数年後には，その講師が彼の心を読んでずっと迫害していたことに「気づいた」と言った。

　調査研究のデータは，妄想（おそらく強く保持された信念はすべて）が

強い確証バイアスを介して維持されている根拠として引用されることが多い[97]。しかし，妄想的思考における認知バイアス全体や認知的欠損を，確証バイアスだけから推測してはいけない。たとえば，我々の調査データは，妄想では確証バイアスが一般に存在するという意見を支持しない。また，特殊な実験状況下では，妄想をもつクライエントは他の精神障害者や健常群よりも自分の判断にしがみつかないという結果も出ている（文献61参照）。

(5) 可変性（妄想的信念が変化する可能性）

仮想的な反証への反応（Reaction to Hypothetical Contradiction：RTHC）

信念が変化する可能性の指標として役に立つのはRTHC[29]である。これは反証を受け入れる潜在的可能性の指標である。妄想に反する妥当な仮説が示され，仮にそのような出来事が起きたら妄想はどう変わるか質問される。最近のGaretyの研究では，仮想的な反証を提示する前に，信念を修正したり疑念を抱いたりするような出来事を思い浮かべることができるかどうかをクライエントに質問している。

RTHC測定の原則は，仮想的な反証をできるだけ単純で妥当なものにすることである。たとえば，「亡くなったエルビス・プレスリーに心と体を支配されている」と信じる男性には「もし，プレスリーがテレビに出てきて『皆さんの目から逃れたかったので死んだことにしてあるのです』と言ったとしたら，あなたの信念は変わりますか？」と尋ねた。別の男性は，長い間会っていなかった幼なじみの女性が彼の心を読み，偶然出会うように仕組んだと信じていた。この男性には「その女性と出会って，もし彼女がそんなことはないと言ったら，あなたの信念は変わりますか？」と質問した。

【症例：ベリンダ】「私はアン王女の娘だ」

臨床実践では，反証となる過去の体験と仮想的な反証への反応を同時に探索する。次の例のように，同化についての質問から始め，反証となる過

去の体験を尋ね，仮想的な反証に対する反応へと話を進めていく。

Th：ベリンダ，この1週間で，「私はアン王女の娘だ」というあなたの考えが変わるような出来事は何かありましたか？
Cl：そうね。水曜日にテレビで女王を見たら，私のことをすごく心配しているようだったわ。だいぶ老けたように見えたし。
Th：それはあなたの考えにどんな影響を与えたのですか？
Cl：それを見て，私の考えがやっぱり正しいって証明されたわ。私は本当に女王の娘なのよ。
Th：なるほど。テレビで女王を見てあなたの考えが強まったのですね。それじゃあ，あなたに考えを修正させたり，疑わせたりするようなことは，この1週間，何も起こらなかったのですね？
Cl：ええ，なかったわ。
Th：これまで長年の間には，あなたの考えを疑わせるような出来事はありましたか？
Cl：10年前の話だけど，王室が私を連れ戻しに来ると2回言われたの。私は金庫の宝石を全部取り出して，玄関で待っていたの。そうしたら，父と夫がその宝石をしまうように言うのよ。私は玄関ポーチに座って，ずっと，ずーっと待っていたのに，誰も来なかったわ。父と夫は，酔いをさますには寝るのが一番だと言ったの。あなたにはわかるでしょ？　私がどうして自殺しようとしたか。
Th：すごくつらいことがあったのですね。(間)。それで，そのことがあって自分がアン王女の娘なのか疑問になったのですね？　でも，最近は，その考えをもう一度確信するようになっていますね？　今のあなたははっきりと信じていますよね？　こんなにあなたの確信が強まるなんて，何があったのですか？
Cl：そうよ。私はまた強く信じるようになったわ。こんなふうになるなんて思ってもみなかったし，想像もできなかった。でも，女王様たちをテレビで見て，話を聞いていると，確信するようになったの。

Th：わかりました。そうすると，以前は，あなたの経験と考えがかみ合わなくて，考えの方を疑っていたのですね？ それは私も納得できました。最近になると，出来事と考えが一致して，確信が強くなったのですね？ では，この1週間でどんなことが起きると，以前のように考えを疑うと思いますか？ 何か思いつきますか？
Cl：（間）。何も思いつかないわ。
Th：ちょっと別の言い方をしてみますね。どんなことが起きると，あなたの考えが間違いだということになりますか？
Cl：わからないわ。まったく思いつかないわ。
Th：ベリンダ，あなたがアン王女の娘だという考えを疑うような出来事について，私の考えを聞いてもらえますか？ 想像してみてください。もし，あなたがアン女王に実際に会って，『私はあなたの母親じゃないのよ。あなたが考えていたようなことはずっと何もしていないのよ』と言われたとします。こうなったら，あなたの考えは変わりますか？
Cl：いいえ，もしそうだとしても，催眠術のせいでそんなことを言ってるんだと思います。

RTHCに関する実証研究データ

我々の研究では，RTHCが認知行動療法への反応性と関連していた（文献40を参照）。12名中8名が，仮想的な反証に対して，少なくとも1回は，妄想の棄却か確信度の低下という反応を示した。そして，この8名はその後の介入で確信度が低下した。反対に，仮想的な反証をまったく受け入れなかった4名のうち2名は，その後の介入でも確信度は低下しなかった。しかし，この関係は一対一対応ではない。残りの2名は，仮想的な反証には反応しなかったが，その後の介入への反応は良好であった。

我々は，妄想を扱う準備性のある人たちがいるのだという印象をもっている。RTHCの結果はこれを反映していると思われる。確信度の変化は，反証を受け入れる度合いと関連することは明らかだが，認知行動療法では妄想を放棄するように強制的に説得することはない。変化はクライエント

自身の「変化への開放性」によって生じる（ただし，実際には，開放性が乏しいことの方が多い）。また，この開放性は妄想がもつ支配力とも関連しているようだ。たとえば，慢性的な幻声およびこれに基づく妄想をもつ2名の研究参加者は，参加開始時点で，既にかつての「声の力に捕まった」[9]状態とくらべると，その度合いは弱まっていた。彼らは幻声の約束や脅迫は実現しそうにないと考えるようになっていた。経過が長いからといって妄想の修正も困難とは限らない。

7. 評価信念のアセスメント（介入までの基本ステップ5：評価のアセスメント）
(1) 個人評価

〔B〕をアセスメントするときには，妄想だけではなく，妄想と関連した評価信念やテーマを調べる。特に重要なのは自己評価と他者評価，つまり個人評価である（第1章参照）。これは妄想への認知行動療法で最も難しい治療対象の1つであり，最も重要なものでもある。なぜなら，それがしばしば妄想の防衛的機能の手がかりになり，妄想をより理解可能なものに変える助けとなるからである。この防衛的機能は脅威から自己を守り，絶望や罪悪感あるいは恥の感覚に関連する否定的自己評価が強くなるのを防ぐと考えられている。

(2) 一般的な思考連鎖法（thought chaining）「推論が本当だとしたら」

現在の状況に関するABCアセスメントを行った後で，妄想的推論（あるいは自動思考）から評価信念へと，どのようにして焦点を移せばよいだろうか。認知行動療法の伝統的な方法は，「もし，その推論が本当だとしたら？」と尋ね，表面的な推論から深い評価信念へと思考連鎖法を用いて進めていくことである。クライエントの推論がとりあえず正しいとして質問を繰り返すこの技法は，不安・うつ・怒りを対象とした認知行動療法で，クライエントの否定的自己評価や否定的他者評価を明らかにするために用いられている。次の症例では，3つの妄想的自動思考から，2つの評価信念を引き出していくプロセスが示されている。

【症例：ジョン】「隣の人に処罰される」

Th：ジョン，あなたが言うように，隣の人が見張っているところを少し想像してもらえますか？ あなたがそれほど強烈な恐怖を感じるのは，いったいなぜなんでしょう？

Cl：僕が家に1人でいるかどうかを調べるために見張っているんですよ。

Th：1人かどうかを調べるために見張っていると思うのですね？ では，仮にそうだとすると，何のために見張っているんでしょう？

Cl：やつらのたくらみは，家にやって来て，僕を捕まえて，処罰することです。

Th：家にあなたを処罰しに来ると思うのですね？

Cl：ええ，僕を災いの元だと思って憎んでいるから，始末する気なんですよ。

Th：隣の人は，あなたを災いの元だと思って憎んでいるということですが，その人たちは何か些細なことであなたを災いの元だと思ったり憎んだりしているんでしょうか？ それとも，あなたの性格全体とか，あなたの存在自体が災いの元だと思っているんでしょうか？

Cl：僕の存在自体です。

Th：仮にその人たちが，あなたのことを隅から隅まで災いの元だと思っているとしたら，あなたはどんな気持ちになりますか？

Cl：すごく恐ろしくて，自分自身のことを憎みます。

Th：そうすると，その人たちから存在全体を評価されると，あなたも自分自身を憎んでしまうのですね？ そうすると，あなたは自分自身のことをどう評価しますか？

Cl：きっとその人たちが正しくて，僕が災いの元なのです。

この対話では，思考連鎖法を用いて，一連の推論的自動思考から2つの評価信念へたどりついた。まず，否定的な「他者→自己」の個人評価（あなたの存在自体が災いの元である），次に「自己→自己」の個人評価（僕の存在が災いの元である）である。この方法は認知行動療法に独特の戦略であり，よく用いられている。否定的自己評価から逃れようとする傾向を

克服するには有効である。この戦略は，恐怖ではなく，「怒り」あるいは「不安と罪悪感」のいずれかを伴う妄想には特に有効である（第7章参照）。また，罪業妄想のように激しい感情を伴う場合にも有効である。治療者は次のような基本的順序を常に頭においておかなければならない。

- 現在の状況に関するABCアセスメントを実施する
- 現在の妄想的自動思考を調べる
- 「他者→自己」，「自己→他者」，「自己→自己」の否定的個人評価を調べる

注意点

しかし，妄想をいちおう本当のことだと仮定して，そこから導かれるものを検討するこの方法が治療者にとって危険なものになる可能性もある。この方法では「妄想の真実性に治療者も同意している」とクライエントが誤解する可能性があるためである。また，そうでなくても，治療者自身が妄想をどのように考えているかについて激しく議論することになってしまうかもしれない。こうなると，この有益な探索方法のポイントが見失われ，話題が妄想的思考から外れてしまう。

また，妄想は，その内容がときに空想的であるという点で，不安・うつ・怒りに関連した推論とは異なることが多い。すなわち，推論としての定義（真偽どちらの可能性もある命題〈第1章参照〉）の基準が拡大されている。妄想的命題には「私は死んだ」「両親がエイリアンによって取り替えられている」などというものもある。このような妄想的推論に関連した評価信念を検討する際には，治療者は注意深く言葉を選ぶ必要がある。次のような質問ではクライエントがつらいであろう。「エイリアンに両親を取り替えられたことの（あるいは，脳に送信器，膣にカメラが埋め込まれたことの），何がそんなにひどいのでしょうか？」。

妄想の多くは非現実的なものであり，クライエントはかなり脅威を感じている。その妄想が強い苦痛を生み出すことに治療者が疑問を呈すれば，この治療者は無神経で，この程度のことは苦痛を生み出すほどのことでは

ないと言いたいのだとクライエントは受けとってしまうだろう。ある種の妄想は推論と評価の中間に位置する。真実だとはっきりいえないし，明らかな評価でもない。治療を進めるためにもっと安全な質問は，「…（たとえば，両親がエイリアンによって取り替えられたと信じていることに関して）その一番悪い結果は何ですか？」，あるいは「（たとえば，送信器とカメラを体に埋め込まれたと信じている場合）そんな仕打ちをする人たちは，あなたのことをどんな人だと考えているんでしょうね？」である。

(3) 特殊な思考連鎖「推論が間違っているとしたら」

　誇大妄想の場合には，推論から評価へ移るために特殊なアプローチをとる。ここで必要なことは，「あなたの考え（妄想的推論）が間違っていると想像してみてください」と問うことであり，「本当だとしたら」ではない。そして，これがクライエントにどのような影響を与えているかを調べる。治療者が探すのは，「自己→自己」，「自己→他者」，「他者→自己」の評価であり，空想的・誇大的な自己についてではない。したがって，否定的自己評価を妄想的推論からは直接得ることはできない。誇大妄想は否定的自己評価を防ぐための防衛機制だと考えられており[109]，クライエントを脅威にさらす否定的自己評価（たとえば「私は最悪だ」）が，妄想のなかでは逆転し，クライエントは最高の存在になる。防衛されている否定的自己評価は，誇大的信念の種類にその手がかりが潜んでいる。そこに接近するためには一時的に妄想が間違いだと想像してもらう必要がある。このアプローチによって心理的脆弱性が明らかにされ，治療の対象が明確になる。

【症例：ミシェル】「私は神だ」

　ミシェルは自分が神に変化したと信じていた。この信念は彼女が最良で最高の人物であることを意味していた。この妄想が間違っていると仮定したら，彼女は自分自身からも他者からも，役に立たない汚い人間だと判断されると考えていた。社会的に受容されないほどの激しい性衝動や行為が

その理由であった。治療者はこのミシェルの内省を使い，誇大妄想が否定的自己評価の防衛である可能性を調べ，彼女と一緒にその評価に取り組むことができた。

【症例：ピーター】「僕は HIV 陽性です」

このアプローチは，身体妄想に取り組む際にも有用である。HIV 陽性であると信じていたピーターに対しては，苦痛の原因が妄想だけではなく評価信念にもあることを明らかにするために，妄想が間違っていると想像してみるよう促した。

Th：あなたがおっしゃった体の変化が HIV のせいではなくて，もっと軽くて治療可能な病気のせいだと想像してみてください。もし，これが本当だとしたら，これまでと同じように感じるでしょうか？
Cl：いいえ，違います。かなり安心すると思います。
Th：そうすると，もし体の変化が軽い病気のせいだとしたら，怖くもなく，孤立やさみしさも感じないのですね？
Cl：そうですねえ。死ぬほどのものではないのなら，怖くないと思います。でも，やはり孤独は感じるかもしれません。(間)。それと，やはり，こんな扱いはされたくないです。
Th：では，HIV 陽性でないとしたら，恐怖という問題はなくなるのですね？それでもさみしさと怒りという問題は残るかもしれないのですね？　その場合は，一緒にそのさみしさと怒りに取り組むことになりますね。もし，あなたが本当だと信じているように HIV 陽性であれば，あなたが解決すべき問題は，恐怖，さみしさ，怒りという３つになりますが，HIV 陽性の人のなかには，この気持ちの問題を克服できる人もいますから，あなたも同じようにできるでしょう。いずれにしても，現在あなたが感じている，さみしさ，恐怖，怒りを減らすために，一緒に取り組むことは十分できますよ。

(4) 臨床実践への助言：演繹的・協同的作業

　評価を探るためのアドバイスが2つある。1つは，演繹的（トップダウン）に作業を行うことである。妄想的自動思考や推論に関連した感情と行動からクライエントの評価のタイプを推測できる（たとえば，怒りは「自己→他者」評価，うつと不安は「他者→自己」評価と「自己→自己」評価を含む）。もう1つは，ベックが強調しているように，協同的に作業を行うことである。思考連鎖法が行き詰まったときに，評価信念についての直観が治療者にあれば，その直観が正しいかどうかをクライエントに尋ねることは許される。クライエントが次の思考を明らかにするまで待ち続けなければいけないと思っている治療者は多い。

II　フォーミュレーション（介入までの基本ステップ6）

　本章では，認知行動療法の心理学的特徴をABCの枠組みで説明してきた。しかし，フォーミュレーションを完成させるためには，他にも明らかにすべき点がたくさんある。認知行動モデルのフォーミュレーションでは，幼少期体験，対人関係スタイル，重要なライフイベント，発症時の問題，現在の問題などに関するABC分析を連結させなければならない。ただし，フォーミュレーションは仮説的なものなので，治療の進展に伴い変化する。

【症例：ベティ】

(1) 背景

認知行動療法への紹介の経緯

　ベティは40代の女性で，離婚後，子どもを養育していた。感じがよく，誰からも好感をもたれる人で，世話好きで思いやりがあり，愛情に満ちた母親であった。彼女は別の臨床心理士から紹介されてきた。紹介理由は，長年にわたる強固な妄想が続いていることであり，この妄想がかなりの苦痛や混乱を彼女にもたらしていた。自分は邪悪な魔女であり，他者を汚し

ていると彼女は信じていた。この妄想は，さまざまな薬物療法でも消失しなかった。ベティは紹介されたことを喜び，治療への不安は特に示さなかった。彼女には中等度から重度の抑うつ症状があり，ごく最近には幻視と命令幻聴があり，「髪を剃って頭皮をはがせ」という幻声の言うとおりに行動しようとしたこともあった。精神科医は，体系的妄想をもつ境界性の精神病と診断していた。

幼少期

ベティは，自分の人生はつらいものだといい，「生活を楽しめたことなど一度もない」と言った。子どもの頃には（実際にはこれまでの人生を通して），自分は他者から望まれていない存在だと感じ，「道をふさぐ」邪魔者だと感じていた。母親がいないならどんなに良かったかとときどき考えていたことを思い出し，母親を嫌いだと言い切った。この世に自分を産みおとした母親に対して怒りを感じていると彼女は言ったが，たいていはその怒りを抑えたり自分に向けたりしており，他者に向けたのは入院中だけだった。一方「父親の意見はとりわけ価値がある」と考え，父親を慕っていた。彼女は自分がきょうだいより劣っていると感じていることを遠まわしに言った。きょうだいほどには物事が上手にできないという不全感があり，常に対人関係では過度なほどに従順であった。

結婚生活

20歳のときに出会った元夫と，数年間の交際を経て結婚し，家を建てた。ところが，12年間の結婚生活では，夫からひどい苦痛を受けた。彼は自分がひとりになりたいがために，結婚後2週間で彼女を実家に1週間帰らせた。その後も，彼女にうんざりすると実家に帰すというパターンを続けた。彼女にとっては夫から拒絶されたり，ダメなやつだと責められたりすることは，絶望的なことであった。これはまさしく彼女が最も恐れていたことでもあった。夫は優しいかと思うと瞬く間に残酷になった。たとえば，買ってきたケーキを優しく差し出して，彼女が食べ始めると「おまえみたいなデブは，ケーキを食うな！」と言うようなことは日常茶飯事であった。彼女のことを「魔女だ！　悪魔だ！」と繰り返し子どもたちにも

言った。彼女が何度も入院したことをののしり,「またぶち込んでやる！」と脅した。彼は何度も何度も事実を否定し，そのせいで混乱する彼女をばかにした。最終的にベティから離婚を切り出すと，彼は子どもたちの親権を勝ちとった後に，子どもを「おまえにプレゼントしてやるよ」と言ったという。

入院歴

彼女の記憶では産後うつ病という理由で，第2子の出産後に初回入院になったという。彼女は，子どもを欲しいと思っておらず，「子どもにも他の人にもちゃんとしたことなんかできない」と考えていたと述べた。その後，結婚中に7回の入院があり，何度も深刻な自殺企図があった。

(2) 妄想の ABC アセスメント

ベティは約8年間，自分は邪悪で他者を汚していると信じ続けており，確信度もかなり高かった。この信念は，カルテには「動かし得ない信念」と記載されていた。実際に，アセスメント期間のベティの確信度は常にかなり高かった（80〜100％）。心的占有度も高く，ほぼ1日に4,5回は妄想的観念が出現した。そのきっかけのほとんどは，元夫との接触や，実子の意地悪な行為であった。妄想に没頭すると，強い罪悪感と気分の落ち込みが生じ，自分自身を「ダメな人間だ」「他の人から望まれていない」と考え，自分が悪いから周囲からひどい扱いをされるのだと考えた。強い自殺衝動があり，自分がいないほうが周りはうまくいくと思い込み，自殺の計画も立てていた。過去には，遺書を書き，近くの川で入水自殺を図ったこともあった。

(3) フォーミュレーション

(i) 心理的脆弱性を形成した幼少期体験　愛着不全

認知行動フォーミュレーションは，ベティの幼少期を重視した。幼少期の両親からの情緒的なサポートと愛着が限定的で，特に母親との関係に問題があったことがベティの特徴である，と仮説を立てた。この影響で，他

者からの愛着や愛情を得られなかったという感覚がとても強く，人から望まれず，孤立し，さみしい体験をすることをかなり恐れるようになったと考えられた。ベティの対人関係スタイルには愛着関係の構築と維持への強い欲求が現れていた。父親への愛着はあったが，つながりは限定的であった。父親に強く同一化し，母親を拒絶した。彼女は母親の性格をかなり嫌い，常に母親とは別のやり方を選んでいた。

(ii) 評価信念

彼女は自分の怒りの原因はこの世に産みおとした母親にあると考えていた。特に母親が出産後に適切な愛情を注がなかったことへの怒りが強かった。一方，「自分はダメな人間だ」という感覚には，主に2つの起源があるようだった。1つは，彼女に対する両親の関心が乏しかったこと（「他のきょうだいの方が好かれている」）であり，この理由を「自分にどこか悪いところがあるからだ」と彼女は考えていた。もう1つは，母親を拒絶し怒りを向けている自分自身にショックを受け，自分のことをダメな人間だと考えていることであった。入院中は母親への怒りが明確に表出されたが，おそらく入院環境が彼女に一定の安心感を与えたからであろう。

(iii) 妄想の引き金　夫の残酷さ

仮説にしたがって，幼少期から形成された彼女の心理的脆弱性を考えれば，彼女にとって結婚生活とは，生まれて初めて愛情を注がれ人から必要とされる経験となるはずだったのであるから，その夫からの残酷な行為は想像を絶する苦痛を彼女に与えたであろう。しかも夫の行動は彼女が恐れる2つの条件を満たしていた。すなわち，彼女を拒絶し，彼女がダメな人間だと明言したのである。第2子の誕生は，結婚生活の空虚さと苦痛が顕著になった頃であった。彼女が2人目の子どもを欲しいと思わず，出産に両価的であったことは理解できる。しかし，この感情や考えは，人としてダメな証拠だと彼女には思えたに違いない。彼女は過去に自分の母親を拒絶し，現在は自分の子どもを拒絶したからである。

(ⅳ) まとめ

彼女の妄想とそれに関連する自己評価は，長期にわたる苦悩が結晶化し拡大したものであるという仮説が立てられた。一方で自分はダメな人間だという感覚があり，他方では他者を失望させたのだから非難されるのは当然だと受け入れていた。

Ⅲ　要約

妄想のアセスメントでは妄想的推論と評価信念を同定する。それは，この2つが，クライエントの苦痛と心理的脆弱性をつなぐものだからである。評価のアセスメントは複雑であり，ある状況では特殊な戦略，すなわち，妄想的推論が間違っていると想像してもらい，どんな苦痛が残るかを調べる方法も必要となる。この情報に，標準的なアセスメントで明らかにされる情報（幼少期，生活歴，ライフイベント）を合わせることで，暫定的なフォーミュレーションが作られる。そしてこのフォーミュレーションが，妄想と評価信念に対する論駁と行動実験を導いてくれるのである。

第4章

妄想への挑戦

I 専門家の信念への挑戦

　読者の皆さんは，妄想を修正しようとしても時間の無駄になるか，最悪の場合には有害になると今でも考えているのではないだろうか。イギリスでも長年にわたり，医学や看護学の専門家が学生やスタッフに対して，妄想とは修正できないものであり，クライエントと話す場合には妄想は扱わないことが最善だと教えてきた。そこで，認知行動療法の手法を使って，まずこのような専門家の信念に挑戦し，クライエントよりも専門家の方が柔軟性に乏しい思考をもっていることを示したい。

1. 妄想は修正可能か？

　「妄想は修正されない」という信念が事実や観察から帰納的に導かれているならば，それに対する反論には2つの哲学的原理が適用される。第一原理は，「信念を支持する証拠ではなく，反証を探すこと」である[114]。すなわち，その命題（信念）では説明がつかない状況を検討する。したがって妄想が「修正される」条件を積極的かつ幅広く探索する必要がある。第二原理は，「1つでも反証が見つかれば，その命題は正しくないので，理論を修正あるいは棄却する」である。「すべての白鳥は白い」という命題を「すべての妄想は修正されない」にもあてはめてほしい。黒い白鳥が一

羽でも見つかれば「すべての白鳥は白い」という命題は正しくない（ただし，実際に理論を棄却するには，反証が1つでは不十分だと考えられている）。

　1952年以来，妄想を弱める試みがうまくいったという論文が多数発表されている（第1章参照）。したがって，「すべての妄想は修正されない」という命題が正しくないことは明らかである。ただし，「すべての妄想は修正される」とか，「一定の割合で妄想は修正される」という命題が正しいわけではない。現在では単に「修正される妄想も存在する」といえるだけである。研究が進めば，治療効果を左右する要因が明らかになるだろう。

　一方，精神医学では，「妄想は修正されない」と演繹的に主張する。用語の意味の成り立ちから考えれば，この命題（信念）は必然的に真となる（たとえば，「四角形は四辺をもつ」という命題と同じである[95]）。しかし，実際の妄想に関しては正しくない。もし，この信念が正しいと仮定すると，妄想という症状は本来臨床観察と実践に基づいて定義されたはずなのに，「妄想が変化することもある」という臨床的事実に反してしまうことになる。あるいは，妄想とよばれる症状は「治療で変化が生じるまでの心理現象」にすぎないということになる。そうなると，その後の心理現象は妄想とはよべないであろう。この考え方は，妄想体験の諸次元を調査するという刺激的で説得力のある研究の進展を止めてしまう。

　妄想の修正は難しく，ときにはかなり困難だという主張は妥当である。この主張に基づくと，「妄想は修正されない」という硬直した信念のもとでは考えられなかった検討を進めることができる。つまり，妄想の多次元構成，可変性，治療効果に関する要因，などが検討可能になる。また，妄想の修正の困難さを，政治や宗教に関する信念や摂食障害の中核信念などと比較できるようになる。

2. 妄想を修正すべきか？

　妄想へ精神療法を適用することに抵抗する第二の信念は，先の信念とは

矛盾するが,「妄想を弱めたり,取り去ったりすることは有害だ」というものである。先に「妄想は修正されるか？」という問題を検討したが,続いて「妄想を修正すべきか？」という問題を検討する。この問題の背景には,「妄想は受け入れ難い脅威から自己を守るために形成された信念であり,妄想を取り去るとその脅威に再びさらされる危険が生じるだろう」という考え方がある。

　たとえ,その考え方が正しいとしても,やはり妄想は多くの人たちに深刻な感情的,行動的障害を引き起こす。そのため,「妄想は残しておいた方がよい」という不確かな信念を根拠にして「治療しない」のは問題である。もし,この考え方が正しいとするならば,薬物療法も有害だということになる。ただし,「妄想を弱めることは有害だ」という主張には実証的な裏づけがあるので,それへの反論にも実証性が求められる。認知行動療法を用いた臨床研究では,妄想が弱まると感情面での苦痛も行動面での苦痛も減少することが実証されている[40]。

　実際のところ,「妄想を弱めることは有害だ」という考え方のなかでは,妄想の発生原因と維持メカニズムが区別されていない。妄想は我慢できないほどの恐怖に直面したために形成されるのであり,妄想は「内的な崩壊」への心理的防衛だと考えられてきた[81]。この理論は妄想の発生を説明する（ただし,実証されてはいない）が,長期にわたり維持されることを説明できない。

　だからといって,自分のクライエントに,フォーミュレーションに基づいた認知行動療法（あるいは別の精神療法）を行わないという治療者を否定するものでもない。また,妄想を弱めると苦痛や障害が必ず改善するわけでもない。残念ながら,少数だが増悪するケースもある。ただし,こうしたケースにおいても,苦痛の増悪と妄想の減弱との間の因果関係は実証されておらず,増悪も一時的なものである。どんな治療でも,治療中や治療後に症状が増悪する可能性は存在する。治療者の専門的な仕事とは,このような可能性に備え,必要なときに治療的な行動をとることができることだといえる。

治療者の態度は「介入の影響力に関する潜在的な信念」に影響を受けている場合がある。「認知行動療法は，自由自在に心を変化させることができ，強制的な変化も可能で，場合によっては変化しようと思っていない人までも変えてしまう」という信念が背景に潜んでいないだろうか。しかし，実際には，変化が生じないクライエントも当然存在する。その事実を我々は尊重し，受け入れている。むしろ，認知行動療法は，クライエントと治療者が目的を共有し，それに向かって一緒に取り組むときにこそうまくいく。この共通の目的とは，妄想を弱め苦痛と障害を減らすことである。

II　妄想への挑戦の治療プロセス

1．概要

治療の要点

たとえ妄想が現実離れしたものであっても，1つの推論（真偽を伴う命題）として概念化することは役に立つ。妄想への挑戦プロセスは，妄想の根拠を検討し，代替となる別の説明を考案し，行動実験による「リスクへの挑戦」を故意に行うというものである（第2章参照）。また，推論としての妄想だけではなく，関連する評価信念，特に自己評価（たとえば，「私は全然ダメな人間だ」）と他者評価（たとえば，「おまえは何をやってもダメだ」）を同定し，弱めることが必要とされる。

治療プロセスの解説

妄想的（推論的）信念，および関連する評価への治療プロセスの詳細は次に示す。読者が理解しやすいように解説はいくつかに分割した。具体的には，妄想を弱める試みを，言葉での検討（言語的挑戦）と，計画的な行動実験（現実検討）に分けた。さらに，言語的挑戦の対象を妄想的信念と評価信念に分けた。このような整理は，治療の中核的な概念の明確化に役立つ。ただし，あまり厳密な分類は治療を妨げる。既に述べたとおりだ

が，認知行動アプローチではクライエントの現在の問題と心理的発達の両方から概念化を行う。明確な概念化によって，治療者は文献やテキストを参考にしながら治療技法をうまく活用できるようになり，特定の目標に到達することが可能となる。

4つの治療目標

　治療者としては，認知行動療法を通して，妄想に関する4つの内省をクライエントが得ることを期待する。1つは，妄想は「信念」であり「事実」ではないという認識。2つめは，妄想は生活上の困難に対する反応や理解の仕方であるという認識。詳しく調べると，理解可能な心理的な動機（たとえば，不安の減少や否定的自己評価を防ぐこと）がみつかることが多い。3つめは，妄想が感情的，行動的な問題を引き起こしているという認識。4つめは，妄想についてよく考え，検討し，行動実験をするにつれて，妄想は間違いであると考えるようになり，自分の体験〔A〕の理解に向け，もっと妥当で個人的に重要な説明（新しい〔B〕）を構成できるようになるという認識である。

　ABCモデルの用語で整理すると以下のようになる。

(1) 妄想は〔A〕ではなく，信念〔B〕であるとクライエントが認識する。
(2) 妄想〔B〕は，自分の体験〔A〕への反応であるというクライエントの理解が広がる。
(3) 多くの苦痛と障害（感情的・行動的結果〔C〕）は妄想〔B〕と結びついているのであり，体験〔A〕による不可避な結果ではないとクライエントが認識する。
(4) 治療を通して協同的に言葉での検討と直接的な行動実験を行い，苦痛や障害の少ない（新しい〔C〕）別の説明（新しい〔B〕）を構成し，妄想を捨てる。

2. 評価信念への挑戦の意味

　評価信念を同定し，それに挑戦することは，治療プロセスにおいてどのような意味があるのだろうか。第3章で示したように，思考連鎖法を用いることで，妄想（推論，あるいはベックのいう「自動思考」）から評価信念が引き出せる。妄想への挑戦の治療プロセスで評価信念に挑戦する意味は2つある。第一に，妄想とそれに関連する評価信念のつながりにクライエントが気づくことができるように治療者が支援していくと，クライエントは妄想の心理的な意味を深く理解することができる。つまり，評価信念は，妄想の「心理的な動機」や「機能」を解釈する手がかりとなる。第二に，否定的な評価（特に否定的自己評価）を弱めると，クライエントの苦痛と脆弱性が軽減する。

　本書の第7章（「パラノイアへの認知行動療法」）では，罰を受けているという妄想が，自分はダメな人間だという強い否定的自己評価とどのようにつながり，妄想を引き起こすに至るかを解説する。このような例では，治療者の理解した内容はクライエントに伝えられるだけでなく，妄想と自己評価の両方に挑戦するための理論的根拠になる。ここで，第3章で登場した女性を思い出してほしい。彼女は神となり，自分を最良で最高な人間だと信じていた。彼女には，自分のことを全然ダメで邪悪な人間だとみなしてしまう傾向があり，誇大妄想はそれを防衛していると考えられた。この仮説を支持する理論が最近では提出されている。この理論では，否定的自己評価が思考連鎖法によって発見可能であることと，その評価信念は妄想形成より以前から意識され影響力も強いことをその根拠として示している。

Ⅲ　妄想を弱める手順（介入までの基本ステップ8）

1. 言語的挑戦

　言語的挑戦は4つの要素で構成されている。1つめは，信念を支持する根拠に挑戦することである。根拠は妄想にとって重要性の低いものから検

証される。2つめは，妄想体系の内的一貫性と妥当性を検討することである。3つめは，「妄想とは異常体験への理解可能な反応であり，体験を理解するために作り出された思考なのだ」というMaherの説に従い，妄想を再構成することである。そして，クライエントにとって納得のいく妄想の代替説明を治療者が一緒に考える。4つめは，利用可能な情報を使って，妄想と代替説明をそれぞれ検討することである。

(1) 根拠への挑戦
(ⅰ) **方法と目標**
- 心理的リアクタンスのリスクを乗り越える

Wattsら[140]は，妄想を修正する際の心理的リアクタンス[28]の危険性を指摘した。妄想に限らず強固な信念であればどんなものでも，直接的に修正しようとするとその信念を逆に強化してしまう。この危険性を最小限にするためにWattsらが提案した2つの原則がある。1つは，クライエントにとって最も重要性の低い信念から始めることである。もう1つは，信念そのものではなく，信念を支持する根拠に働きかけることである。

- 方法

信念を支持する根拠を調べることから妄想への言語的挑戦は始まる。クライエントにとって重要性の最も低い根拠から始め，最も重要な根拠へと徐々に進めていく。治療者は，根拠に対するクライエントの妄想的解釈を検討し，もっと筋道が通った，可能性の高い解釈を提案する。本来の認知行動療法では，代替解釈は治療者ではなくクライエント自身が作り出すことが求められるが，この方法は統合失調症に対してはうまくいかない。

- 目標

妄想を支持する根拠を治療者が検討する際には，2つの目標を忘れてはならない。1つは，信念を支持する根拠にクライエントが疑問をもち，その根拠を却下できるよう促すことである。これによって妄想への確信が徐々に弱まる。根拠への挑戦がかなり有効で，妄想的確信が大幅に減少する場合もあるが，うまくいかないことも多い。しかし，根拠への挑戦は，

「出来事，信念，感情，行動が相互に影響している」という内省をクライエントが得られるという点で価値がある。このABCアプローチの要点を伝えることが，根拠への挑戦の2つめの目標である。つまり，強固に保持された信念は行動，感情，解釈に影響を与えることを伝える（文献139を参照）。中核信念が日常生活における推論や自動思考を生み出し，バイアスをかける。人間は確かな根拠もなく出来事を解釈してしまう。これは自分の信念を確証する方向に，自動的，選択的に情報を処理する傾向が人間には備わっているからである。つまり，人間なら誰しも，自分の情報処理にごまかされやすいのである。

（ii）中核信念の影響力への気づきを促進する

・確証バイアス

妄想にそって特定の出来事を解釈してしまうことはクライエントにとって無理のないことである。なぜなら，人間一般に共通する傾向の1つである「確証バイアス」がはたらいているからである。治療場面では，このような情報処理が一般的であることを，例を挙げて説明する。たとえば，正反対の意見をもつ2人の政治家がまったく同じ内容の報告書を読んだとしても，それぞれの政治的立場から異なる解釈や結論が出されるだろう。信念が行動に対して大きな影響力をもつと気づくことは，あらゆる認知行動療法において肝心な最初のステップである。

妄想は新しい出来事へのかかわり方や解釈に大きな影響力をもつだけではない。現在の信念が過去の出来事の再解釈を導くこともある。かの聖アウグスティヌスも，世の中には現在しかないといっている。つまり，過去も現在の自分が想起しているのであり，将来も現在の自分が予測しているのである。我々の調査研究でも，最近形成された妄想の文脈から過去の出来事が再構成される傾向が発見された[40]。たとえば，ディックは，専門学校時代に教師とうまく付き合っていたのだが，数年後になってその教師たちに心を読まれ，当時も迫害されていたことが「わかった」と言った。

治療者は，クライエントの妄想的解釈が信念の影響を強く受けているこ

とを明確にしようとする。妄想に対する別の説明を十分に検討した後に，クライエントに両者の確信度を尋ねる。そのときの妄想的解釈の確信度にかかわらず，その根拠をその後も話題にする。治療者はクライエントの思考を変えるのではなく，クライエントの思考に新たな内省が加えられる機会を提供するのである。

【症例：ラリー】「僕の前世はレオナルド・ダ・ヴィンチだ」

ラリーは，自分の前世がレオナルド・ダ・ヴィンチだと信じていた。この妄想のなかには，彼の言うところの「潜在意識」に前世のあらゆる体験や前世で得た知識が残っているというものもあった。彼によると，「ダ・ヴィンチ信念」の最も重要な根拠は，「ヘリコプターと潜水艦の設計図が心に浮かぶ」ことであった。もちろん，彼はその設計図がダ・ヴィンチによるものだと信じていた。ダ・ヴィンチの設計図がラリーの「潜在意識」から意識にしみだしていることが，前世がダ・ヴィンチだったことの証明だと彼は解釈していた。頼んでもいないのに，彼は自らその設計図を描いた。そして，ラリーと治療者がその設計図を検討したところ，彼のヘリコプターは現代の回転式プロペラだが，ダ・ヴィンチの設計図はまったく違うスクリュー型だということがわかった。このことから，彼の設計図はダ・ヴィンチのものではなく，彼が何かの本で見たものである可能性が最も高いということになった。治療者は，ラリーの信念からすれば，その解釈はなるほどもっともなものだったと強調した。しかし，その解釈は間違っていた。これは確証バイアスがはたらき，自己成就的な信念の影響を強く受けていたのではないかという内省をラリーが得る機会になった。

【症例：シャーリー】「家に毒ガスが送られている」

シャーリーのように，あまり「はっきりしない挑戦」の方が一般的であろう。シャーリーは壁や暖炉を通って家の隅々まで有毒ガスが送られていると信じていた。その有毒ガスは，鉄製の重い機械を使って汲み上げられていると彼女は信じていた。この信念は，近所で重い金属を引きずるよ

な音がときどき聞こえたという事実に基づいていた。しかしながら，ガスの出所がしばしば変わるにしては，その音が聞こえた回数はあまりにも少なかった。シャーリーはガスが近所の家の地下を通って汲み上げられているのだと主張したが，「機械音」が聞こえたのは隣家の2階の寝室だった。また，機械の音が聞こえないときにも頻繁にガスは送られてきており，ガスが送られていないときにも機械の音は聞こえていた。したがって，ときどき聞こえる，引きずるような音がガス・ポンプの音だという解釈には，確証バイアスがはたらいており，ガスについてのシャーリーの信念の影響を強く受けていると考えられた。

(ⅲ) 感情の影響力への気づきを促進する
- 感情的な理由づけ

感情は妄想的思考に関して重要な役割を担っており，クライエントは妄想に関連した感情を，妄想を支持する根拠だとすることがよくある。これは「感情的な理由づけ」といわれている。この現象は，うつに関してよく知られている[143]。抑うつ的な人は「私はダメな母親に違いない。わが子に会うと，こんなに罪悪感をもつのだから」と言うことがよくある。妄想でも同じことが起きる。たとえば，迫害されていると信じている人は，不安や恐怖を感じていることを根拠にして実際に脅威にさらされていると考えるが，脅威にさらされていると認識しているから不安や恐怖が生じているとは考えない。

【症例：テリー】「僕には刑事事件の容疑がかけられている」

テリーは，自分の人相は悪く，人から怪しまれると信じていた。そして，さまざまな刑事事件の容疑がかけられていると信じていた。彼が言うところの妄想を支持する根拠は，人に疑われていると考えたときや，強い不安と罪悪感を経験したときの出来事だった。彼はこれらの感情を自分のダメさ加減の証拠とみなし，何もうしろめたいことがなければこんなふうに感じるはずがないと考えた。これまでに警察から容疑をかけられたこと

はないが，いつも「今日はラッキーだ，身柄を拘束されずにすんだ」と独り言を言い，妄想に疑問をもつことはなかった。

　テリーはこの信念に不可欠なものとして，街中での出来事を挙げた。ある日の夕方，街を歩いていると，いったん通り過ぎたパトカーが止まり，警察官が降りてきて簡単な職務質問をされた。翌週，大量のパトカーを見て，自分が監視されていると思った。職務質問をした警察官が，彼の人相が悪いので監視下におくことにしたのだと考えた。この考え方への挑戦を次に示す。第一に，テリーは街を歩いているときにかなり神経質になっており，パトカーを見て「ドキッ」とした。これが，警察官に呼びとめられ「尋問された」理由であった可能性がある。第二に，警察官はテリーの住所も職場も尋ねず，話し終わると立ち去った。家まで尾行されていないという確信もあった。したがって，テリーの結論（警察の監視下におかれた）は，このエピソードに関して自覚している認識とは一致しない。妄想的信念と感情が「つながっている」ときに限り，この意味づけがなされていた。

（ⅳ）心理的脆弱性の影響力への気づきを促進する
【症例：ベティ】「私は邪悪な人間だ」

　根拠に挑戦する利点は，クライエントの心理的脆弱性の検討が進むことにもある。第3章に登場したベティは，自分は他人を汚す邪悪な人間だと信じていたが，この信念を支持する根拠として最有力なサインは，何年にもわたる元夫の冷酷無比な行動だった。彼女が邪悪な人間で，彼女に汚されていたことに気づいたので，元夫はこのような振舞いをせざるを得なかったのだと彼女は考えていた。彼女自身の感情と自分はダメな人間だという考えによって，これほど強い妄想的解釈が生じた。第3章でみたように，夫もそれを巧みにかきたてていた。根拠を検討するときに，治療者とベティは，ダメさ加減と責任を内在化しやすい傾向を明らかにした。治療が展開すると，この傾向がどのような生育歴から生じたかが検討可能になることが予測できた。

(ⅴ) 注意

　根拠への挑戦は長期化してしまうおそれもある。クライエントが根拠の膨大なリストを作るようなら，治療者はそれを分類する必要がある。たとえば，デレクは大昔の人々とやりとりできるので，歴史を変えることができると信じており，既に亡くなった歌手や映画スターが彼について話しているという例をたくさん挙げた。彼の場合は，内容を1つずつ検討するのではなく，すべてを一次体験に基づくものとしてまとめて検討した。

(2) 妄想への直接的挑戦

挑戦のプロセス：3段階によるアプローチ

　妄想を弱める手続きには3段階あり，それぞれが重なりあっている。まず，各段階を説明し，その後，各症例への適用を具体的に示す。第一段階は，クライエントの信念体系内における矛盾や不合理な考えを指摘することである。「以前あなたが言っていたことと，つじつまは合いますか？」などと尋ねる。第二段階では，特定の体験への反応であり理解の試みが妄想なのだと再構成する。第三段階では，妄想がいかに内的・外的妥当性を欠き，いかに深刻な損失を招いているかをクライエントの立場から示す。

第1段階　矛盾と不合理性による論駁

　程度の差はあるが，あらゆる妄想には矛盾も不合理な思考も含まれている。ただし，これを独善的かつ病的なものと考えてはいけない。なぜならば，まったくほころびのない複雑な信念体系は稀だからである。たとえば，主要な宗教の信念体系には，どれもある程度の矛盾が含まれているといわれている[35]。哲学者のカール・ポッパーは「私は当初，フロイト派精神分析が，あらゆる心理学的発見を精神分析理論に組み込むことができると主張したことが気に入らなかった。しかし，いくら矛盾があるとしても，多くの理論には同じような『免疫』があり，反論は不可能だと気づくと，この嫌悪感はいくぶん和らいだ」といっている[114]。

【症例：ベリンダ】「生活はすべてが空想」vs「レイプされて6人を出産した」

　妄想の矛盾の大きさに驚かされることもある。第3章に登場したベリンダには，形成時期の異なる2つの妄想があった。それは明らかに互いに相容れないものだった。一方の妄想は彼女が10代のときに作られた。それは自分が体験したと思える日常生活は「空想マシーンと自己暗示で作られた」という妄想である。もう一方の妄想は，彼女は生涯を通じて何度もレイプされ，子どもを6人出産し，妊娠期間はそれぞれ6日間だったというものである（この妄想は彼女の実体験として想起されており，最初の妄想と矛盾している）。ここで，この分裂した心理や，2つの妄想に共通する重要なテーマを理解しようとすることもできる。しかし，高くそびえ立つ妄想の塔を崩すためには，より重要な妄想を使って他の妄想を完全に根絶する機会を逃してはならない。

第2段階　妄想の再構成：妄想は病的体験を理解するための反応であり試みである
（ⅰ）代替説明を作る

　妄想とは，原因不明の出来事や恐ろしい体験への妥当な反応であったり，その体験を理解しようとする試みであったりするといわれることも多い。混乱や不安，特に脅威を感じたときに，その意味を理解しようとするのは当然である。それによって混乱から脱し，漠然とした気分が明快になり，心理的な力を取り戻すことができる。ただし，妄想は苦痛と障害という避けがたい代償をもたらす。我々は，日頃このような説明をクライエントにしている（文献97を参照）。

（ⅱ）妄想の心理的意味を検討する

　このアプローチの利点の1つは，クライエントにとって病的体験がいかに不可解で混乱を生じさせるものだったかを考慮するところにある。ABC分析の観点から，不思議な体験を中心とする「前妄想状態」を検討することは重要である。我々の経験上，よくみられる反応は2つある。1つは，狂ってしまうのではないかという恐怖を伴う考えである。もう1つは，誰かのいたずらやいじめではないかという心配や猜疑心を伴う考えで

ある。前妄想状態での不安を明らかにすることは治療的である。たとえば，狂ってしまうのではないかという恐怖に対して，クライエントと一緒に治療的に取り組む。また，妄想が生じたときの切迫感を思い出し，妄想の意味の探索は重要だということをクライエントに思い起こさせる。不安や混乱，そして自分が狂ってしまうのではないかという根源的な恐怖が生じたとき，妄想はこれらをやわらげる強い心理的な影響力をもつ。

(iii) 評価信念へのアプローチ

治療者が妄想的信念への挑戦を進めていくと，妄想とは特定の体験（たとえば一次症状や外傷体験）を理解するための試みなのだと再構成され，妄想の心理的な意味（不可解さを減らす機能）に思い当たるだろう。治療者とクライエントは，妄想の心理的機能を検討し，その意味を確かめていく。前章で示したように，妄想（推論的信念）に関連する評価信念が妄想の心理的機能の鍵を握っている。そこで，まず治療者は，前章と同様に評価信念と妄想をつなぎ，次に心理的機能の観点からこのつながりの意味をクライエントに伝え（たとえば，妄想は否定的自己評価を防ぐ機能があること），さらにその評価信念の論駁と行動実験を行う。この一連のプロセスが心理的な意味を重視しつつ行われると，妄想の再構成が促進される。

第3段階　妄想と代替説明の比較検討

最後に，クライエントと治療者は，それまでに得た根拠と検討の結果をふまえ，妄想とその代替説明のアセスメントに至る。また，治療者は，代替説明の利点をクライエントに詳しく説明することもある。この流れのなかで，信念の心理的機能をクライエントの体験に関連させて検討する場合もある。

ここからは症例に基づいて，言語的挑戦によって妄想が減弱する治療プロセスを示す。

【症例：ラリー】「前世はキリストで，レオナルド・ダ・ヴィンチだ」

前述のラリーには，自分の前世はイエス・キリストだという信念もあっ

た（文献 94 を参照）。これに最初に気づいたのはイースター（キリストの復活を記念するキリスト教の休日）の週末を病院ですごしているときだったと述べているが，当時の彼は急性の錯乱状態だったことがわかっている。初回入院はその 2 年前であった。この 2 回目の入院までに，彼は自分の前世はレオナルド・ダ・ヴィンチだと信じるようになっていた。

第 1 段階　矛盾と不合理性による論駁

　この妄想に内在する矛盾と不合理さを示す 2 つの例を挙げよう。最初の例は，すべての人に自分の心が読まれており，これはキリストと似たような体験だとする入院中のラリーの主張である。ラリーはこれを支持する根拠として，キリストがユダの裏切りとペテロの 3 度の否認を予知したことを挙げた。しかし，ここからいえることは，キリストが他者の心を読み，行動を予測したということではないかと治療者は指摘した。少なくともキリストの心が他者に読まれているというのは無理があった。次の例は，キリストは統合失調症であったというラリーの信念である。自分の前世はキリストだという気づきは，キリストが統合失調症だったという気づきと同時に起こった。十字架にかけられたときにキリストは完全に正気を失っていたとラリーは考えた。その根拠は，キリストが起こした奇蹟が，病院で出会った統合失調症患者の話とよく似ているということだった。治療者は，新約聖書に書かれた奇跡の重要な点は，奇跡の証人が大勢いることだと指摘した。この点では，聖書の内容とラリーの知る入院患者の根拠のない話とはかけ離れていた。

第 2 段階　妄想の再構成
　（ⅰ）代替説明を作る

　治療者は，前世がキリストだという彼の信念に対して別の説明を提案した。それは，イースター前後に生じた彼の病的体験への反応であり，体験を理解しようとする正常な試みによって生じた信念だというものであった。彼は当時の体験を「頭が燃え上がり」，誤解され，迫害され，まるで

自分がはりつけにされているかのような気持ちだったと振り返った。当時は，彼は自分が第三の聖書（新約聖書の続き）を書いたと信じていたが，今では信じていない。キリストの人生との類似点に気づいたことと，急性の錯乱状態が組み合わさって，自分はキリストだったという推論が導かれたのであろう。

（ⅱ）妄想の心理的意味を検討する

この信念の心理的動機づけに関する仮説は2つある。まず，この信念によって外傷体験後の安定と平穏を取り戻すことができたというものである。もう1つは，否定的自己評価への防衛として役立ったというものである。彼は自分を，「価値の低い統合失調症患者」とみなしていた。初回入院では「統合失調症」との病名告知はあったが，誰もその意味を説明してくれなかったと言った。信念と病気との関連について病識はまったくなかったが，自分は病気だと思い，それが自己概念の一部になった。彼は「統合失調症患者になった」。何度も生じた再発はラリーにとってかなり恐ろしい体験であった。

（ⅲ）評価信念へのアプローチ

治療者とラリーは思考連鎖法を使った。まず，病気のせいで「きちがい」扱いされ，価値のない人間とみられているに違いないと彼は信じていた。次に，妄想は間違っていると一時的でもかまわないので考えてみるようラリーを促した。彼は否定的評価を受け入れており，自分自身でも「きちがい」で欠陥のある人間だと判断していた。キリストが統合失調症だったと信じると，ラリーは否定的自己評価に耐えやすくなった。ただし，この防衛効果は部分的なものであった。こうした洞察によって，統合失調症であれば自己価値が低くなるというレッテル貼りをラリーと治療者は論駁することができた。

この新たな代替説明（「妄想は否定的自己評価を抑えるはたらきがある」）は一連の質問によって強化された。治療者は彼に，前世はダ・ヴィンチだったのに，キリストでもあったと気づいたのはなぜかを尋ねた。話し合いを進めると，これは死への不安でも自己感覚を強めるためでもなく，自

分が統合失調症患者である理由を説明するためだったということが明らかになった。つまり，キリストが統合失調症だったので自分も同じ精神状態になった，ということである。ラリーは信念を修正し，ダ・ヴィンチが統合失調症ではなかった理由を説明できた。

第3段階　妄想と代替説明の比較検討
　治療者はこれまでに話し合った根拠をもとにして，妄想に対する代替説明の妥当性を示した。また，次のような多くの疑問点も加えられた。まず，前世がダ・ヴィンチだという信念を維持するために，ラリーはもとの信念を修正せざるを得なくなった。次に，ダ・ヴィンチの人生はラリーの意識にたくさん現れたが（ヘリコプターの図案など），キリストの人生が現れないのはおかしいと治療者は指摘した。また，キリストは新約聖書の教えに反して，ダ・ヴィンチとラリーという形をとって2度も生まれ変わっている。ラリーの信念は，キリストの復活というキリスト教の鍵となる教えと対立するものだった。

　ラリーの確信度は低下し，自ら反証を挙げるようになった。その後の面接では，「自分がキリストだという考えについてですけど，ええっと，僕が生まれたときのことを話したことはなかったですよね？　僕はキリストが十字架にかけられた日（Good Friday）に生まれたんです。僕は病気で病院にいて，病院で誕生日を迎えて，そういうのがみんな一緒になって…」と話し始めた。

2．行動実験
（1）現実検討　「リスクへの挑戦」
（ⅰ）行動実験の目的と手順
　認知行動療法では，検討した信念や思い込みの行動実験が不可欠である。これは「現実検討」ともよばれる。信念の妥当性を実証するための計画を立て，それに実際に取り組む。ベックによれば，行動実験の目的とは仮説の検証である[13]。この作業によって現実的な成果が出ることもある

（たとえば，運転免許を取得する）が，行動実験の第一の目的は「認知」を変化させることである（たとえば，「私なんて何をやってもうまくいかない」というクライエントの信念を弱めること）。

- 行動実験の手順

Fennell[58]は，クライエントと一緒に実験計画を練るための手順を次のように明確化した。

1. 実験する推論を特定する（「もし～ならば，～になる」という形をとる推論）
2. 結果を支持する現在の根拠を再検討する
3. 妥当性を検証する具体的な実験計画を立てる
4. 実験結果を記録し理解する
5. 結果に基づき結論を出す

妄想に取り組む場合には,「妄想と相反する明確な代替説明を作ること」,「証拠や反証になるものを事前に明確にしておくこと」，という2つが追加される。

「妄想が正しい」という証明方法を思いつくクライエントもいる。これが現実検討にまで発展させられるなら行動実験が可能となる。ただし，何かが正しいことを証明するだけでは行動実験にならないこともある。ここで重要な点は，クライエントが予測していることだけでなく，「予測していない」点を指摘することである。そして，結果によっては，信念が誤りであると立証され，代替説明が支持されるという合意を得ておく。予測していることと予測していないことの両方が，同定され定義されなければならない。つまり，一定の期間内に起きる出来事を同定し，後でクライエントが言い逃れできないようにしておかなければならない。

(ii) 実践例

【症例：ナイジェル】「僕は特別な力をもっている」

ナイジェルは，自分は特別な力をもっていると主張した。相手が何かを

言う前に言いたいことがわかるとか，単に考えるだけで何かを引き起こすことができるのだと言った。この力は，神と何らかの関係があるとナイジェルは考えた。この現象は3年間続いているが，疑うことはまったくなかった。1日に4,5回はこの考えに没入していた。ただし，没入すると悲しみや不安も感じた。その力があまりにも人生の邪魔をするので，自殺したいと思うときもあるのだと言った。特にテレビは，見る前から番組の内容がわかってしまうので，楽しみが台無しにされると訴えた。ただし，実際には，彼がテレビに退屈するようなことはほとんどなかった。また，馬券売り場を見ると「自分が競馬で儲けることは許されない！」と強く感じていた。ナイジェルは自分の力を証明するための簡単な方法を提案してきた。まず，テレビ番組を録画する。次に，ビデオを見ながら前もって決めたルールにしたがって番組を一時停止し，その後に起きることを予言する，というものだった。ナイジェルはそれに50回以上取り組んだが1回も当たらず，彼にはまったく力がないという結論に至った。

【症例：ダニエル】「僕はエルビス・プレスリーだ」

　自分はエルビス・プレスリーだと信じていたダニエルは，それを証明する方法を自ら提案し，現実検討の手順にそって準備した。その1つは，彼がプレスリーの持ち歌を歌い，それを録音し，10人に聞かせて「この有名なロック歌手は誰ですか？」と尋ねることだった。ほかには，プレスリーの歌に歌詞をつけることや，プレスリーの人生の一場面を詳しく述べることで検証した。このようなシンプルな行動実験は，妄想の確信度の低下に効果があった。

【症例：ベティ】「私は邪悪な人間だ」

　行動実験がいつも強力だとは限らない。自分は他者を汚染する邪悪な人間だと信じていたベティがとった方法は，彼女が汚していると思っている人たちが，この意見に同意するかどうかを調べることであった。最初に，「邪悪」という言葉のベティにとっての意味を5項目で定義した。その定

義を使って，彼女を邪悪とみなしており，彼女が汚しているという人を特定した。そしてこの選ばれた人たちに，定義通りに彼女のことを考えているかどうかを尋ねた。5人に尋ねたが，誰もベティのことを「邪悪」だとか「他の人を汚している」などとは考えていなかった。5つの定義のうち「ときどき周りの人に対して悪い考えをもつ」という項目だけは全員がベティにあてはまると答えた。ただし，彼らは，この項目はたいていの人にあてはまり，邪悪な人間に限ったものではないと付け加えた。この行動実験の結果，彼女の確信度は大きく低下したが，残念ながらそれは一時的な現象であった。

(iii) 効果的な行動実験の条件

- 十分な計画

行動実験が最も強力に信念の変化を生じさせるのは，十分な計画のうえで実施された場合である（たとえば，文献113）。ベックは次のように述べている。「自分は劣っていて，適性がなく，からっぽだというクライエントの結論を『説き伏せて棄却させる』簡単な方法はない。……クライエントの行動を変えるように援助することで，治療者はクライエントの否定的で過度に一般化された結論が誤っていることを実例で示すことができる」[13]。

- 代替説明の準備

介入の初期に現実検討や「リスクへの挑戦」を行ってもほとんど効果はない。もし効果があったとしても一時的であろう[44]。その理由は，強固な信念には反証への「免疫」があるからである[114]。いずれにしても，介入初期の言語的挑戦ほどは効果が上がらない。現実検討が信念を弱める最も強力で唯一の方法なら，こうはならない。まず言語的挑戦で妄想の代替となる概念的枠組みを事前に作ることが，行動実験による具体的反証とその意味を理解するために必要なのであろう[137]。

- 相互作用

現実検討を単独で使用すること（あるいは，介入初期に使うこと）に関

する別の反論もある。現実検討（および言語的挑戦）へのクライエントの反応は多様である。現実検討が有効で，確信度が急に低下する人もいれば，まったく効果がみられない人もいる。また，確信度は変化しても，その速度がかなりゆるやかな場合もある。介入効果を過度に一般化すると，効果が「治療方法」「治療者」「クライエント」の複雑な相互作用によって生じていることを無視してしまうことになる。

- 個別性

現実検討の効果は言語的挑戦との相互作用によるのではなく，選択された行動実験の適切さに左右されているだけではないかという指摘もある。たしかにその可能性はあるが，行動実験の構成自体に関する研究が少ないこともあり，どのような信念にどのような行動実験が「適切」かを事前に知ることは困難である。手がかりは，ベックがいうように，行動実験に「重要な他者」を含めることである[13]。これは大切な要素だが，成功を保証するには十分な注意が必要である。我々の調査研究では，「重要な他者」を含む現実検討によって信念が大きく変化する人もいれば，変化しない人もいた。この複雑さこそが，現実検討のための話し合いの必要性を説明する。行動実験の適切さは，クライエントの個別性によって決まる。これが，常にクライエントの視点から治療を組み立てる理由である。

(2) 恥への挑戦

第二のタイプの行動実験は「恥への挑戦」であり，推論ではなく評価に挑戦するものである[56]。「恥への挑戦」では，故意に失敗したりバカなことをしたりして，クライエントを恐怖状況に直面化させる（第2章参照）。妄想に関連する評価を検証する目的で「恥への挑戦」はよく利用される。

【症例：スティーブ】「周りから同性愛者だと思われている」

スティーブは，周りの人が自分の噂をしたり，話し合ったりして，危害を加える計画を立てているのではないかと考えていた。その理由は，他の人からみて自分が気持ち悪く，弱々しく，同性愛者だと否定的に評価され

ているからだ，と彼は信じていた。このような体験が最も激しくなるのは街中を歩くときだった。これには彼の信念が影響していた。彼は，自分の「奇妙な歩き方」が周りの注目を集め，彼が同性愛者であることを表していると信じていた。治療者は彼と一緒に「恥への挑戦」を次のように考えた。独特な歩き方を隠そうとすればするほど歩き方がぎこちなくなり，ましになるどころか一層「奇妙」にみえてしまう。彼が街中を歩くと，その歩き方をおかしいと思う人はいるかもしれないが，圧倒的な恐怖を彼が味わうほどではないだろう。

Ⅳ 妄想への挑戦の全体像 【症例：デレク】

　最後に，デレクの妄想に対する認知行動療法を説明する。ここには，本章で挙げたすべての要素が組み込まれている。治療は週1回で，1回60〜90分，全20回のセッションを行った。終了後6カ月間にフォローアップ面接を3度実施した。ラポール形成と認知行動アセスメント，フォーミュレーションに11回，介入に9回のセッションが使われた。

1. アセスメント段階
背景

　デレクは20代後半の男性で，最近仕事を辞めたところだった。結婚歴は2度あったが，子どもはいなかった。幼少期は父親っ子で，きょうだいや両親との関係に明らかな問題はなかった。幼少期の記憶は楽しいもので，普通のしつけを受けていた。

　デレクは好感をもてる男性だった。学校では人気があり，異性関係も問題なかった。しかし，彼が18歳のとき，父親が交通事故で急死した。父親が事故にあったのは1人で出かけたときだった。アセスメントによって，デレクは父親と一緒に行かなかったことに罪悪感をもっていることがわかった。事故の2，3カ月後に最初の妻と別れ，その数カ月後には入院している。このときの診断は妄想型統合失調症であった。

カルテによれば，入院当時のデレクには関係妄想と考想伝播があり，自分には偉大な力があると言っていた。抑うつ気分も認められた。退院のおよそ1年後に，大量服薬で再入院している。このときには，彼が自分自身を責め，父親の死について「没頭」していたとカルテには記されている。

妄想のアセスメント

認知行動療法の開始時点では，上述の状態と本質的に同じであった。ただし，関係妄想と考想伝播の頻度と程度はかなり減少していた。詳細なアセスメントによって，デレクには幻聴体験も時折あることが明らかになった。彼の妄想は，大昔の人とコミュニケーションでき，歴史を変えることができる，というものだった。特に，不慮の死を防ぐ力があり，「自分の力をもってすれば，自然死以外では誰も死なない」と信じていた。

(1) 確信度

アセスメント中の確信度は常に高く，「ほぼ完全〜完全に」信じていた。しかし，妄想が本当なのかを少し疑っていると言うときがあり，父親の死に関しては次のように述べた。「どうしてかというと，死体を見てしまったから。あの体，あの手の感触。首は黒くて。本当に自分に力があるのかな。5％くらい自信がない。お父さんは棺桶の中で横たわったままだったから」。

デレクは，治療者が自分の言うことを信じているかどうかを尋ねることをかなり躊躇したが，治療者の返事を聞くと自然な言い方で，思っていることを述べるようになった。考想伝播について尋ねてきたときは次のようであった。

Cl：僕がしゃべらなくても，考えていることは伝わってますよね？
Th：伝わっていないですよ。
Cl：（露骨に笑って）ひどいウソですね。先生はウソつきですね。僕にちゃんと言わないなんて，先生は自分の仕事に背いていますよ。ねえ，そうで

しょう？

(2) 心的占有度

　デレクには1日に何度も妄想的な考えが浮かび，そのつど，彼はひどく不安になった。アセスメント時点でのBDI得点は20点で，中等度のうつ症状を呈していた。妄想に関連する行動としては，テレビを見て，事故や戦争や殺人事件など惨事のニュースを待ちかまえることであった。そのような事件を目にすると，事件の詳細を過去の人々に伝えることに集中し，歴史が変わり事故が防がれることを望んでいた。

(3) 形成化

　第3章に示したとおりである（P80参照）。

(4) 根拠

　毎週デレクは多くの確証的な出来事に気づいたと言ったが，それらの多くは不確かなものだった。ただし，妄想とかなり一致する根拠もあった。たとえば，あるとき，子どもの悲惨な死が報じられた。この事件で警察は手がかりを得ていたのに，それに沿って行動しなかったことで後に批判された。アセスメント中，彼はこの事件の歴史を変えることに何度も失敗したが，それでも反証の例としては報告しなかった。

(5) 可変性

　過去の疑いの探索と，仮想的な反証への反応（RTHC）の結果は次のとおりである。

　Th：以前あなたは，お父さんが亡くなって，その体を見たり触ったりしたときのことを話してくれましたね？　それで，歴史を変えられるのかどうかを疑ったと言っていました。それ以外にも，自分が歴史を変えられることを疑った出来事はありますか？

Cl：ええ，前に1度ありました。地元の人が飛行機事故で2人も亡くなったことがあって。古い番組やビデオを使って何度も過去の人に一所懸命伝えたけど，誰も聴いてくれず，何も変わりませんでした。そのときはしばらく疑いましたよ。

Th：もし，今日そんなことが起きたら自分の信念を疑うだろうと思うことが，どんなことでもいいのですが，何か思い浮かびますか？

Cl：思いつかないですね。

Th：そうですか，わかりました。では，あなたの信念が正しいと他の人に示すことができるものは何かありますか？

Cl：もちろんありますよ。トトカルチョですよ。ビデオに向かって僕の力を使えば，それで金持ちになれます。

Th：そのやり方でお金をかせげたら，あなたに力があるというかなり強い根拠になりますね。では，当たらなかった場合，あなたの信念は変わりますか？

Cl：僕の力を受け取っても，そのとおりにしようと誰も思わなかったのか，力の受け取り方がわからなかったのか，ということになるでしょうね。

2．介入段階　妄想への挑戦
(1) 根拠への挑戦

　最も強固な根拠の1つとしてデレクが挙げたのは，精神科の入院患者から，彼の声が何度も聴こえたと言われたことだった。このことを根拠にして，自分の考えはたしかに他の人に伝わっていると推測した。デレクの解釈を検討する手段として，治療者は典型的な幻声内容をデレクに示した。具体的に，2人の女性が報告した幻声を例に挙げた（ただし彼女らの身元は伏せた）。「殺すぞ」と脅す声と，「髪の毛と眉毛を剃れ」，「手首を切れ」と命令する声であった。彼女たちに聞こえる声は明らかにデレクの考えではなく，彼女たちの幼少期以降の体験に関連していた。デレクはこの解釈を受け入れ，自分が入院していたときに多くの人が苦しんでいたのは，みんながそれぞれの声を聞いて苦しんでいたのであって，自分の責任ではな

かったのだとわかり安心したと治療者に語った。

(2) 妄想への直接的挑戦

デレクの妄想への挑戦には主に2つのテーマがあった。1つは,「歴史の鍵を握っている」という信念の再構成である。デレクの妄想は,考想伝播(「もし,自分が何かを考えたら,それが他の人に伝わる」),関係妄想(朝食にコーンフレークを食べると,特定の広告がテレビで流れる),幻声(「僕がビールを飲もうとすると,ジョン・ウエイン〈西部劇や戦争映画の英雄役で有名な俳優〉が『あいつビールを飲むぞ』と言った」,「テレビから『あいつが死にそうだ』と聞こえた」)などの体験を理解しようとする試みなのだと再構成された。もう1つのテーマは,これら一次体験への代替説明である。外傷体験となった父親の死によって生じた強力な評価信念と感情が関与していると解釈された。具体的な挑戦のプロセスを次に示す。

第1のテーマ:妄想の再構成
第1段階 矛盾と不合理性による論駁

治療者は,まず,矛盾と不合理性を示す信念に焦点をあてた。たとえば,一方では,大昔の人とコミュニケーションできる彼の能力を抑えるために,政府が医者に指示して薬物療法を行っていると言う。彼の力によって起こることと,彼から大衆の注目を逸らしてきたことの責任の両方を政府は恐れていると彼は言い,自らの訴えを正当化した。ところが,もう一方では,先の訴えとは矛盾する内容の信念ももっていた。ゴールデンタイムのテレビ番組で,チャールズ皇太子がデレクに対して歴史を変えないよう警告したと言うのである。その番組のなかで,皇太子はデレクの名前も,その能力についても話したとデレクは言った。治療者はこの2つの信念にある矛盾を指摘した。一方では彼の存在と彼の能力が大衆に知られていないと説明されているにもかかわらず,もう一方では彼の存在は大衆に知られていることになっていた。

第2段階　妄想の再構成
（ⅰ）代替説明を作る

　デレクと治療者は，考想伝播や関係妄想という不可解で不安を生じさせる体験への反応が妄想だったのかもしれないと考えた。これらの体験は父親の死と離婚に引き続いて起きているので，心理的健康が破綻したサインだったのではないかという点から再検討された。治療者は，すべてが不可解な状態から，妄想的な組み換えを経て，妄想が完成されたことを図に示した。治療者はこのように，デレクの信念は関係妄想や考想伝播への反応であり，体験を理解しようとする試みだったのではないかとデレクに説明した。

（ⅱ）妄想の心理的意味を検討する

　妄想が形成された背景には，彼が当時体験した圧倒的な混乱や不安を取り除くためにはやむを得ない部分があったとも考えられた。新しい理解が混乱を減らしたという意味では，デレクの信念は機能していたと治療者は彼に伝えた。また，デレクからみても，内的にも外的にも一貫していないので，この信念は間違いではないかと話し合った。

第3段階　妄想と代替説明の比較検討

　この説明は，体験に対する妥当な代替解釈として彼に提示された。デレクの信念は彼の体験した文脈では理解可能だったが，代替説明を考え，利用可能な根拠を使い，妄想と代替説明を比較検討することが有効であった。話し合いによって，代替説明はより妥当で，より支持されることが確認された。代替説明を支持する多くの点にデレクは気づくことができた。第一に，歴史を変えようとして何度も失敗したことは従来の信念に反し，代替説明を支持した。第二に，家族や友人を含む多くの人から，代替説明を支持する意見が聞かれた。彼らは，デレクが言うようなことはテレビでもラジオでも聞いたことがないと言った。たとえば，デレクは母や妹もテレビとラジオで彼についての話を聞いたと言っていたが，彼女たちはそれをはっきり否定した。

第2のテーマ：一次体験の代替説明

　治療者は，関連妄想と考想伝播というデレクの体験自体は否定しなかった。これらが統合失調症の症状であるとも言わず，これらの体験は「現実」だったと再保証した。体験に対する彼の解釈は，「自分は監視されている」というものだった。これらは，妄想と同じように，発症前に経験した外傷体験や喪失と関連しているようだと彼に伝えられた。

　・評価信念へのアプローチ

　思考連鎖法を使って，妄想を一時的に真実だと仮定した。ここからわかったことは，事故や災害を自責的にとらえ自己批判するというデレクの評価的テーマと，それに起因する感情であった。加えて，これらの惨事を防ごうとしている自分はもっと支援されるべきだと，他者をネガティブに評価していることもわかった。思考連鎖法で，妄想が間違っている場合についても検討すると，喪失をめぐる彼の強烈な無力感と心細さが現れた。デレクと治療者は，妄想は父親の死への直面化を避けるために形成されたのではないかと話し合った。

　治療の終わり頃には，歴史を変えられると信じ，それに没頭して何年も無駄にしたとデレクは何度も振り返った。治療者は，念を押すように何度も，強烈な喪失や圧倒的な感情に対処するためには，その信念は彼になくてはならなかったのだと彼に伝えた。

(3) 現実検討（行動実験）

　言語的挑戦が進展し，妄想の確信度が低下すると，自分には歴史を変える力が本当にあるのかどうかを明らかにするためには現実検討が必要だとデレクは真剣に考えるようになった。行動実験の計画としては，まず，水曜日にデレクが誰かと話しているところをビデオに録画する。そして，次の日曜日にそのビデオを再生しながら，土曜日のサッカーの試合結果を読み上げる。もし彼の信念が正しいならば，デレクは試合結果を水曜日の自分に伝えることができて，トトカルチョで金持ちになれるはずだ。しかし，実際には，賭けに負け続けてもデレクの確信度は高まっていた。おそ

らく，これはあまりにも不快な体験だったのであろう。この不快感は，賭けに負けた影響も部分的にはあるだろうが，それよりも，自分の信じていたことが現実的に不可能だと気づかざるを得ないことに強く関係していた。しかし，日曜日に結果を読み上げて，水曜日に未来からのメッセージを受け取るようなことが，どうやったらできるのだろうか？

(4) 治療効果

　治療の目的は，デレクの苦痛を減らすことと，妄想に関連する行動や心的占有度を減らすことであった。また，父親の死と病的体験の関連性に彼の注意を引き寄せ，苦痛を緩和し，歪められた悲嘆のプロセスを再開させることであった。

　デレクはこの治療から多くを得た。全体的に確信度は低下し，約30％を維持するようになった。心的占有度はかなり減少し，これによる苦痛はほとんど感じないようになった。ただし，以前と同じくらいの苦痛を感じるときもあった。罪悪感もかなり和らぎ，歴史を変えることに失敗しても，もはや自己批判はしなかったし，実際にそうした試みも少なくなった。BDI得点は一貫して中等度のうつ症状を示していたが，フォローアップ期にはこれも着実に低下した。

(5) コメント

　治療が評価信念に一直線に向かっていれば，もっとうまく対応できたかもしれない。我々の10年以上におよぶ実践の成果の1つは，妄想には評価信念が重要であることを明らかにした点にある。妄想的思考の影響力は過小評価されやすいが，実践においては妄想をいったん棚上げすることは困難である。ここで，臨床家に対して2つアドバイスしたい。まず，どこから始めるかという問題についてである。クライエントが症状で身動きがとれなくなっている場合は，そこにクライエントのエネルギーが集まっているので，治療開始時点から妄想に焦点をあてるべきである。デレクもその1人であった。次に，どの治療段階であっても，妄想的（推論的）レベ

ルをうまく扱えるクライエントもいれば，背景の評価信念にはたらきかけることで感情の変化がうまく起こるクライエントもいる，という点である。実践ではこの2つを適宜調整すべきであろう。

V　要約

　本章では，妄想への認知行動療法の概念的・実践的段階を詳細に説明した。このプロセスには，妄想的信念を弱める方法だけではなく，評価信念を弱める方法が含まれており，妄想の心理的機能へクライエントの内省が深まることが重要である。

第5章

幻声：関係構築とアセスメント

I　はじめに

　幻声への認知行動療法の治療プロセスも協同的実証主義に基づいて行われる。治療開始から関係構築段階における目標は，「自分が感じている苦痛は，幻声についての信念から生じているのであって，幻声から自動的に生み出されるものではない」とクライエントが理解できるように支援することにある。この目標に到達するには，関係構築における多くの障害をクライエントと一緒に乗り越えなければならない。その障害とは，クライエントのもつ「治療者」，「治療プロセス」，「幻声からの反応」についての信念や予期である。

　幻声がきこえる人（以下，「聴声者」とする）との関係構築にはかなりの困難が伴うが，それはおそらく，幻聴によってかなり衝撃的な「きっかけとなる出来事〔A〕」を体験しているからである。そこで本章では，既に第2章で検討した関係構築の一般的な問題や，それらに対する解決方法に加えて，聴声者との関係構築で重要な点を取り上げる。関係構築の促進には3つの重要な中心的戦略がある。(1)関係構築の進展を妨げる特定の信念を弱めること。(2)既にクライエントが実行している有効な対処行動を強化すること（対処戦略増強法）。(3)自分以外にも聴声者がいるという「普遍性」に気づき，彼らと関係をもつように勧めること。

本章の後半では，症例を示しながら幻声の認知行動アセスメントを詳しく説明する。

Ⅱ　聴声者との関係構築：3つの戦略

妄想の場合と同様に，治療関係は安心できる協同的なものにすべきである。治療者はクライエントの苦痛や障害を減らし，生活の質が向上するように支援するのだということを明示する。苦痛は単に「幻声が聞こえる」から生じているのではなく，幻声についての「信念」からも生じている[36・37]。しかし，このことに気づき，検討できるようになるまでの道のりは平坦ではない。治療者が協同的態度で幻声へのクライエントの反応を調べ，それに共感を示していくと，治療者が意図しなくてもクライエントの信念や恐れは少しずつほぐれ，前に進むことができるようになる。治療関係の構築を阻むクライエントの信念や恐れには，治療者について（たとえば「治療者は絶対に私を入院させる」），治療プロセスについて（たとえば「私の力では不可能だ」），強力な幻声からの反応について（たとえば「やつらは機をとらえて私を完全に支配するつもりだ」），などがある。まずは，これら幻声に特有の信念を順に取り上げていこう。

1. 治療の障害となる信念

聴声者にとっては，治療に関する不安（たとえば「治療者は私を支配する気だ」）は強く，加えて聴声者に特有の恐怖もある（たとえば「声のことを治療者は理解できない」「治療者は声を怒らせる」）。治療者はABCモデルを念頭におくものの，障害となるこれらの信念をあからさまに試したり，論駁したり，行動実験を行ったりはしない。むしろ，おだやかな雰囲気で，治療者の役割とは何か，聴声者をどのように理解しているか，治療はどのような流れで行われるか，を示す方が有効である。

(1) 治療者は支配者だ

クライエントの「治療者は私を支配する気だ」という不安は治療のペースが速いと生じやすい。大半のクライエントが非常に強力な幻声に苦しんでいることを思い起こせば，この恐怖に配慮する重要性がわかるであろう。

治療について説明する

このような聴声者の状態を理解すれば理想的な治療の進め方がみえてくる。我々は通常「パニック・ボタン」を用意している。これを使えば，クライエントが治療を中断したいときには，ペナルティなしでいつでも中断できる。積極的に使うようクライエントに促してもいる。実は，この方法は逆説的な効果をもっている。クライエントは，自分で治療を中断できると理解すると，逆に，治療に積極的に参加するようになる。この伝え方は次のとおりである。

> Th：あなたがしたくないことをさせるつもりはまったくありませんし，そんなことをしても意味がありません。ここでは，声に対処する力を強めたり，他の人がやってみて役に立ったというアイディアや考え方をお伝えしたりします。気に入ったアイディアや，試してみたいことがあれば，それはそれで結構ですが，役に立たないと思う場合には，そう言っていただければそれだけで結構です。いかがでしょう？

(2) 幻声体験を治療者は理解できない

この信念の背景には「治療者は声を聞いたことがないので，支援するのも無理だろう」という疑念がある。幻声の有無にかかわらず，治療者が自分を支援してくれるかどうかを心配するのは当然である。この信念には婉曲的に接近するとよい。「声が聞こえるという体験をたくさんの人からうかがっていますし，そのなかには認知行動療法が役に立つ人もいます。ただし，必ずあなたの役に立つという保証はありません」。

聴声者の体験への理解を示す

　このような場合にも認知行動 ABC アプローチは役に立つ。なぜなら，クライエント固有の体験のなかで，治療者が直観的に理解できる部分とできない部分とを明確に分けられるからである。実際の幻声体験〔A〕は，怒り・うつ・不安と同じように治療者が理解することは不可能である。クライエントにもそのことを伝える。一方，幻声体験のクライエントの理解の仕方〔B〕と，それに関連した感情や行動〔C〕は十分に理解できる。

　幻声体験の各側面を治療者が適切に理解しているとクライエントに信じてもらえることが，関係構築段階を乗り越えるために重要である。幻声体験を扱う場合には，これまでの研究成果も役に立つ[36・37・38]。幻声の全能性と全知性の概念や，「悪意」と「善意」が感情と行動にどう関連しているかを理解することが特に重要である。これらの概念を用いると，クライエントがどう感じ，どう行動したいと思い，何を信じているかを予測することができる。

全能性

　「声はとても強力で逃げられない」という信念によって，多くのクライエントが「声の力に捕まった」[9]と思い，抑うつや，強烈な無力感を示す。また，全能性をもつ幻声に挑戦することを危険とみなし，不安を感じるクライエントが多い。

全知性

　これは，「個人的な思考，行動，恐れ，体験，自己評価が声に知られている」という信念である。この信念によってクライエントは無防備な状態となり，傷つきやすくなり，幻声に対して畏怖の念を抱く。たとえば，あるクライエントは「学生時代の 2 人の友人」の幻声があり，些細な罪をなじられ苦しめられ，自傷するように駆り立てられた。これに対しては，次のように言うことができる。

　Th：あなたは，声が聞こえる他の多くの人と同じように，声が自分のことをよく知っているので驚いているのではないでしょうか？　あなたがした

くないことを声が命令してきたときに，あなたはこんなふうに思ったことはありませんか？「相手は自分のことをよく知っているようだ。かなりの力をもっているに違いない。何か困ったことが起きないように，声の言うとおりにしたほうがよいのでは？」。いかがでしょう？

服従行動

命令幻声へのクライエントの服従のプロセスは複雑である。幻声を「善意」のものと理解すると命令に服従しやすいが，その命令によって生活が脅かされるようになると葛藤が生じる。幻声を「悪意」のものと理解すると命令には服従しにくいが，強い疲労感や恐怖で苦しむため，別の種類の葛藤が生じる。治療者は「ずっと続く声を止めるために，いやいやながらも声の言うとおりにしてしまうこともあったのではないですか？」，「圧力に屈して声に従ってしまうと，そのあとで罪の意識や自分への怒りを感じる人もいますよ」などと伝えて理解を示し，クライエントとの関係を深められるよう努力する。

自信を失うこと

「善意」の幻声によって肯定的な感情が起きるなら，その人にとって問題は存在しない。そのため，こうした人が医療サービスを受けにくることはめったにない[117]。しかし，この人たちに共通する問題は，能力の低下，幻声への依存，自信の喪失である。なお，我々の研究では，多くのクライエントが幻声に従うことをひそかに恐れていることが明らかになっている。

【症例：アリス】 幻声への依存と自信の喪失

アリスはイスラム教徒で，自分の幻声を預言者マスマの声だと信じていた。彼女は日常生活のありとあらゆる場面で命令されていた。たとえば，「オムツを替えろ」，「ピザは嫌いだ，カレーにしろ」。ほとんどの日常生活が幻声に駆り立てられていた。彼女は幻声に「選ばれた」と信じ，感謝の気持ちすらもっていたが，それでもやはり自信を失い，幻声への依存度が

増していった。

(3) 治療者を批判する幻声

治療や治療者に対するクライエントの不安が，治療者を批判する幻声として現れることがある。我々が実践を通じて理解したことは，治療からのドロップアウトは，治療や治療者への不信感を伝えてくる「声」に関連しているということである。具体例としては，「卑怯者の言うことを聞くな」，「教えを守れ，やつ（治療者）を信頼するな」，「やつがおまえを殺さないなら，俺たちがおまえを殺してやる」などがあった。

前もって話題にする

いったん幻声の批判にあうと，治療関係が非常に危うくなり，建て直しが困難になることがある。クライエントは幻声の批判をあたかも客観的な意見であるかのように考え，治療中断の根拠にする。幻声が治療者を批判する場合があることを前もって伝えておくことがこの問題を防ぐ方法の1つであり，治療者の信頼を高めることもできる。預言者マスマの声が聞こえると信じるアリスに対して，治療者はまさしくこの方法で重要な話を打ち明けてもらった。

【症例：アリス】 治療者批判の幻声を話題にする

Th：多くのクライエントから言われるのですが，私のように声について一緒に検討しようとする人物を，声は嫌うようです。あなたの場合もそうですか？

Cl：ええ，そのとおりです。今日の面接中，「教えを守れ，教えを守れ」とずっと聞こえていました。

(4) 幻声は強力すぎる

我々は臨床研究を通して，多くのクライエントが「幻声には偉大な力がある」と帰属していることに気づいた。このことを念頭におき，アセスメ

ントと治療を丁寧かつ段階的に行うべきである。実際にクライエントの多くは，自分と幻声との関係を変化させることが治療なのだと気づくと，「関係を変えるには，声は強すぎます」と心配そうに述べる。

ノーマライジングする

「幻声は全能である」という信念への挑戦は非常に重要である。アセスメント段階であっても，治療者はこの問題に徐々に取りかかる。全能性の信念への挑戦を始めるにあたって，特に役に立つ穏やかな方法がある。まずは幻声から一歩距離をおき，日常生活の知恵を活用し，幻声の行動を見直すよう促すことである。日常的でなじみのある文脈にそって幻声の行動を理解し始めると，まったく正体不明で予測不能であった強い力が，平凡で理解可能なものとしてとらえ直される。これによって心理的な守備固めができると，まず知的理解が起こり，幻声の全能性や神秘性への挑戦の治療プロセスも開始できるようになる。

（ⅰ）「ずうずうしい隣人」

幻声との関係を通常の対人関係に似ていると考えれば，「ノーマライジングする」チャンスがさらに大きくなる[17]。RommeとEscher[117]は，幻声を「ずうずうしい隣人」に例えた。幻声を，でしゃばりで嫉妬深い厄介者ととらえるのである。アリスにはこの例え話が有効であった。

【症例：アリス】 幻声のノーマライジング

Th：今のあなたの状況は，誰もが経験する状況とよく似ているように思います。ちょうど，いつもずうずうしくて，お節介な人が近所にいるような感じなのではないでしょうか。たとえば，何とかして，その人を避けようと思えば，相手が気づかないように急いで家に駆け込むとか，そういう感じになりますよね？

Cl：ええ，そうですね。

Th：そのずうずうしい人が，もっとずうずうしくなるのは，どんなときかといえば…？

Cl：どんなときかといえば……，一度でも家に招くと，その後で追い払うというのはかなり大変になると思いますが，そういうことですか？

Th：そのとおりです。では，そのずうずうしくなった隣人を止めるには，どうしたらよいと思いますか？

Cl：きっと断固とした態度で「私は忙しいの」と言うでしょうね。もし余裕があれば何か言い返すかも。そんな感じじゃないですか？

Th：それは簡単ですか？

Cl：まさか。相手を怒らせたくないから，もっと穏やかな言い方をしないと。でも，一歩も譲るべきじゃないと思います。

Th：どうやらあなたに聞こえる声は，ずうずうしい隣人みたいに振る舞うようですね。招かれていないのにやってきて，たとえこちらが忙しいときでもおかまいなし。こちらはいつも気にしていないといけなくなってくる。「招き入れ」ないように避けたりして……。よく似ているように思いませんか？　私の知っている人のなかには，声に邪魔されるとイライラして，声に対して怒鳴る人や，参ってしまって声の言うとおりにする人もいました。もしも，声がずうずうしい隣人とよく似ているなら，このことで困っている人にあなたはどんなアドバイスをしますか？

Cl：やっぱり，断固とした態度をとるべきだ，ということになりますね。

Th：実際には，どうしたらいいと思いますか？　何か思いつきますか？

Cl：「時間があるときに話をしましょう」というようなことだったら言えるかも。

Th：その隣人と喧嘩しないために外出は避けた方がいいですか？

Cl：いいえ違いますね。そうするとリラックスできないし，ゆとりがもてないでしょう。

Th：そうすることで，声や隣人は怒りますかね？

Cl：それはお隣さんの問題ですよ……。近所の人とうまくいかないのはまずいけど，誰でも静かな生活が必要ですよね。

この話し合いでは他にも重要な点が検討されている。幻声は貪欲で，厳

しく限界を設定しないと，クライエントは徐々にコントロール感覚と自律性を失うという点である。

（ⅱ）「ゆすり屋」

幻声の力の源の1つは，クライエントの個人情報を深く詳しく知っていることである[36]。このような幻声には，「ゆすり屋」という名前を与えるとよい。つまり，こちらの個人情報を使って言うとおりにさせたり，支配するために脅したりしてくる相手である。この例え話を使って，こうした関係に陥らないように抵抗する必要があることを伝える。

（ⅲ）ストレスとの関連

幻声をノーマライジングするさらに穏やかな方法は，幻声を予測できるようクライエントの気づきを深めることである。幻声の出現や増悪のきっかけは，ほとんどがストレスの増加である。ストレスと幻声の関連が明確になれば，「声は強力で超人的」という見方が疑われ始め，「傷ついている者を批判する卑怯な弱虫」に変化する。多くのクライエントは，安心できないときや，傷つきやすくなっているときに幻声が強くなることをすぐに理解し，耐える力や安心感を高めれば幻声の支配力や脅威をかなり軽減できることにも気づく。

この方法の導入には，面接の日に幻声が増えるかどうかをチェックするとよい。なぜなら，多くのクライエントにとって面接はストレスだからである。

Th：声がひどくなるのは，1日のうちではどんなときですか？
Cl：寝るときと，朝起きたときですね。
Th：今朝はどうでしたか？
Cl：はい，今朝はずっと声が聞こえていました。
Th：今も聞こえますか？
Cl：今は，おさまっています。
Th：いつもこんな感じですか？
Cl：場合によりますね。

Th：先週お会いしたときも同じでしたね。何か関係はあると思いますか？ 面接がかなりストレスになる人は多いですが，あなたも少し不安がありましたか？
Cl：少しありましたね。よく眠れませんでした。
Th：ストレスで声がひどくなっていたという可能性はありますか？
Cl：それは，ありそうですね。
Th：これまでストレスを感じたり，苦手だなと感じたりしたときに，声がひどくなったなと感じることはありましたか？

【症例：ビリー】 幻声とストレス状況を関連づける

クライエントが幻声を自在に呼び出すことができるのであれば，幻声をコントロール可能だということになる。次に挙げたのは，ビリーとの5回目の面接記録である。彼は声が「本当の」両親の声だと信じ，いつか彼らが現れて自分を裕福にしてくれると信じていた。

Th：1人でいるときに声はよく聞こえると言っていましたね？
Cl：アパートで寝つくときですね。
Th：ここに来るバスのなかでは，声は少ないということでしたね……今は聞こえますか？
Cl：今は聞こえていません。
Th：昨晩は，アパートで声は聞こえてきましたか？
Cl：ええ。
Th：そのときは何をしていましたか？
Cl：テレビをぼんやり見ていました。
Th：昨日はどうしてテレビをぼんやり見ていたのですか？
Cl：番組がつまらなかったんです。
Th：お子さんのことが，また頭に浮かんでいましたか？
Cl：（うなずく）ええ，動揺していました。
Th：昨晩の状況は，声を呼び出す状況の1つということになるでしょうか？

Cl：（うなずく）

　ビリーにとっては，子どもと別居していることによる孤独感と絶望感が幻声を生じさせる条件になっていた。ここでは幻声の背景に存在する心理的動機づけに光をあてることで，彼の中心的な心配事が明らかになった。

2. 対処戦略増強法（Coping Strategy Enhancement：CSE）

　第二の関係構築の戦略として重要な方法は，CSE を使用することである。CSE は，クライエントを勇気づけたり，幻声の全能的な支配力を弱めたりすることをめざす方法である。CSE では，症状への対処レパートリーを増やし，自動的に対処できるように繰り返し練習する[134]。我々の使い方は次のとおりである。

1. 幻声への自分の対処能力に注目する
2. 治療同盟を支える手段とする
3. 幻声が「いつ生じるのか」への理解を深める
4. 幻声への対処能力の自覚を深める

【症例：ケイティ】　対処戦略増強法の実践例
　ケイティは幻声から「仏教徒に改宗させる」と脅されていた。幻声が自分の赤ちゃんに悪いことをしないかと強い不安を感じ，幻声を止めたいと願っていた。アセスメントによって，就寝前や，決断が難しい場面で幻声がひどくなることがわかった。会話中は幻声が聞こえないというので，その理由を尋ねると，幻声は人前では「でしゃばらない」のだという。面接中も，幻声について考えてもらうだけで幻声が出現し，別の話題になると減少した。
　CSE のなかで，まずケイティの辛抱強さに注目し，それを賞賛した。彼女には絶え間なく聞こえる幻声に何年も耐える力があった。次に，他の人と一緒にいれば幻声が聞こえないことから，幻声に圧倒されそうなとき

に協力してくれる仲間をグループホームで探すことにした。入眠時にはステレオの「スリープ機能」（一定時間が経つと電源が切れる機能）を使って音楽を聴くことも実験した。この2つの対処プランは，両方とも実際に有効だった。

【症例：ジェニー】　対処戦略増強法からコントロール信念の挑戦へ
　ジェニーは10年の病歴をもっている。アセスメントによって，幻声は午前中がひどく，彼女が活動的にすごす午後には楽になることがわかった（ただし，彼女自身はこの関連に気づいていなかった）。「あなたが活動的にすごすと声がかなり減るように思われます」と伝え，幻声に疲れ，楽になりたいときは，活動的にすごしてみるよう促した（たとえば，グループホームの仲間と会話する，買い物に出かける，など）。この新しい対処プランは，試す日時（○月○日の午前中）をあらかじめ決めておいて，幻声が減るかどうかを注意深く観察した。
　この対処プランの使いすぎには注意する必要がある。状況を選ばなくては，恐怖と回避を悪化させる可能性がある。しかし，この対処方法はジェニーに有効であった。その後の治療では，全能だと思っていた幻声が，実はコントロールできるかもしれないという「根拠」にもなった。

3. 普遍性

　聴声者の意欲低下が生じる大きな理由の1つに，普通では考えられない幻声という問題に1人で対処しなくてはならないという孤立感がある。クライエントは，批判を恐れ，めったに幻声のことを話さない。しかし，他の聴声者への共感が生じることは関係構築にとって重要であるため，さまざまな方法が実践されている。
　「ヒアリング・ボイス・ネットワーク」はRommeとEscher[117]の先駆的な仕事である。オランダから始まり，後にイギリスでも設立された。聴声者がミーティングを開くことで，互いに励まし合い，安心感を得て，偏見が減ることがわかっている。このミーティングを進めるうえでの重要な

要素は，一般的な集団精神療法と同じく普遍性[146]である。つまり，同じ問題で悪戦苦闘している人が他にもいると気づくことである。

このような理由から，関係構築の第三の戦略として，直接あるいはビデオで他の聴声者の話に耳を傾けることを我々は勧めている。グループへの参加も強く勧め，このような場で認知行動アプローチの基礎を紹介している。グループの形式は2種類ある。一方は構造化されており，症状に焦点をあてるグループ，もう一方は構造化が弱く，低自尊心の問題を主に扱うグループである。

Ⅲ　幻声の認知行動アセスメント

ここからは幻声のABCアセスメントに話を移し，症例を通して使い方を示す。幻声の形式的側面（物理的特徴，音源の位置，きっかけなど），内容的側面（命令，侮辱，コメントなど），幻声とクライエントとの関係性の側面（信念，感情，行動）を分類することは重要である。本書では「幻声から派生する感情的・行動的反応は，信念によって生じるのであり，幻声から直接生じるわけではない」ということを明らかにして，幻声のABCモデルの意義を示してきた。つまり，幻声をどのようにとらえるかによって，幻声との関係ができあがるのである。

クライエント固有の幻声の意味を調べることが，ABCモデルのアセスメントの特徴である。最も重要な妄想的信念とは，幻声の正体，意図，パワー，知識，幻声に服従あるいは抵抗した結果に関する信念である。我々は〔A〕，〔B〕，〔C〕を探索するための半構造化面接法を開発した（付録2参照）。アセスメントすべき各要素を説明していこう。

1．きっかけとなる出来事〔A〕のアセスメント
信念と内容を区別する

多くのクライエントが「幻声についての信念」と，「幻声の内容」を混同する。つまり，クライエントは〔B〕を〔A〕として理解している。ハ

ワードの例を挙げよう。ハワードは「本当の父親」(彼は有名なロックスターが本当の父親だと思っていた) にいつ会えるかを幻声が教えてくれると信じていた。幻声の内容を尋ねると,「僕が正式な後継者になるのだと声はずっと言っています。いずれわかるときがくるので,それまでは我慢するようにと繰り返し言ってきます」と答えた。これをクローズド・クエスチョンで詳しく尋ねると,幻声は実際にはただ単に「ハワード,もうすぐだ」と言っていることがわかった。クライエントは,幻声の言葉をやわらげたり (たとえば,乱暴な口調の部分を省略する),表現を変えたりしがちなので,幻声の内容は言葉どおり教えてもらうように努める必要がある。

日記による記録のリスク

　幻声が聞こえたときに,その場で日記に書くことを勧める専門家もいる。しかし,我々の経験では,日記を書くことはクライエントにとってかなり負担である。実際に書ける人は少なく,しかも治療開始当初に勧めると関係構築が難しくなる。おそらく,これは幻声への恐怖も影響していると思われる。

一般的な幻声の特徴

　幻声は明瞭に聞こえ,音量は普通で,感情のこもった言葉を繰り返すことが多い。内容は簡潔 (1回の発言につき4,5語) で,同じフレーズがよく使われる。2種類以上の声が存在することが多い。異なる幻声がそれぞれ異なる場面で聞こえる場合もあれば,幻声同士が一緒に話すこともあり,聴声者について話をしたり批判したりすることもある。幻声は男性の声として知覚されることが多い[84]。聴声者の性別とは関係ないが,同じような年齢になりやすいという実証研究がある。声の社会的階層が自分よりも上だと信じている人は,聴声者の約75%である (なお,最近我々は,幻声は権威に満ちているという仮説を提案している)。

(1) 幻声の内容

　幻声の内容の分類方法はいくつもあるが,聴声者の理解の仕方に基づい

て分類されることが多い。すなわち，そこにはクライエントの解釈という要素が介在するのである。たとえば，「ロンドンへ行け」を「命令」だと理解する場合も「単なる助言」だと理解する場合もある。また，「気をつけなさい」を「脅し」だと理解する場合も「親切な警告」だと理解する場合もある。

多様な表現，イントネーション，話し方が報告されるが，幻声内容の大半は数種類に分類できる。認知行動アセスメントを行うには，クライエントから具体的な幻声の例を引き出す必要がある。付録2の半構造化面接法には，探索すべき一般的な幻声内容の種類が示されている。内容の種類から精査を進めるという方法は，特に内容が不快で恥ずかしいものであるためにクライエントが思い出しづらいという場合に有用である。以下に内容の種類を，ごく簡単に説明する。

（ⅰ）命令とその重症度

「命令」と「助言」はクライエントの解釈に基づき区別されるが，明確に区別できない場合もある。また「命令」という認識は，幻声のトーンの影響を受けたり，幻声についての信念に起因したりする。そこで，幻声の発言を正確に記録し，クライエントがそのように解釈した理由を明らかにすることが治療の鍵となる。命令の重要度は，①自他への危害（たとえば，「彼を殺せ」），②反社会的行動（「窓を割れ」），③重大ではない命令（「お茶にしろ」）に区別される。

（ⅱ）助言と予言

「助言」の例としては，「緑のシャツが一番よく似合うよ」「私なら彼を信頼しない。彼はずるい」「大学は中退しなさい。彼らは嫌がらせをしている」などである。命令と同じように，幻声を助言として体験するかどうかはクライエントの解釈しだいである。なお，次のような発言は予言として解釈されやすい。「パンはスーパーのほうが安いよ」「だんながもうすぐ帰ってくる。起きたほうがいいよ」。予言だと解釈される幻声は，クライエントのなかで変造されており，自分の信念や知識ではないとみなされて

いる。

(iii) コメントと実況中継

　クライエントの考え，行動，弱点についてコメントする幻声はかなり多い。たとえば，「あいつはお金のことを考えているぞ」「牛乳屋に笑いかけるなんて何を考えてるんだ」「よし，よくやった。あの人に道順をちゃんと教えてあげられたぞ！」などがある。実際に起こっていることの「実況中継」は同じテーマが繰り返されることがよくある。クライエントの外見や性的関心がテーマになりやすい。

(iv) 侮辱

　最も多い言葉は，暴言や下品な短い言葉であり，たいていは差別されたという侮辱感が生じる[84]。「侮辱」は容易に理解しやすく普遍的である。たとえば，乱暴な口調，笑い声，性的侮辱などは文化に深く根づいているので，クライエントが別の受け取り方をする（たとえば，ほめ言葉ととらえる）ことはめったにない。

(v) 批判

　侮辱と比較すると，批判は個人的なものであり，主観的な意味をもつ。たとえば，「彼（夫）はスパゲティが嫌いだ」という幻声をケイティは批判として解釈した。なぜなら，夫を喜ばそうと思いスパゲティをちょうど作っていたところだったからである。このタイプの批判はクライエントの否定的自己評価を示していることが多い。

(vi) 奇異とユーモア

　奇妙な幻声やユーモアのある幻声は比較的珍しい。我々がこれまでに出合った例としては「お化けガニがお前のために同級生を引っかいているぞ」「彼は好かれているのではなくて，かなり好かれているんだ」「地震セックス」などがあった。

(2) 音源の位置：外在化と内在化

　幻声が耳から聞こえる人（外在化された幻声）と，頭や心のなかから生じる人（内在化された幻声）は，ほぼ同じくらいいると考えられる。外在

化された幻声の場合は中央か右側から聞こえるようだが，聞こえる方向と幻声の大きさは関連しない。内在化された幻声は多くの場合で額のあたりから聞こえ，自分自身の考えとは区別されている。内在化された幻声は思考と明確に区別できず，精神医学では伝統的に「偽幻覚」とされてきた。しかし，我々はこの精神医学的分類には賛同していない。

(3) 併存する他の幻覚症状

　幻覚は，視覚，触覚，嗅覚を含むすべての感覚器官で生じる可能性がある。しかし，機能性精神病に関する15の研究をレビューしたSladeとBentall[129]は，幻聴のあるクライエントは平均60％であったが，幻視を体験するクライエントは29％にすぎないとしている。幻視は概して脳器質性症候群に関連していると考えられている[67]。

　声以外の幻聴として頻繁に生じるものとしては，音楽（歌声の場合もある），ドアを強く閉める音，足音などがある。多くのクライエントが幻聴には「存在感」があると言う。この感覚は，聴覚以外の幻覚を合併している場合に強くなることが多い[36]。

(4) 引き金と文脈

　ほとんどの聴声者は，出来事や感情が幻声の引き金になっていることに気づいていない。アセスメントにおいて重要な点は，これを明らかにして，引き金の心理的意味を探ることである。

強いネガティブ感情を引き起こす状況

　たとえば孤立やさみしさなどの心理的な脅威や苦痛を感じる状況が引き金となりやすい。多くの人は面接の前後に不安が生じる。面接中の沈黙で居心地が悪くなったときに幻声が出現することもある。幻声について考えることや，罪悪感や怒りを喚起する出来事を思い出すことも，引き金になりやすい。たとえば，ある男性クライエントは，同性愛者によるレイプ体験を思い出すことが長時間続く幻声の引き金になっていた。

行動と社会的状況

　強迫性障害の侵入思考と同じように，幻声を中和化しようとする行動は，ほとんどといっていいほど幻声を増加させる。ジェニーは幻声を中和化するために「声の命令とは正反対のことを言う」という対処方法をとっていたが，逆に幻声の頻度が増え，声が大きくなるだけだと気づいた。おそらく他者は容易に気づくことでも，クライエントはその脅威に気づいていない。初めて乗るバスや初めて行く店，公の場で異議を唱えるときなどが引き金となることが多い。クライエントの対人関係における脆弱性を刺激するからである。

些細な刺激

　幻声との接触を自分から開始できる聴声者は少ない。しかし，たとえば，キースという男性クライエントは，心のなかで単に呼びかけるだけで接触できた。トランス状態のような「意識変容状態」だと接触できるというクライエントもいる。特定のラジオやテレビ番組を視聴することが幻声との接触方法だというクライエントは多いが，電話の時報サービスを聞くと接触できるという人もいた。幻声出現の前ぶれは悲しみや不快感（ただし恐怖ではない）だとする研究もある[78]。何かをしたり，何かをしようと思ったりすることで「コメント」や「批判」の幻声が引き起こされるという報告もある。NayaniとDavidの研究では，約半数の参加者で，何かを食べようと思うことが幻声の引き金になっていた。テレビ鑑賞は特に強い引き金になるようだ。テレビの出演者にじっと見つめられると，まるで自分について話されているように感じ，その人物を通して幻声が聞こえてくるように感じるというクライエントもいる。

(5) 幻声の物理的特徴

　聴声者の大多数は幻声エピソードを毎日体験している。持続時間は，約3割が数秒から数分間，約5割が1時間，約2割が四六時中であった。全体的にみると，かなり多くの種類の言葉が使われている。頻度，声の大きさ，聞こえ具合，音量などを測定する方法もいくつか開発されている（文

献62を参照）。我々は，オーストラリア，アデレード大学の Harry Hustig が作成した自己報告尺度を使用している。本書にも Hustig の許可を得て，付録4として掲載した。この尺度では，頻度，大きさ，聞こえ方，感情的反応が測定できる。

2. 行動と感情〔C〕のアセスメント

対処行動と苦痛の関連

聴声者の対処行動に注目した研究は多い。対処行動と苦痛の関係は人によってかなり異なる。対処方法の多彩さや，対処行動の良し悪しで，この関係を説明しようと努力が続けられてきたが，対処方法の選択肢が多い場合と1つだけの場合でどちらが良いかについては依然として一致した見解は得られていない（Tarrier（1987）を参照）。しかし，Slade と Bentall[129] のように，幻声に「注目する」対処方略と，幻声から「注意を逸らす」対処方略に分類することはかなり有用である。

Romme ら[118] は，うまく対処できている人たちには，幻声に聞き入り，注意を逸らさず，幻声を肯定的に受け入れる傾向があることを報告している。この結果を受けて，幻声を受け入れ，幻声に関心をもつことを Romme らは強く勧めている。幻声に注目する方が，注意を逸らすよりも，長い目で見ると苦痛が減るという研究結果は他にもある[69,129]。

信念〔B〕と行動・感情〔C〕の関連

我々は，幻声と関連した行動や感情〔C〕は，幻声に関する信念〔B〕を反映していることを確認した。具体的には，幻声を「悪意」とみなす人は抵抗行動（議論，言い返す，幻声の引き金を避ける，注意を逸らす，過度の飲酒や過眠）をとりやすく，「善意」とみなす人は幻声との協調行動（聞き入る，呼び出す，喜んで助言に従う）をとりやすい。抵抗行動は恐怖，罪悪感，怒り，不安，うつといった否定的な感情を伴う。反対に，協調行動は尊敬に似た感情や高揚感を伴う。

対処行動を理解するには，その行動を導く幻声に関するクライエントの

信念を理解する必要がある。しかし，幻声のパワーと意図に関して明確な信念をもたないクライエントもいる。この場合は，幻声を焦燥感や不快のもととしてとらえており，そこから派生してかなり多様な行動や対処方略が選択されている。これは，たとえば，耳鳴りで苦しんでいる人の体験に似ている[37]。このことも，認知行動アプローチの有効性を示すと考えられている。なぜなら，明確で一貫した行動や感情を予測できるのは，幻声が明確な意味をもつときだけだからである。善意／悪意の解釈，協調／抵抗行動，いずれの場合も，特定の行動（たとえば，注意を逸らすこと）が一時的に不安を取り除き，別の行動（たとえば，幻声に言い返すこと）が幻声を怒らせると聴声者は理解している。うまくいっている幻声の扱い方を同定し，それを強化すること[135]こそが関係構築を進める重要な戦略であり，我々の開発した半構造化面接法（付録2）にもこの点が含まれている。

3. 信念〔B〕のアセスメント

　第3章と同じように，信念のアセスメント（ここで取り組む信念は，幻声の正体，意図，パワー，コントロール）と，その背景にあるクライエント自身および他者に対する評価信念のアセスメントを行う。この情報が認知行動アプローチの不可欠な要素であり，効果的な感情の変化をもたらすための最重要ポイントである。

聴声者は幻声と対人関係を作る
　一般的に，聴声者は，幻声を自分の考えとは解釈せず，幻声を他者に帰属する。そのため，幻声との関係は対人関係とみなすことができるし，実際にこの関係性は通常の対人関係と似たような力動を示す[17]。幻声への最初の反応としてよく見られるものは「戸惑い」であり[97]，さまざまなやり方で幻声との関係が形成されていく。RommeとEscher[117]の「信念の形成プロセスの3段階」は役に立つ。まず「出会いの時期」があり，不確実さと恐怖がこの時期の特徴である。次にくるのが「関係づくりの時

期」で，聴声者は体験を受け入れ，幻声との関係性が決まり始める。最後の「安定期」になると，多くの聴声者は一貫性のある混乱の少ない共存関係を見つけだす。

(1) 幻声信念のアセスメント
(ⅰ) パワー（全知全能性）
- 服従信念

　幻声のパワーは，服従とコントロールという2つの中核信念にまとめられる。服従信念には2つのパターンがある。1つは，命令幻声に服従した場合／服従しない場合に何が起きると信じているかに基づく。たとえば，命令に抵抗し思いもよらないことが過去に起きたこと（父親に叱られた，ペットの犬が死んだ，空き巣に入られた）を根拠にして，「声の言うとおりにしないと，危害を加えられる」と信じている。

　2つ目の服従信念のパターンは，幻声を聞き逃したり真剣に聞かなかったりした結果についての信念に基づく。クライエントは「声を無視するとかなり重大なミスをする」「声を無視すると，怒って危害を加えにくる」と信じている。典型的な根拠は，幻声がしたこと（怒鳴ってきた，脅してきた）か，幻声に帰属した出来事（「声を無視したので，1時間以上も廊下で身動きがとれず，話すことも立ち上がることもできなかった」）である。ただし，クライエントは必ずしも推論（真偽どちらの可能性も持つ仮説）だとは考えていない。信念と根拠を明確にするため，治療者は次のようにして〔A〕，〔B〕，〔C〕を分類する。

Th：あなたのお話によると，昨日，声の言ったとおりにしなかったら，痛みや不安を感じた。これは声に従わなかったから処罰されたと思ったということですね？
Cl：ええ。
Th：それに，このようなパターンはこれまでに何度もあったので，これからも声に従わないとまた同じようなことをされるのではないかと思い，心

配になってしまうのですね？

- コントロール信念

　約80％の聴声者が，幻声を全能，あるいは非常に力があると考えている。このような信念は4タイプの根拠に基づいている。第一は，「声に随伴する症状」を全能性の根拠とするタイプである。たとえば，ある男性クライエントは，娘を殺せという命令幻声だけではなく，「窓のそばに立っていた娘のほうに自分の体が自然に動いた」という体験を語った。別の男性クライエントは，「お前はノアの息子だ」という幻声と同時に，自分が白いローブを着て水の上を歩いている幻視体験がしばしばあったと語った。第二は，出来事を幻声に「原因帰属」した例を挙げて，そこから幻声の偉大な力が証明できると主張するタイプである。リストカットをした2人のクライエントは，自分の意思で行った自傷行為を，しばらくたってから，何らかの方法で幻声に「させられた」のだと確信した。「教会で大声を出し悪態をついたのは，悪魔の声のせいだ」と考えた男性クライエントも同様のパターンといえる。第三は「声への影響力」である。大部分の聴声者にとって幻声の発生や消失，幻声の内容はコントロールできず，これも幻声の力を示す根拠となる。

　第四は，「声の内容」を根拠にするものである。多くの幻声が自分の個人情報にかなり詳しいという印象をクライエントに与える。過去の出来事，現在の考え・感情・行動，将来起こることのすべてが知られているという印象から，声は全知性をもつとみなされてしまう。しばしば幻声は，かなり個人的で感情をかき乱す行動や考えを指摘する。たとえば，軽い犯罪行為や個人的欠点など，他人に知られたくないものである。アリスは「声は預言者で，私の現在，過去，将来について人間とは思えないほど知りつくしています」と言った。この信念の根拠は，夫の帰宅時間を予言したことだった。また，コーランのどのページ読むべきかを幻声は知らせたが，それは妻として，母としての未熟さを彼女が気にしていることに幻声は気づいているからだと意味づけた。

プライバシーがないと感じていると，実際の幻声の内容以上に，幻声にすべてを知られていると考えやすくなる。たとえば，「何でも知っているぞ」という漠然とした幻声の言葉を，特定の行動をさしていると受け取るのである。幻声が全知だと考えれば，自分にはプライバシーがないと思い，つらい気持ちが続くであろうことは，容易に想像できる。

(ⅱ) **幻声の正体と意図**

・幻声の正体を外部に帰属する根拠

定義上は，幻声とは，聞こえてくる声が自分ではなく他者から生じていると信じることである。つまり，クライエントは幻声の起源を外部に帰属する[69]。外的帰属の根拠には，「声が耳を通して聞こえる」，「自分の声とは違う」，「自分が決して言ったことのない言葉を使う（たとえば，乱暴な口調）」，「自分にはそんなことはできない」というものがある。我々は，外的帰属という大雑把な分類にとどまらず，幻声の正体やその意図や意味という個々の信念を丹念に調べてきた。つまり，「どうしてこの声が私には聞こえているのか？」を深く調べたのである。

・信念形成の根拠

全能性の信念のように，幻声の正体と意図についての信念は，事実〔A〕と推論〔B〕の両者が影響しあって形成されている。根拠とされやすい情報源は，幻声の内容（声が自分で正体を明かす），全知性（ごく少数しか知らない自分の個人情報を声が口にする），予言（超人的な特性を示す），随伴する症状（天使の幻視が同時に起こる）である。

「声にはあらゆることを知られており，個人的な欠点や，今この瞬間の恐怖や心配といった個人情報も握られている」と考えることが，特に強力な根拠となり，幻声の正体や意図に関する多くのクライエントの信念を支持している。なお，現実感の消失，させられ体験，幻視および身体幻覚も信念を支持する根拠となる。

(ⅲ) **悪意と善意**

多くの場合，幻声にはクライエントに危害を加える「悪意」か，クライエントを援助する「善意」のいずれかの意図があると信じられており，こ

の区別が幻声のアセスメントと治療にとって非常に重要である。

　我々はこれらの信念や，信念と感情や行動との関連をアセスメントするための自己記入式質問紙を開発し，標準化した。それが付録3の「幻声に関する信念についての質問紙」（Beliefs About Voices Questionnaire：以下 BAVQ）[37]である。これを用いれば幻声の90％を正確に分類できる。BAVQ にはパワーについての簡単な評価が含まれている。我々のデータでは，パワーと悪意／善意の次元は直交していた。つまり，幻声には「悪意はあるがパワーは弱い」可能性や，「パワーは強力だが目的ははっきりしない」可能性がある。クライエントの苦痛は，幻声のパワーと，悪意／善意の信念のどちらか，あるいは両方が変化すると緩和される。

　悪意の信念は「不当な迫害」と「正当な処罰」という2つに分けられる[138]（このテーマは第7章で詳しく検討する）。キースは不当な迫害の例である。幻声は彼を罵り非難した。幻声の正体は悪魔であり，彼を叩きのめして狂わせると信じていた。症例メイシーは正当な処罰の例である。彼女には家族の殺害と自殺の命令をする幻声が聞こえていた。幻声の正体は神であり，妊娠中絶したために処罰されると信じていた。

　善意の信念はさらに多様である。ここに含まれるテーマは，幻声がクライエントを守り，導き，強い関心を示しているというものである。表6に認知行動アセスメントのポイントを提示した。12例の聴声者のうち，悪意が9例と善意が3例で，それぞれ内容・信念・根拠・感情・行動がアセスメントされている。

(2) 評価信念のアセスメント

　幻声と関連した評価信念を調べるために最も有効な手順は，最初に幻声の「正体」と「意図」を探索することである。特に，幻声の意図を「悪意」か「善意」のどちらに判断しているかから始めるとよい。幻声を悪意や善意とみなす信念は，形式的にみれば二次妄想とよばれるものであり，一方は被害妄想，もう一方は多くの場合，誇大妄想である。概念的には，両方とも心理的な自己防衛だとする見解[20,109]に我々も同意している。た

だし，我々はパラノイアを迫害か処罰の2つに分類している。この理由は，防衛すべき自己への脅威が根本的に異なるからである[138]（第7章参照）。

「善意」の幻声への思考連鎖法

思考連鎖法を使うと，妄想的防衛を乗り越え，実際に防衛されている否定的自己評価が明らかになる。第3章で取り上げたように，思考連鎖を進める方法は2つある。妄想が「正しい」，あるいは「間違っている」と想定し，そこに潜む意味を探索する。幻声を善意と信じる誇大妄想型の場合には，信念が間違っていると想定すると，思考連鎖が最も効果的に進展する。誇大妄想が正しいと想定すると，思考連鎖は（過度に）肯定的な自己認識に行きつくことが多い。善意の幻声の場合は，幻声の全能性や善意がなくなると自己への脅威が生じる。これを防衛することが妄想の心理的機能だと考えられる。

【症例：ベルニカ】「もし私が王女でないのなら，クズ同然だ」

ベルニカには，自分は王女であり，すぐに王室に招かれるという幻声が聞こえていた。これが正しいと想定して思考連鎖法を始めれば，心理的な恐怖を感じず，彼女の望む自己像が現れたであろう。この信念が間違っているかもしれないと考えることから始めた結果，王室とのつながりのない自分はクズ同然で，自分の人生は無駄だと考えていることが明らかとなった。

【症例：メイシー】「声が間違っているのなら，私の罪は永遠に許してもらえません」

メイシーには，家族を殺し自殺するようにしつこく言ってくる2種類の幻声が聞こえていた。1つを神，もう1つを中絶した子どもの声だと信じていた。彼女は両者とも善意のものだと信じていた。声は中絶の罪の償い方を教えてくれており，命令通りにすれば，彼女と家族は中絶した子ども

表6 幻声の認知行動アセスメント（悪9例、善意3例）

患者 性別、年齢 診断、罹病期間	声の内容 [A]	信念、意図、服従による影響 [B]	根拠 [B] 幻声内容、随伴症状、原因帰属、声への影響力	感情 [C]	行動 [C]
1. 男性、49歳 統合失調症、20年	命令：「強姦しろ」「人を殺せ」	正体：悪魔の声 意図：誰かを殺さないと悪魔が私を狂わせる 服従：従わないと悪魔が私を狂わせる	内容：内容が邪悪、思考も過去も知られている 症状：させられ体験 帰属：声への影響力：ない	脅威 怒り	怒鳴り返す、ののしる（隠れて） やむを得ず聞く 従わない
2. 男性、43歳 統合失調症、20年	命令：「気をつけろ」「もっとがんばれ」	正体：元近隣住民の強力な魔女たち 意図：うるさくしたこと、勉強しなかったことへの処罰 服従：従わないと、がみがみ言われ続ける	帰属：聞こえのある声と一致する 内容：心が読まれている、過去が知られている 声への影響力：ない	疲弊 苦悩 びくびく	怒鳴り返す、ののしる（隠れて） やむを得ず聞く、仕方なく従う
3. 男性、31歳 統合失調症、10年	命令：「散らかせ」「洗うな」	正体：以前の会社の社長 意図：私を支配し、人生を困らせ（迫害） 服従：社長より私のほうが賢いので従わない	内容：心が読まれ、過去が体験 症状：させられ体験 帰属：前向きに取り組むと、声がひどくなった 声への影響力：ない	イライラ 気分が沈む	聞く、言い争う 従わない
4. 男性、29歳 統合失調症、10年	命令：「死ね」「やつを殴れ」 侮辱：「やつは性犯だ」「異常だ」	正体：神と未知の女性 意図：悪い行いへの神の処罰 服従：従わないと、危害を加えられる	症状：すべて吹入、させられ体験 帰属：声にすべて知られている 声への影響力：ない	苦悩 声が増い	聞く、言い争う 怒鳴る 仕方なく従うこともある
5. 女性、32歳 統合失調症、12年	命令：「生肉を食え」「風呂に入れ」 侮辱	正体：家族の5人 意図：家族は私を嫌っており、私が看護師を殺したということで迫害している 服従：従うまで声はしつこく言い続ける	内容：すべてが知られている 帰属：声に聞き覚えがある、家族は私を無視した 症状：妄想状態 声への影響力：ない	怒り イライラ	聞く、言い争う いやいや従う
6. 女性、29歳 統合失調症、11年	批判：「メスブタ」 命令：「死ね」「手首を切れ」「医者の言うことを聞くな」	正体：2人の元夫 意図：近親相姦の共犯者として殺される 服従：抵抗すれば殺される	症状：黒いシルエットを見た 内容：生育歴、思考、行動が知られている 帰属：声にあやつられて手首を切った 声への影響力：ない	恐怖	言い争う 部分的服従（ひどくないに切り方で手首を切る） 声を和らげるために飲酒する 気晴らし

第5章　幻声：関係構築とアセスメント　153

患者 性別、年齢 診断、罹病期間	声の内容 [A]	信念、意図、服従による影響 [B]	幻声の正体、意図、服従 随伴症状、原因帰属、声への影響力 根拠 [B]	感情 [C]	行動 [C]
7. 男性、29歳 統合失調症、10年	批判、侮辱、中傷 命令：神の冒涜	正体：サタンの声 意図：頭を剥ぎ取る（迫害） 服従：声を止めるようとすればサタンの勝ちで、天国にいけない	症状：考想吹入（悪態をつく言葉）；関係妄想（TV） 帰属：サタンのせいで教会で大声で悪態をついた 声への影響力：ない	恐怖 混乱	怒鳴り返す しぶしぶ従う 寝る、音楽を聴く、援助を求める
8. 女性、38歳 統合失調症、4年	「神だ」「彼女が選ばれた」 「男あさりをしている」「色気を使っている」 礼拝の助言	正体：邪悪な力 意図：よその男性を想像したことへの処罰 服従：声によく耳を傾けておかないと、したくないことをさせられる	内容：私と性交渉したがっているので神ではない、考えや男性への関心が知られている 症状：自慰行為を止められなかった 声への影響力：ない	恐怖 疲弊	怒鳴り返す（「1人にして」） 大声で助けを求める お祈りと悪魔祓いを試す しぶしぶ聞く
9. 女性、41歳 統合失調症、10年	命令：「無限に供給しろ、インフレ増加だ」「生産性をもっと上げろ」 予期：「無限に上昇するぞ」	正体：悪魔 意図：経済を破綻させるために私を使って首相にメッセージを送る（迫害） 服従：抵抗すると社会経済は救われるが、声は私にガミガミ言う	帰属：自分のせいで景気が悪化した 声への影響力：ない 内容：邪悪なことばかり	不安、焦燥 不吉な予感 罪悪感	心配しながら聞く 抵抗する（反論する）が時々屈してしまう 経済紙を読む 気晴らし
10. 女性、34歳 統合失調症、3年	命令：家事についてコメント、育児や行動について	正体：声は預言者ママヤ 意図：病気を通して私を助ける声（善意） 服従：抵抗すれば母親格となり神に祝まれる	内容：思考と生育歴が知られている、忠告してくれる（調理方法）、抵抗するなと言うと（信頼を忘れるなと言うと）予言が当たる 声への影響力：ない	平穏 安心	選択して聞く、従う
11. 女性、32歳 統合失調症、8年	命令：すばらしい助言	正体：神の声、私を守り、私の力を伸ばすため（善意） 意図：私を守り、私の力を伸ばすため 服従：従えば悪いことは起きない	内容：考えが知られている 帰属：声の助言で葛藤が解消した 症状：させられ体験 声への影響力：ない	強い 自信 幸福	聞く、言い争う いやいや従う
12. 女性、24歳 統合失調症、3年	命令：「死ね」「タバコをやめる」「今日は教会に行くな」	正体：女神である元彼女 意図：私を守っている（善意） 私に偉大な力があるので聞こえる 服従：従わないと声が続く	内容：考えと過去が知られている 症状：語元妄想 声への影響力：声を呼び出せる、内容に影響を与えられる	面白い 多少のイライラ	選択して聞く したいことなら従う

と再会できると信じていた。

　彼女の評価信念が，未解決であった妊娠中絶後の罪悪感と悲哀感に関係していることは明らかだった。このことは思考連鎖法によって明らかになった。その際に，治療者は「この声があなたのお子さんの声ではないとすると，どのような気持ちになりますか？」と質問した。彼女は，「気分は最悪になると思います。子どもが亡くなっているのなら，私の罪は永遠に許してもらえません」と答えた。推論と評価を組み合わせることでフォーミュレーションが構成された。つまり，幻声と幻視は，中絶をめぐる否定的自己評価と関連した未解決な悲哀感と罪悪感を防衛していると理解された。実際には，この内省は12回目の面接以降に，徐々に語られた（次章参照）。

　思考連鎖法によって自己評価が同定されると，治療者はこのテーマを使って幻声体験の心理的意味をさらに探索できる（特に，幻声の引き金と内容について）。メイシーの場合は，中絶について考えることや中絶に関する記事を読むことが幻声の引き金であった。

悪意の幻声への思考連鎖法
　幻声を悪意と信じている人の理解はさらに複雑である。その理由は，パラノイアの処罰型と迫害型は心理的に大きく異なるからである。これについては第7章を参照してほしい。第7章でこの両者の差異や，アセスメントと治療への示唆を検討するので，ここでは簡単な説明にとどめる。妄想のテーマが処罰であれば，その信念が正しいと想定し，最初に否定的「他者→自己」評価を明らかにする。その後，関連する「自己→自己」評価を明らかにすることで，容易にかつ速やかに自己評価のテーマに近づくことができる。テーマが迫害であれば，「他者→自己」評価と「自己→自己」評価を明らかにするために，妄想が正しい場合と間違っている場合の両方の意味を思考連鎖法で調べる必要がある。

Ⅳ　要約

　本章では，幻声のABCアセスメントの方法を示した。〔B〕のアセスメントでは，最初に幻声の正体，意図，パワーに関する中核的妄想を明らかにして，それらの根拠を引き出すことが重要である。その後，治療者は思考連鎖法によって関連する評価信念を見つける。これらの情報と，詳しい生育歴の情報を組み合わせることで，ケースフォーミュレーションは行われる。

第6章

幻声への介入：論駁と行動実験

I　はじめに

　本章では，幻声への認知行動療法の重要な点を検討する。第4章「妄想への挑戦」と重複する点も多いが，これは偶然ではない。なぜなら，我々は臨床的問題〔C〕をABCモデルに基づいて理解しているからである。つまり，感情や行動の障害〔C〕は，幻声自体〔A〕ではなく，信念や妄想〔B〕によって引き起こされる。こう理解すれば，認知行動療法の中核的な標的は，幻声自体の除去ではなく，苦痛を持続させる信念を弱めることになる。また，幻声の意味（たとえば，「私は失敗したのだから声に処罰されて当然だ」）と，これに関連する評価（たとえば，「私は完全な役立たずだ」）を変えることが認知的介入の目標となる。

　本章の前半では，幻声への介入方法と妄想への介入との違いを検討する。以下の点が特徴的な違いである。(1)聴声者には多様な妄想があり，介入には特有の手順があること。(2)論駁と行動実験における導入方法。(3)仮想的な反証と論駁の使い方。(4)行動実験の使い方。後半では症例を通して介入全体の流れを示す。

Ⅱ 幻声への介入

目的と方法は妄想への介入とよく似ているが，幻声に特異的な面もある。幻声への介入の特徴を明らかにするため，介入の流れにそって検討していこう。

1. 治療の標的と手順
(1) 複数の妄想が治療標的となる

幻声についての信念（以下，幻声信念）とは，「不可解で腹立ちをおぼえる体験をしたときに，その意味を理解しようとする心の自然なはたらきの結果である」と我々は理解している。形式面から幻声信念をとらえると「妄想」といえる。ただし，その程度には幅がある。聴声者を支援していると，彼らには複数の妄想があることに気がつく。妄想のなかでも，次の4つが最も重要である[36・37]。すなわち，幻声〔A〕から推測される「正体」，「意図」，「パワーと全知性」，「服従と抵抗の影響」である。これらの中核信念を変えることが認知的介入の目的である。介入によりこれらの一部でも変化し，クライエントの苦痛や障害が減少すれば，治療効果があったとみなされる。

(2) 多様な妄想への介入手順

我々が最も効果的だと考えている介入手順を示そう。まず，最初は幻声のパワー（裏返せば，聴声者の無力さ）に関する信念への介入である。なかでも「服従信念」と「コントロール信念」を扱う。これには2つの理由がある。第一に，これらの信念への挑戦は，幻声の正体や意図への介入にくらべてクライエントの不安を惹起しにくい。信念の変化によって，幻声のパワーが弱まり，逆に聴声者のパワーが強まれば，クライエントの苦痛はいくらか緩和する。第二の理由は，幻声の正体や意図など，他の信念を再検討するチャンスが生まれる（たとえば，「あなたが声をコントロールできるなら，声の正体は本当に悪魔だといえるのでしょうか？」）。幻声の

正体と意図の信念には深い関連があり，同時に検討することが多い。

2. 論駁と行動実験の導入方法：協同的実証主義の理論的根拠を育てる

　アセスメントが完了すれば，次の段階へ移行する。この時点までにクライエントに期待される３つの変化がある。治療関係への安心感の高まり，幻声への自己対処能力の自覚，一定の理解を得ること，である。この「一定の理解」とは，信念の論駁や行動実験に進む前提となるものであり，以下の３点をクライエントと治療者は共有しておく必要がある。(1)幻声信念は事実ではなく仮説や推論であり，正しいとはいいきれない。(2)クライエントの苦痛は信念によって持続しているのであり，幻声自体のせいではない。(3)治療者と協同して信念を検討し行動実験を行うのは，苦痛や障害をやわらげるためであり，状況を改善するためである。この３点を順に詳しく検討していこう。

(1)「妄想は事実ではなく信念である」と理解する

　多くの聴声者が自分の信念を疑っており，長年の間に信念が変わることもある。善意から悪意，あるいは悪意から善意への変化もある。治療者は，クライエントの疑いや信念の変化を見つけだす。これを根拠に介入し，クライエントが考える声の正体や意図は「解釈」にすぎず，絶対的な真理ではないと理解できるよう支援する。

【症例：ハワード】　クライエント自身の疑いに目を向ける

　ハワードは，有名なロックスターがもうすぐ自分を息子だと認め，音楽業界での高い地位が与えられると信じていた。この根拠は，「正式な後継者にする」という幻声だった。ハワードは自分がロックスターの息子であることは疑わなかったが，高い地位が与えられることは疑い始めており，レコード会社への書類作成のために弁護士を雇っていた。治療者は次のように介入した。

Th：その声が「正式な後継者にする」と約束して，どのくらいになりますか？
Cl：ずいぶん前のことですね。
Th：このことで少し落ち込むときがあるとおっしゃっていましたね？
Cl：いったい全体，どうなっているんだろうと思っています。弁護士はレコード会社から何の返事ももらってこないんです。
Th：そうでしたか。長い間，音楽業界で高い地位が与えられると信じていたけれど，最近では疑い始めているということですね？ こんなふうに疑うと，どんな気分になりますか？
Cl：がっかりして落ち込みます。

【症例：ジェーン】 信念の自然に生じた変化を振り返る

　ジェーンは，やかんやドライヤーなどの生活用品の中から幻声が聞こえた。幻声の意図は，自分を狂わせることにある，と彼女は完全に信じていたが，この信念を支える重要な出来事の認識に間違いがあったことをはっきりと思い出した。

Th：あなたが言われたことを思い出してみると，ことの始まりは，あなたの家がポルターガイストに乗っ取られたと感じたことでしたね？
Cl：ええ，そうよ。すごく怖かったの。電気がついたり消えたりして，私は身動きが取れなくなって。もちろん，そのとき母とも話したし，母もよく覚えています。電気がついたり消えたりしたんです。
Th：それは雷が原因とか，そういうようなものとは違ったのですね？
Cl：実はそうだったんですよ。この地域一帯で同じことが起きていて，隣の人も同じだったと言っていました。
Th：そうすると，ポルターガイストに乗っ取られたと完全に信じて，とても怖かったけれど，実際には間違っていたということですか？
Cl：まったくそのとおりなんです。まったくバカな考えでした。

(2)「苦痛と信念のつながり」を理解する

　信念は単なる可能性にすぎないのだとクライエントが理解できたならば，治療者が次にすべきことは，クライエントの苦痛や行動の障害は，幻声への意味づけと深く関連しており，幻声が聞こえることによって自然に生じるものではないと示すことである。ここにたどり着くため，少しの間，幻声信念が間違っていると仮定してもらい，苦痛の度合いが変化するかどうかをよく検討してもらう。この探索を安全に行うために，幻声はクライエント自身の考えだということにこだわらなくてもよい（こうした認識は直接的にすぎ，クライエントにはむしろ脅威となってしまう）。代わりに幻声の正体はクライエントの思っている人物ではなく，その人の名を語る人物なのだと一時的に想像してもらうとよい。こうした態度は妄想と共謀しているように思われるかもしれないが，その後の本格的な挑戦の準備として，この段階の介入に必要なことである。

【症例：メイシー】「もし，神の名をかたる何者かだとすると感じ方は変わりますか？」

　介入の流れをメイシーの例で説明しよう。メイシーは 60 歳の女性で，「同僚や友人を殺せ。自殺しろ」と迫る幻声が聞こえていた。そして，この幻声の正体を神だと信じていた。

Th：少し想像してもらえますか？　聞こえている声が，実は神の声ではなくて，神の名をかたる何者かだとします。もし，そうだとすると，あなたはどう感じますか？　何か感じ方が変わりますか？
Cl：そうですね。きっと私の心配はなくなるでしょうね。
Th：そうすると，どうなりますか？
Cl：神様でないなら，人を傷つけろという命令に従う必要もなくなりますから，きっと気分はかなり良くなると思います。

(3) 変化の動機づけを育てる
信念が正しい場合と間違っている場合のメリットとデメリットを検討する

　以上のプロセスから，幻声信念の影響で生活上のストレスを感じていること，信念は正しい場合もあればそうでない場合もあること，信念は実際に変化すること，がクライエントに伝えられる。これらは，治療者とクライエントが協同的実証主義の原理を受け入れたときに明確になる。次に治療者がすべきことは，信念が正しい場合と間違っている場合の利益と不利益を検討するようクライエントを促し，変化の動機づけを高めることである。本章ですでに取り上げたように，幻声信念の結果としての行動はしばしば極端なものになる。性器を切り取ったり殺人を犯したりすることもある。しかし，幻声信念の利点を検討することも重要である。信念が間違いなら状態が良くなることをクライエントが十分に理解できたならば，まずは治療者とクライエントが安全な場で協力して信念を検討していくのがよいのではないかと提案していく。

3. 仮想的な反証と論駁の使い方
(1) 仮想的な反証への反応（RTHC）の治療的活用：根拠への注目を促進する

　信念が変化する可能性（可変性）の指標としてRTHCは考案された。信念に相反する仮説的根拠や出来事へのクライエントの反応を調べることで，可変性が理解できると考えられた[29]。RTHCの要は，信念に相反する具体的出来事が仮に起こったとした場合に，信念にはどのような影響があるのか検討するようクライエントに求めることにある。RTHCは信念の可変性を調べるだけではなく，クライエントが反証となる根拠に注目することを促進する働きをもつ。これは，後に行われる行動実験の準備にもなる。最も効果的なRTHCの使い方は，中核信念（幻声の正体，意図，パワー，服従）が変化した場合をクライエントに想像してもらうことである。

【症例：メイシー】「神は罪を犯す命令などしない」と神父に言われたら？
　メイシーのRTHCには，苦悩の源と考えられる内容を用いた。メイシーは自分の強い宗教的信念と幻声信念が相反することに苦悩していた。治療者は「ちょっと想像してみてください。神父さんが『神は何者に対しても，罪を犯すような命令を決して下しません』と言ったとします。この言葉によってあなたの信念である『神が殺人の命令をしてくる』という考えに変化は起きますか？」と彼女に尋ねた。

【症例：ジェーン】「ローマ人はそんな話し方をしません」と専門家に言われたら？
　ジェーンは長年ラテン語の勉強をしていた。彼女には「ローマ戦士」がラテン語で話しかけてきた。しかし，幻声の発言内容を聞いていると文法的な間違いが多かった。そこで治療者は次のように尋ねた。「次のように想像してもらえますか？　声の言ったことを正確に書きとめて，それをローマ文化の研究者に見せたら『古代ローマ人はそんな話し方をしません』と言われたとします。もし，そんなことがあったら，『その声はローマ戦士のものだ』というあなたの信念に何か影響はありますか？」。

(2) 幻声信念の論駁
　治療者の側の要は，「信念は幻聴への反応であり，体験を理解しようとする試みである」と再構成することにある[39]。面接では，「声に関する信念自体は自然であり理解できる。何が起こっているのかを理解することで不安が和らぎ，これが信念の心理的な動機づけになっている」と説明する。信念について理解はできるが，信念は幻声に対する解釈あるいは個人的な意味づけであって，幻覚そのものではない。
　そこで，治療者は根拠や矛盾点を整理して，行動実験を計画する。目的は，その信念を検証することにある。つまり，信念が「事実や新発見」なのか，あるいは「そのように解釈する事情は理解できるが実際には間違い」なのか，を検証する。挑戦するときは，治療者がソクラテス式質問法

を使い，協同的に進められるかどうかが鍵になる。クライエントにすでに生じている疑いや困惑，二重見当識，批判能力などを引き出すことが大切である。クライエントに矛盾を突きつけるのではうまくいかない。

　幻声信念を支持する主要な根拠は実際に聞こえる幻声，特にその内容にある。つまり，幻声が〔A〕であり，これによって妄想〔B〕が引き起こされると説明できる。幻声が実際に言ったこと以上に，幻声にはパワーと全知性があるとクライエントは考えがちなので，信念の役割は重大である。次に挑戦の例を示す。

（ⅰ）服従信念への挑戦
　服従信念とクライエントの体験が一致しないことはよくある。おそらくクライエントは，信念を捨てられないほどの感情的な圧力を感じているのであろう。

【症例：キース】「声にはあなたを殺す力もチャンスもあるのに，失敗するのはなぜ？」
　キースは「警戒しないと，声に殺される」と信じていたが，実際には警戒していないときに大変なことは起こっていなかった。治療者は次のように指摘した。「キースさん。声にはあなたを殺す力があって，常に警戒しなければならない，とあなたは言われます。そうせざるを得ないほど怖いことはよくわかります。でも，私には不思議なのですが，警戒できないこともよくありますよね？　たとえば，寝ているときとか。声はあなたを殺す力があるはずなのに，どうして殺せないでいるのでしょう？」。

【症例：デビッド】「声の言うとおりにすると，楽になったでしょうか？」
　デビッドは幻声から自傷するよう命令されており，「声の言うとおりにしないと，いつまでもガミガミ言われる」と信じていた。しかし，デビッドが従っても，幻声の圧力は続いていた。治療者は次のように伝えた。「デビッド。一緒に話してわかったのですが，声からの圧力がすごく強い

ときに声に従っていたのは，そうすれば少しでも楽になると信じていたからでしたね？　でも，自分を傷つけても楽にならなかったことがよくわかりました。そうすると，この考えは間違っていて，自分を傷つけなくても他に楽になる方法があるということにはならないでしょうか？」。

（ii）全知性への挑戦

　声はすべてを知っている（全知性）という認識は，幻声にとってきわめて重要である[36]。しばしばこれが根拠になり，幻声の正体は超人的な存在だとみなされる。クライエントは無防備で傷つきやすくなり，罪悪感や恥が生じる場合が多い。全知性の根拠としては，幻声が未来を予言し，今までにない気づきや新しい考えをもたらすことや，幻声がきわめて個人的な思考，恐れ，弱みなどの情報を言いあてたり，それを話題に出したりすることも挙げられる。

【症例：アリス】「なぜ予言は当たったのでしょうか？　別の可能性はありますか？」

　アリスは，幻声の正体は預言者だと信じていた。特に夫の帰宅時間を毎日正確に予言したことが根拠となっていた。この予言を検討するために，治療者は次のように尋ねた。「ためしに一緒に想像してみませんか？　声が未来を予言できないとしましょう。もし，そうだとすると，昨夜の予言が当たっていた説明として別のものは思いつきますか？」。すると彼女は，幻声がかなり無難な予言をしているのではないか，と思うようになった。そこでさらに次のように介入した。「そうですよね，ご主人はほぼ毎日5時15分から5時30分の間に帰ってくるので，その程度の予言なら誰でもできることで，特にあなたが予想するのは簡単でしょうね。もし，声が実はこれまでの経験から予言しているだけなら，めったにないことは予言できないかもしれないですね？　ご主人がいつもと違う時間に帰宅するとき，たとえば仕事帰りに買い物したり，趣味のヨットに出かけたりするときもありますよね？　そういう場合，声はどのくらい確実に予言できてい

ましたか？」。

【症例：メイシー】「神の作った計画を教えてください」

メイシーの幻声は，家族の殺し方を詳細に指示した。しかし，この計画を詳しく吟味すると，全知全能の存在によって作られたものとはとうてい思えなかった。

Th：この使命を果たすために，声があなたに指示した計画を教えてもらえますか？
Cl：まずホテルに行ってアンを殺します。それからウルバーハンプトンへ行って，ブライアンとカールとドナを殺します。
Th：わかりました。ウルバーハンプトンへはどうやって行くのですか？
Cl：バスで。
Th：車は使わないのですか？
Cl：ええ，車を買うような余裕はありませんから。
Th：では，ここでその場面を一緒に想像してみましょう。アンを殺したら，その後ホテルでは何が起こりますか？
Cl：騒ぎが起きるでしょうね。あたり一面に血が飛び散っていると思います。
Th：それから？
Cl：きっと発見者が警察に連絡するでしょう。
Th：警官はどのくらいで来るでしょうか？
Cl：数分くらいでしょう。
Th：それまであなたはどこにいるのですか？
Cl：バス停ですね（笑い）。こんな計画ではうまくいくはずはないですよね？
Th：本当の神なら，こんな間抜けな計画を作るなんてあり得ないですね。

(iii) 代替説明を作る
- 心理的脅威への反応という説明

幻声は，性的虐待，死別，あるいはそれ以外の外傷体験でも生じること

がある。多くの精神障害（たとえば，統合失調症，双極性障害，精神病性うつ病）で幻声は生じる。このことから，幻声は極度の心理的脅威への反応だと考えられる。ただし，この意見が唯一のものでもないし，生物学的要因の影響を除外するわけでもない。なぜなら，幻声体験が生じるのは，心理的脅威や外傷体験をもつ人の一部にすぎないことを説明できないからである。

- 幻声の心理的意味を理解する

治療では，協同的に，幻声の意味を心理的に理解する。特に最初は，クライエントの苦痛と関連した心理的脆弱性の理解に努め，自律性（自己定義）や愛着対象を喪失する恐怖と，それに関連した自己と他者の評価を検討する（第1章参照）。このために，生育歴の聴取と，思考連鎖法を使った幻声の意味の探索が行われる。次に，これらの理解に基づいて，幻声体験の特徴のパターンを見分ける。たとえば，発症の引き金となった心理的脅威は自己定義か愛着のどちらなのかを検討する。

第5章で検討したように，多くの場合，善意の幻声には否定的自己評価を隠す機能がある。たとえば，家族の世話の仕方をアドバイスする幻声は，自分自身の不全感を隠してくれる。あるいは，自分は愛されない存在だという不安を埋め合わせるように，誰かの恋愛対象となっていると言う善意の幻声もよくみられる。悪意の幻声は，悪い行いへの処罰，あるいは嫉妬や恨みなどによる迫害というテーマが最もよくみられる（第7章では処罰と迫害の区別を詳しく説明する）。

4．2種類の行動実験

行動実験には2つのアプローチがある。1つは，一般的な信念の行動実験（第2章，第4章を参照）である。2つめは，「声をコントロールできない」という信念に焦点化するものである。いずれのアプローチにも共通する原則は以下の3点である。

- 明快で現実的であること
- 行動実験の終了と結果が簡単にわかること

- 2つの信念（「妄想」と「代替説明」）を支持・反証する機会を作ること

(1) 一般的な信念の行動実験：現実検討
【症例：アリス】　現実検討

　イスラム教徒のアリスは幻声の正体が預言者だと信じていた。彼女はコーランにかなり精通していた。幻声はあるページを読むように指示し，彼女が読み終えると思慮深いコメントをしてきた。これが幻声の正体の根拠となっていた。この根拠を検討するため，治療者は彼女に「幻声がそのページの重要性を前もってコメントしないのはなぜでしょうか？」と尋ね，このテーマを取り上げて現実検討を行った。行動実験としては，コーランのその部分には何と書いてあるかをアリスが幻声に尋ねることにした。幻声の答えが適切であれば妄想を支持する根拠となる。そうでなければ，幻声が預言者であるという彼女の確信は弱まることを事前に確認した。

　アリスには，(1)幻声がアリスのために日常生活のあらゆる判断をしている，(2)アリス自身が判断すると失敗する，という別の信念もあった。この2つの信念を現実検討するために，行動実験を考案し実施した。まずは，幻声が日常生活のあらゆる判断をしているかどうかのアセスメントである。アリスは1日のなかで行ったことを詳細に記録した。たとえば，いつおやつを食べたか，何を食べることにしたか，昼食は何にしたか，赤ちゃんのオムツを換えるタイミングをいつにしたか，などである。そして，それぞれアリスと幻声のいずれが判断したかを記録し，その結果の良し悪しも記録した。彼女がつけた3日間の記録をみると，幻声が判断した割合は58％で，アリス自身が判断した割合は42％だった。アリス自身の判断のうち10％は，幻声の助言を無視して自分の意思で決めていた。アリスの判断が幻声の判断よりも結果が悪いということはなかった。そして，この行動実験の結果は，治療者とアリスが考案した代替説明を支持した。つまり，声は彼女自身の考えであり，不全感や失敗への恐怖から生じている体

験とみなされた。さらに，段階的な行動実験と話し合いを通して，アリスの自律性の感覚は高まり，幻声への依存性や無能力感は徐々に減った。これによって否定的自己評価がさらに弱まった。

(2) コントロール信念の行動実験
・目的
　我々の調査研究によれば，「幻声を呼び出したり止めたりすることはできない」という人の割合は，幻声を「かなり強力である」と信じている人では70％であった。一方，そうした全能性信念をもたない人ではたった20％であった。こうした研究が端緒となり，「私は声をコントロールできない」という信念に特化した行動実験を我々は開発した。これは幻声の活動性にクライエントが影響を与えられるようにするためのものであり，特に幻声のオン・オフをコントロール可能にすることを目的としている。

・方法
　まず，幻声が強まったり出現したりする状況を治療者とクライエントでつきとめる。その後，弱まったり止まったりする状況を同様につきとめる。このプロセスのなかで，クライエントは徐々に幻声をコントロールする力を手に入れていく。

　初期のアセスメントからも，幻声が生じるきっかけについての情報が得られる（第5章参照）。また，幻声が聞こえているときに実際に声を出すと，幻声が一時的に止まったり減ったりすることが知られている。以上の手順を組み合わせたものが，次に示す5つのステップである。

1. 幻声の増加・減少のきっかけを同定する
2. 面接中に「増加」「減少」戦略の使い方を練習する
3. 「コントロール」には，幻声を増加／出現，減少／消失できるという証拠を示すことが必要であると，治療者からクライエントに提案する
4. 面接中に，まずは短時間，幻声を開始させるか増加させることを促

し，その後，減少か消失にとりかかる
5. 以上のことをクライエントがうまくできるようになれば，幻声のコントロールとパワーについての信念を検討する

　幻声がごく稀にしか生じない場合には，コントロール信念の行動実験はかなり困難である。幻声の頻度が少ないと，幻声を活性化し「幻声と同時に発声」を使って幻声を減少させるという実証方法が使えない。それでも，上記のような方法で幻声を出現させることは可能であり，幻声の頻度が少ない場合には，それだけでもよい。

Ⅲ　幻声への介入の全体像

　2人の聴声者の症例を示し，治療プロセス全体を解説する。症例選択にあたっては，治療プロセスの多様性が読者に理解できるよう配慮した。症例デビッドの幻声は，レイプによるトラウマ体験と関連していた（治療者はバーチウッド）。症例ジェニーの幻声は，自己不全感と関連していると見立てたが，デビッドほどの直接的な関連性はなかった（治療者はバーチウッドとチャドウィック）。

1.【症例：デビッド】
(1) 背景および紹介までの経緯

　8年前に発症した33歳の男性で，主診断は統合失調感情障害である。彼によれば，幼少期は不遇で，父を知らず，母はかまってくれなかった。同居の叔母との関係は親密だったが，彼が11歳のときに死別した。この死別がかなりつらい体験で，当時は叔母の死をまったく受け入れることができず，ましてや誰かに語ることなどできなかったという。この死別の後から，自宅に引きこもり，粗暴になり，気分のむらが出て不登校になり，軽犯罪をするようになった。このことはデビッドも母親も認めた。母親はこれ以上一緒に暮らせないと感じ，デビッドを地域のケアホームに入れた

が，彼はそこで職員から性的虐待を受けた。彼はこの話題になると，強い恐怖感と罪悪感，施設に入れた母と虐待した職員への怒りを示した。20代前半に重大犯罪で収監され，服役中に明らかな精神症状が出現した。

デビッドには強い対人葛藤があった。青年期から成人期にかけては，他者を警戒し，「壁を作って」いた。自分は無価値で魅力がないと思い，批判に敏感になっていた（虐待者には特に警戒を強めた）。また他者には常に悪意があると思い，信用できなかったと語った。自己と他者に対するこのような評価の裏づけが，レイプ被害のエピソードだった。また，愛着不全があり，他者への同調や，依存的な関係を求める傾向もあった。

精神病症状以外にうつ症状もあり，自傷行為が何度もあった。当方に紹介されたのは彼が入院中のことであり，自傷や自殺のリスクが高いと評価されていた。薬物療法としてクロルプロマジンとリチウムが処方されていたが，ほとんど効果はみられていなかった。

(2) 幻声の ABC アセスメント

デビッドの幻声は1種類で，頭の中から聞こえてきた。ほどんどの場合は，性器を切れという命令で（「汚れたペニスを切り落とせ」「切れよ」），ときには侮辱（「ろくでなし」）やコメント（「あんた好きだねー」）もあった。幻声は5年間，絶えず聞こえていた。幻声の引き金は，レイプについて考えること，児童虐待・小児性愛・同性愛に関するメディアからの情報や，悪さをした子どもに関する話を聞くことであった。

デビッドは幻声に抵抗していた。幻声に対して叫んだり，幻声と口論したりしていたが，注意を逸らせるときもあった。「ペニスを切れ」というプレッシャーがかなり強くなると，それに部分的に従うこともあったが，たいていは表面的な服従であった。彼はその幻声の正体は虐待者のX氏だと信じていた。この信念の根拠は，声が似ていることと，デビッドがこれまでに外で話した内容が含まれていることだった。デビッドはレイプされた事件を公にしたので，幻声に処罰されていると信じていた。抵抗すると幻声は大きくなったので，自分の信念は正しいと信じていた。また，幻

声を聞き逃すと，自分は弱くなり，ひどく傷つけられてしまうと信じていた。自分は無力で幻声をコントロールできないと考え，「止めたいけど，止められない」と言っていた。

(3) フォーミュレーション

フォーミュレーションはいたって簡単に思われた。デビッドの幻声は児童期のレイプ体験への反応である。幻声信念は，幻覚体験への反応であり，理解の試みである。関連する評価のテーマは，一方には自分が処罰されて当然という自責や罪悪感，他方には虐待者への怒りがあった。

(4) 治療的アプローチの概要

レイプ体験へのアプローチをとらない根拠

しかし，治療的アプローチはそれほど簡単ではなかった。治療では，幻声ではなく被虐待体験に焦点をあてていくべきだと読者は考えるかもしれない。しかし，3つの理由でそれができなかった。まず，デビッドの希望は幻声の治療であった。レイプ体験について話し合うことをデビッドは紹介者に依頼していなかったし，まして合意は不可能だった。次に，デビッドについての報告書には，認知的・行動的・感情的に「声の力に捕まった」[9] 程度は容易に弱まるとあった。しかし，幻声を回避して虐待に焦点をあてられるかどうかは疑わしかった。最後に，レイプ体験を標的にしたアプローチを，デビッドはかなり恐れていた。

治療の方針と治療経過の概要

それでもやはり，幻声と，それに関連した信念，感情，行動を理解するための中核は明らかにレイプ体験にあった。そこで，標準的な妄想へのアプローチを適用した。つまり，信念に焦点をあて，フォーミュレーションを行い，このプロセスのなかでクライエントにとっての意味を見つけ，クライエントに備わっている力を強めていった。デビッドと治療者は，すべての介入に優先して，信頼関係の構築をゆっくり進めた。その後，デビッド固有の信念を乗り越えるプロセスに取りかかり，今聞こえている幻声が

X氏ではなく，レイプによる外傷の心理的反応であり，再体験の一種だという洞察を試験的に徐々に治療者から提供していった。

この治療プロセスではレイプ体験を間接的に扱っているが，否定的自己評価への挑戦が中心にあり，レイプ体験の治療とは本質的に異なる。むしろ症状の影からレイプ体験を引き出すようなかかわりをして，その人が心理的に強くなるように取り組んだ。その後で，外傷体験に焦点をあてた治療を検討するよう勧めたが，残念ながらデビッドはこれを断った。

(5) 関係構築
障害となる信念へのアプローチ

デビッドは幻声が止まることを切に願っていた。以前の治療では幻声に関する体験を詳細に探索されていなかった。幻声体験を説明するために疾患モデルが提示されていたが，彼にはこれが不満であり，絶望感を強めた。何回も面接を重ね，デビッドの体験や心配事を注意深く聴き取ると，幻声に抵抗する力を備えていることがわかった。たしかに自傷行為はあったが，これは抵抗できないほどのパワーが幻声にあるという証拠ではなく，むしろ極度の疲労状態による一時的なものであると説明された。

レイプ体験を話すよう促すと，デビッドは子どものときの苦痛や，犯人や施設に入れた母への怒りを話した。当時は訴えることも助けを求めることもできなかったことへの罪悪感があることを彼も認めた。この段階では，幻声が虐待者への心理的反応として生じているとは彼は思っておらず，他者にレイプの話を漏らしたので虐待者から処罰されていると思っていた。

対処戦略増強法

幻声を穏やかに抑える有効な対処法略を見つけ（関係の良かった叔母などを含む親戚について話したり考えたりすること），さらなる強化に取り組んだ。治療者はこの対処方略の価値を彼が十分に理解できるように，まずは面接場面で実施した。

(6) 全能性
(ⅰ) 服従信念への挑戦

　幻声による苦痛は強かった。特に，幻声のパワーについての信念（すなわち服従信念とコントロール信念）が，日々の苦痛を引き起こしていた。幻声に服従しないと，幻声は大きく強制的となり，その結果，デビッドは自分自身で性器を切ってしまうのではないかと心配していた。この恐怖の探索を進めていくと，次のことがわかった。大雑把に計算すると，幻声の命令は1万5千回以上あった。多くの場合，彼は抵抗していた。部分的には従ったこともあったが，見たところ有害な結果は起きていなかった。そこで，幻声に完全に抵抗しても，性器を切り落としてしまうことはないと理解し，自宅でも完全に抵抗できることをめざした。そこで，まずは安全な治療の場で完全に抵抗してみることにした。

(ⅱ) コントロール信念の行動実験
- 行動実験の準備

　自分には抵抗する力があると気づくようになると，「誰に『切る』権利があるのか？　自分なのか，それとも幻声なのか？」という疑問がデビッドの頭に浮かんだ。多くの場合，自分には「選択権がない」と感じていたが，実際に「切る」行動を起こしたのは幻声ではなく彼自身であり，幻声は常に口やかましく，しつこく彼を駆り立てただけだったと気づいた。つまり，幻声のパワーに彼が支配されていたわけではなく，そのしつこさに影響を受けていただけだった。幻声には実際に彼に傷を負わせたり，彼を従わせたりするほどのパワーはなかった。そこで，デビッド自身のコントロール力の程度を再確認する作業に取り組んだ。コントロール力とは幻声を自在に出現させたり消失させたりする能力のことであり，デビッドには自動車の運転を例に挙げて説明した。

　　Th：もし，あなたが車を運転しているときに，車をコントロールできていることを証明してほしいと言われたら，どうやって証明しますか？

Cl：運転には自信があると言ったり，車を見ても恐くないと言ったりすると思います。
Th：どんなふうに運転しますか？
Cl：自信をもってハンドルを握ります。
Th：車を停車させることについてはどうですか？
Cl：もちろん，いつでも止められます。
Th：いつでも止めることができているということは，逆にいえばいつでも動かすことができるということと同じ意味になりますか？
Cl：そのとおりですね。
Th：そうすると，車をコントロールできるという感覚は，車を動かしたり止めたりできることと関係しているということになりますか？
Cl：ええ。
Th：これは声についても同じようにあてはまるのではないでしょうか。声を止めるだけでなく，出現させることも自在にできるということをあなたが示せたら，声をあなたがコントロールしていると思えるのではないでしょうか。どう思われますか？

- きっかけの同定，面接中の増減戦略の実施

アセスメントの早期段階には，レイプ体験と関連する出来事になると，あるいはフラッシュバックやレイプ体験を想起すると，面接中でも幻声が出現した。特に新聞やテレビが引き金となるため，デビドは両方とも避けていた。しかし，比較的無害な新聞記事であれば，面接中に幻声を出現させ，しかもその直後に親戚について話し始める（つまり，「幻声と同時に発声」を使う）と，幻声を止めることができた。彼はこの手続きを繰り返し実践した。

ただし，デビドは，「幻声と同時に発声」という方法に頼りすぎると，幻声への恐怖が強くなるのではないかと多少の不安を感じていた。そこで「焦点づけ戦略」[69]を取り入れた。これは，幻声の言葉を心のなかで真似する方法である。まず，自分の声を「もう1つの声（幻声）」に同じくら

いの大きさで重ねるように真似をして，その後徐々に自分の声を小さくしていくように指示した。この方法で「声」を小さくできるかどうかを確認した。すると実際にデビッドは幻声を小さくすることができた。

- パワー信念の検討

この2つの技法の定期的な練習は，最初は治療者のいるところで行われ，その後は1人で行われた。幻声をうまくコントロールできるようになると，幻声についての恐怖が減ってきた。次に，幻声をコントロールできることの意味を検討した。もし，幻声が真に強力であれば，どうして彼がコントロールできるのだろうか。この2つの技法による行動実験の結果から，彼には命令に抵抗する力があり，彼の方が幻声よりもコントロール力が強いことが示された。この時点では，まだ幻声の正体はX氏であると彼は信じていたが，それほど強力ではないと思うようになっていた。X氏への怒りは一時的に和らぎ，「X氏をコントロールできる」という強い感覚に置き換わった。デビッドは6回の面接と，病棟の看護師の手厚い支援を受けてこの段階にたどりついた。この頃になると彼は，幻声を呼び出そうとすると実際に聞こえてくるという関連性に興味をもつようになっていた。この話題を深め，怒りと罪悪感が媒介要因の役割をしていることを話し合った。さらに，レイプ体験への罪悪感がいかに反映されているかを検討するために，幻声の内容に焦点をあて，話し合った。

(iii) 代替説明を作る：幻声の心理的意味を理解する

次に，幻声の引き金となるものを幅広い範囲で再検討した。コントロール力を強めるプロセスのなかで，幻声を呼び出す可能性の高い刺激にも取り組めるようになった。この時期のデビッドは，「現実生活」で幻声が生じるきっかけに対処できるようになることを目標にして治療に取り組んだ。この頃，彼は気分の悪い日が多かったのだが，これは赤ん坊が病院で誘拐された事件の報道と関連していた。

Th：アビー坊やの記事をもう一度読んでもらえますか？　どんなことが頭に

思い浮かんだかを正確に教えてください。
Cl：ひどい。よくもこんなことができますよね（涙を流す）。この子の気持ちがよくわかります。ひどい。
Th：その子はどんな気持ちでいると思いますか？
Cl：すごくつらいでしょうね。僕も背中が痛くなってきました。
Th：ケアホームにいたときのことを思い出しますか？
Cl：考えないようにしています。考えると気分が最悪になるので。
Th：子どもの頃のことを考えないように心のなかで抵抗しているのですか？
　　［デビッドは侵入思考やイメージをなくそうとすればするほど，逆にそれが増えることに気づいた］
Th：抵抗してもつらい記憶が侵入してくると，どんな気持ちになりますか？
Cl：ムカつきます。もうめちゃくちゃ腹が立ちます。相手を止めるべきでした。叫ぶこともできたはずです。
Th：でも，そのときには，止められるとは思えなかった。
Cl：あいつは責任者で，僕はまだ12歳でした。怖かったんです。
Th：止めるべきだったというのは，止められなかった自分を責めているということですか？
Cl：ええ，そうです。
Th：当時は12歳で，自分を守ろうとやり返したけれど，かなわなかったのではないですか？
Cl：その通りです。
Th：それで，あなたは傷つきやすくなったのでは？

　この方法を使って，いくつかのきっかけを分析していくと，怒りと否定的他者評価，罪悪感と否定的自己評価という2つのテーマが常に背景にみられた。この段階で（9回目の面接），次のように説明した。

Th：このような出来事がきっかけになって，あなたとX氏についての根深い信念や感情がかきむしられてしまって，怒りと罪悪感で揺れ動いてしま

うようですね。この強い感情が，何らかの方法で声を引き起こしているのかもしれません。それから，命令についても同じように理解できるかもしれません。こうした可能性を一緒に検討した方がいいと思いますが，いかがですか？
Cl：そういうことで声が聞こえていると先生は思ってるんですか？
Th：その可能性があると思っています。

(7) 結果

6カ月間の認知行動療法の後も，デビッドの幻声は続いていた。ただし，幻声が聞こえる回数は減り，児童虐待などの記事を見ても，たいていは幻声が生じることもなく雑誌を読めるようになった。4カ月間は自傷行為について考えることもなく，自傷行為もなかった。彼は，幻声の正体をもはやX氏だとは信じておらず，自分には幻声をコントロールできる力があると考えていた。BDIの得点は28点から14点に改善した。彼は対人関係スキルの訓練コースに入った。仲の良い2,3人を除くと対人接触が苦手で，いくぶん孤独ではあった。レイプ体験に関する罪悪感は続いており，強烈な怒りも続いていた。治療ではこのテーマについてこれ以上のことを求めないと彼は判断し，我々の治療は終結した。

2.【症例：ジェニー】

(1) 背景

幻声への自己対処の支援を目的に精神科医から紹介された。40代の独身女性で，大学経済学部卒だったがこの時点では失業中であった。精神科受診歴は10年であった。

(2) 幻声のABCアセスメント

最近3年間は，たいていは午前中か入浴時に30分くらい集中的に幻声が聞こえていた。内容はいつも経済に関するもので，たとえば，「無限に供給しろ，インフレ増加だ」，「生産性をもっと下げろ」などと聞こえた。

たいていは，声の内容を命令とみなしていたが，予測とみなすときもあった。ジェニーには，「テレパシーを使って考えを伝達できる」という妄想的信念もあった。治療期間は約6カ月で，13回の面接を実施した。来所にかかる移動時間が長かったため，1回の面接は1～2時間とした。

　幻声についての4つの中核信念は以下のとおりであった。(1)幻声の正体は悪魔だ。(2)悪魔の意図はジェニーのテレパシー能力を使ってイギリス経済を破壊させることにある。(3)幻声のパワーに関する信念は，悪魔が経済用語で破滅的な命令を伝え，ジェニーはそれを繰り返し言わされてしまうというものだった。この命令がジェニーのテレパシー能力で知らない間に首相に届き，首相がその通りにしてしまうと信じていた。(4)服従と抵抗の影響に関する信念は，抵抗すればイギリス経済を救えるが，自分の苦痛は続くというものだった。実際には，幻声が聞こえると彼女は決まって命令とは正反対のことを言って抵抗していた。しかし，最終的には疲弊して，悪魔の命令を繰り返すことになり，そうなると幻声は止まった。定期的にイギリスの経済状況をチェックし，状況が悪化すると，罪悪感，怒り，抑うつを感じた。

(3) 関係構築
協同的実証主義の理論的根拠を育てる
　最初の2回の面接では，治療者は彼女の発言を注意深く傾聴しつつ，次の枠組みを使って再構成を図った。すなわち，幻声の言ったこと，彼女の信じていること，なぜそれを信じるのか，という3点を区別しようとした。この段階では，治療者は彼女の発言を注意深く記録し，幻声内容の解釈を明らかにして熟考した。たとえば，「無限に供給しろ」とは何を意味するのか？　それは数学的な意味なのか，抽象的な表現なのか？　首相はそれをどのように解釈する可能性があるのか？と質問した。
変化の動機づけを高める
　幻声による苦痛を繰り返し彼女は訴えた。幻声に抵抗し，ほとんど休む暇なく警戒していた。ジェニーの意志が強いことは治療者にもわかった

が，明らかに極度の疲弊状態にあった。治療関係の構築には，まず，次の2つの方法をとった。(1)幻声が生活に与える良い影響と悪い影響を一緒に探索すること。(2)信念が間違っていた場合の利益と損失を検討すること。幻声によってジェニーの生活には使命が与えられていた。しかし，彼女の負担はかなり大きく，疲弊していた。信念が間違っていた場合を協同的に検討しようとしたが，彼女は慎重な態度を見せたため，必要に応じて彼女の使命感を穴埋めできるものが他にないか検討した。治療を中断しても処罰を受けることはないこと，治療の評価は彼女が下すものであること，適切な話題であれば彼女が取り上げたい問題にも取り組むこと，がジェニーに保証された。

普遍性：他の聴声者とのかかわり

　他の聴声者とのかかわりが，治療関係の構築を図る第二の重要なステップとなった。ジェニーは孤立感が強く，幻声への対処も心細く感じていた。ビデオで聴声者が体験談を語る様子をみて，幻声に対処している部分に彼女は多くの共通点を感じとった。また，週2回のデイケア通所も開始し，「自分にとってつらい話題を幻声が長々と言うことがわかった」という他の聴声者の意見に彼女は強い興味を示した。幸いなことに，他の聴声者は彼女に多くの体験を語ってくれた。

(4) フォーミュレーション

　幻声の出現前は，ジェニーはうつ状態にあった。自分は無価値で人間失格だと感じていた。この感覚と幻声には関連があるという仮説を立てた。経済が悪化すると，人間失格，無価値，罪悪感で彼女の心は埋め尽くされた。しかし，彼女には経済や国を救うためにできることがあるという感覚をもっており，絶望はしていない，というのが我々の仮説であった。

　両親は学歴や出世を重視する人だったので，彼女は自分の価値を高めるために必死で大学を卒業した。こうした考えがその後も部分的に続いていた。エコノミストにもなれず，学歴を生かせてもいない自分は落伍者だと彼女は考え，両親の期待に応えられず失望させてしまったと自己を評価し

ていた。自分には価値があると思いたい，両親からの投資に報いたいという欲求が動機となり，どれほど負担であってもイギリス経済を「救う」という強い意志が形成された。これによって背景にあった抑うつ的な思考が相殺されていた。

障害となる信念へのアプローチ

　幻声を内在化し受け入れると，ジェニーの絶望感と否定的自己評価が高まるリスクがあると思われた。これが介入の第一の障害であった。そのため，まず，幻声や彼女の信念は「自分はダメだ，無価値だ」という感覚と関連しているように思える，と伝えることから始めた。その後で，この感覚と人生の目的のなさに関する話題に焦点を徐々に移していくという治療戦略をとった。代替的な解釈は，代替的な方法で幻声を理解することにジェニーが関心を示すようになった 6 回目以降の面接で伝えた。

　幻声信念を弱めるにあたり，精神障害への社会的偏見が内在化されることを彼女が恐れていることが第二の障害となった。彼女には精神障害への偏見があり，受け入れがたく，恥ずかしいものだと思っていた。この点には，我々の治療的アプローチが有効にはたらいたと思われる。幻声を出来事への心理的反応（おそらく自己への脅威によって動機づけられている）として理解するよう我々は促した。これによって，彼女は否定的自己評価を強めることなく，幻声体験の理解を深めた。

(5) 介入
服従信念への挑戦

　介入の初期段階では，幻声のパワーについての信念，すなわち服従信念とコントロール信念に焦点をあてた。まず，彼女の信念にひそむ矛盾を検討した。最も明らかな矛盾は，ほぼ毎日しぶしぶ声の命令に従っていたにもかかわらず，予想したような経済的な大惨事が起きなかったことである。また，明らかに不合理な彼女の説明も取り上げた。たとえば，首相は彼女からの命令をどうやって知り得るのか，たとえ首相が知り得ても，

「無限に供給しろ」をどういう意味にとるか，また，全能の存在である悪魔は，なぜ首相に直接伝えず，ジェニーを通す必要があるのか，などである。

行動実験

経済状況がよくないというニュースがあると，それを「声に服従した私のせいだ，私が悪い」と考え，抑うつ感や罪悪感が生じた。これに対して，主要な経済指標は彼女のメッセージとは関係なく，定期的に上下する，という代替説明を考えた。次に，行動実験を行った。信念を支持する根拠に疑問を投げかけつつ，信念が間違っている可能性を検討した。そして，信念が行動や感情に影響を与えていることを彼女が理解できるよう支援した。

仮想的な反証の治療的活用

ジェニーには2つの仮想的な反証を提示した。1つは，もし，首相に会って，首相からメッセージは聞いていないと断言された場合である。2つめは，幻声の命令に従っても，経済への影響がまったくない場合である。そのようなことがあれば，どちらの場合でも，信念の確信度は弱まるだろうと彼女は考えた。

代替説明を作る

Maher[97]の理論に基づいて，彼女の信念は幻声への反応として生じたもので，幻声を理解するための手段だったという代替説明を伝えた。治療者はその信念を妄想とはよばず，「不思議で非日常的な体験を理解するための，無理のない，理に適った理解の試み」と表現した。

コントロール信念の行動実験

次に，幻声をコントロールできないという信念への行動実験に取り組んだ。まず，きっかけを同定した。景気悪化の新聞記事を短時間読むことや，命令を無効にすること（幻声の希望とは正反対のことを言う）で，幻声が強まることに彼女は気づいた。その後，経済面以外の記事を大声で読み上げる（すなわち，「幻声と同時に発声」）と幻声が弱まった。自分の行動を多少変えることで，幻声を強めたり弱めたりできる（幻声を自在に出

現させたり消失させたりする能力がある）という経験が，多少は自分にも幻声をコントロールする力があると信じる根拠となった。

服従信念の行動実験

その後，幻声の正体と意図に関する信念の行動実験を行った。最初は，経済破綻を引き起こす命令のうち，最も恐ろしくない命令（「牛乳の価格を無限に高くしろ」）から始めた。牛乳の価格が2週間以内に2倍以上になれば，彼女の信念が正しいと判断することとした。逆に，この予測が外れると，信念を維持しない条件になることも事前に合意された。行動実験は，比較的無害な命令（牛乳の価格，バスの運賃の値上げ）から始め，より中核的なもの（課税水準や利益率）へと進めていった。また，命令を口に出す際に生じるジェニーの不安を減らすために系統的脱感作も取り入れた。これは，事前に行動実験を行う命令を定め，何度も繰り返して口に出し，苦痛の程度を評定し，数分間リラックスするという流れで行った。この手続きを，苦痛が無視できるようになるまで繰り返した。実施した行動実験ではどれも予測が外れ，幻声に服従すればイギリス経済が破綻するというジェニーの信念は弱まった。

否定的な自己評価へのアプローチ

自分は不適切であるという彼女の信念は，自分のせいで両親を失望させたことが根拠となっていた。自分自身を受け入れるには，まず両親に受け入れられる必要があるといっているように治療者には思われた。実際には，彼女は，体調を崩していた母親の介護に多くの時間を費やしていた。ジェニーは自分の失敗について母親と直接話し合った。この問題を初めて母親と話し合ったのである。母親は，病気になったことで自分自身を責めなくてもよいと彼女に言ってくれた。さらに，病気を克服するために一所懸命取り組み，しかもうまく対処できるようになってきているジェニーのことを誇りに思うと言ってくれた。ジェニーは自分の病気を恥ずかしいものだと思い，世間から隠すべきだと考えていたが，それとは反対に，母親は娘の病気について肯定的に考えていることが明らかになった。また，ジェニーがしてきた母親への支援を，両親や妹は大いに賞賛していた。

(6) 結果

4つの信念の確信度は明らかに低下し，恐怖，罪悪感，抑うつが減ったとジェニーは報告した。幻声はかなり少なくなり，もはや命令に抵抗して正反対のことを言うこともみられなくなった。しかし，幻声信念に変化がみられた数カ月後に，不快感と絶望感が高まり，人生にはやりがいも意味もないとジェニーは感じた。その後，この不快な感覚は緩和され，彼女はやりがいも意味も感じる人生を着実に歩み始めた。

Ⅳ 要約

本章では，聴声者との取り組みに必要な認知行動療法の独自の方法を取り上げた。これまでに示したように，治療プロセスと心理的フォーミュレーションの関連は複雑である。デビドの事例は特に示唆に富む。治療では子どものときのレイプ体験と幻声をつなげ，彼の理解を促進した。また，この治療プロセスでは，彼がこの外傷体験をどの程度扱う必要があると思っているかも明らかになった。彼は幻声にかなり巻き込まれていたので，幻声と外傷体験の関連を弱め，正しい気づきを与える戦略には彼自身が積極的であった。しかし，このプロセスは心的外傷の治療ではない。幻声が与える苦痛を弱めるための協同的な取り組みであり，その一部として幻声と関連する心理的な意味の理解に取り組んだ。レイプ体験について認知行動療法に基づいてさらに考えていく場合もあれば，別の治療法がとられる場合もあるが，デビドは両方とも辞退した。

第7章

パラノイアへの認知行動療法

I はじめに

　パラノイアへの認知行動アプローチは，併存症状がある場合も含め，伝統的な精神科的アプローチとは大きく異なる。アセスメントや治療を始める前に，この理論的・概念的な相違を理解しておくことが重要である。そこで本章では，この領域において注目すべき Zigler と Glick[148]，Bentall[19] の意見を検討することから始める。次に，我々が提唱したパラノイアの2類型（迫害型と処罰型）[138]について，そのアセスメントと治療への臨床的意義を，症例をもとに考察する。最後に，2類型論の起源に関する理論を提示し，特に自己構築プロセスの破綻との関連について考察する。

II パラノイアの認知行動アプローチ：理論・概念・実証研究

1.「自己奉仕バイアス」モデル

　パラノイアの認知行動理論は自己概念を中心に検討されており，自己への脅威と防衛にも言及している。現代のパラノイアの認知行動理論は精神医学的診断名とは必ずしも一致しない理論，つまり診断横断的な理論である。最近では特にパラノイアと抑うつとの関連がさかんに議論されている。

ZiglerとGlick[148]は，パラノイアは低い自己評価を防衛する機能をもち，妄想型統合失調症として発現することによって抑うつを防衛している可能性があると考えた。この理論は，妄想性障害の行動を「素人理論」[6]とつなげたところに魅力がある。そもそも人間には，失敗は他人のせいにして，成功すれば自分を称賛する傾向が備わっている。この「自己奉仕バイアス」[105]に基づけば，気分が落ち込んだり低い自己評価が生じたりしてしまう状況で，怒りや憤りを感じる理由を説明できる。

　ZiglerとGlickの理論でパラノイアの「発生」や「持続」を説明できるかもしれない。しかし，この理論には問題が3つある。第一に，抑うつと低い自己評価は同じものではない。つまり，パラノイアが低い自己評価を防衛するのだとしても，抑うつを防衛できるとは限らない。第二に，パラノイアが低い自己評価や抑うつを防衛するのだとしても，この防衛がなぜ「発生」するのかを説明できない。つまり，低い自己評価や抑うつにとって，パラノイアの発生は必要条件ではあっても，十分条件ではないと考えられる。

　第三に，パラノイアは抑うつを防衛するために「持続」するのだという仮説は，次のような実証的な研究によってすでに論破されている。(1)典型的なパラノイア症例には抑うつ症状も並存している[19]。(2)幻覚による二次妄想をもつ人を調べると，妄想をもつ群はもたない群よりも抑うつ症状が重度である[38]。(3)妄想が弱まっても抑うつは悪化しなかった。それどころか逆に抑うつ得点は改善した[40]。

　一方，パラノイアは抑うつを防衛するのではなく，低い自己評価を防衛するために持続するのだという仮説は，いくつかの研究によって支持されている。(1)我々の調査研究では，幻声を「悪意」と解釈した群は「善意」と解釈した群よりも抑うつ症状が重かったが，BDIの自尊感情得点は低くなかった。また，抑うつ尺度のなかでも，気分と自律神経症状の得点は「悪意」群で有意に高かったが，自己批判の項目には有意差がみられなかった。(2)パラノイアは一般に抑うつ状態にあるが，自己奉仕バイアスが過度に強く，多くの場合で自尊感情が高い[19]。(3)妄想群も抑うつ群と同

じように，失敗の原因を内的に帰属する傾向がある。つまり，妄想があると，行動上は他者を非難し，自尊感情を高く維持しているようにみえるが，抑うつ的な自己スキーマも並存している[20]。ZiglerとGlickが主張したように，妄想は防衛機能を果たしていると思われるが，なぜ妄想が発生するのかという疑問は依然として未解決である。

　まとめると，「パラノイアは低い自尊感情を防衛する」という理論は支持されている。特に重篤な抑うつ状態にある場合では，強い自己批判と気分の落ち込みを防ぐために自己奉仕バイアスが過剰にはたらき，自尊感情が高くなっていることが多い。

　Bentallら[20]は，こうした研究結果を集め，妄想の統合的な防衛理論を提唱した。すなわち，「妄想はネガティブな出来事の責任を回避するために人間一般に備わっている傾向が過剰となって生じる」という理論である。

　Bentallらのモデルでは，過剰な自己奉仕バイアスは「理想自己と現実自己との不一致を是正する方向」に動機づけられていると想定されている（文献76参照）。Bentallは，対人関係上の問題を過剰に防衛する自己奉仕バイアスは幼少期にその起源をもつという。

2. 否定的個人評価モデル

　我々は，ABCモデル（第1章参照）からパラノイアの認知行動モデルを導き，予備的研究を行っているが[43]，Bentallのモデルとの共通点も多い。我々のモデルを示す前に，認知行動ABC理論の要点をもう一度おさえよう。極端で，さまざまな障害を生み出すいくつかの情動〔C〕は，それぞれが異なる否定的評価〔B〕と関連しているが，特に否定的個人評価との関連が深い[137]。否定的個人評価とは「他者→自己」「自己→自己」「自己→他者」の方向性をもつ，安定的，全般的，絶対的な全人格批判である。これに加え，多くの研究により，このような評価信念は2つの中核的な動機のいずれかと関連していることが明らかにされている。その中核的な動機とは，「親密性」と「自律性」である[26]。中核的な評価信念は，

魅力がない，弱い，価値がない，悪人，落伍者，劣っているという評価である。

　妄想の防衛メカニズムは，ABC 理論からみれば怒りの帰属スタイルと同じである。すなわち，対人関係上のネガティブな評価に気づき，それを「不当だ」，「迫害を受けた」と解釈し，自分への批判を受け入れず，「迫害者」を非難する。

　ここで，我々のモデルと Bentall の「自己奉仕バイアス」モデルの 2 つの重要な違いを指摘しておこう。第一に，我々は対人関係上の「否定的評価」への脅威を重視している。一方，Bentall のモデルは成功と失敗の原因帰属が基本になっている。Bentall は Higgins の説を参考に「評価」に言及してはいるが，パラノイアの分析に評価が必要だとはしておらず，測定もしていない[20]。第二に，妄想的防衛が発動する条件，あるいは脅威となる条件を我々は定義している。その条件とは，他者との間で生じる対人関係上の否定的評価である。Bentall のモデルでは，失敗の原因を「外的」に帰属することだとされている（つまり，他の人だけでなく，人間以外の責任にする場合もある）。我々のモデルでは，推論過程だけではなく，中核的な評価も明らかになった場合に限り，パラノイアの本質を理解できると主張する。すなわち，パラノイアの本質は，怒りと「迫害者」への否定的評価にある。

　次に，我々は，このように再構成された我々の理論の検証作業にとりかかった[42]。評価信念尺度（EBS；付録 1 参照）[41]を使用し，3 種類の否定的個人評価（「他者→自己」「自己→自己」「自己→他者」）を，妄想群と抑うつ群で比較した。次のように，3 つの仮説はすべて支持された。(1)妄想群も抑うつ群も，否定的「他者→自己」評価（つまり，他者からの脅威）の認識は同程度であった。(2)抑うつ群は否定的「自己→自己」評価が顕著に強かった（つまり，他者からの否定的な評価を甘んじて受け入れている）。(3)妄想群は否定的「自己→他者」評価（つまり，他者への批判・非難）が顕著に強かった。

Ⅲ　パラノイアは２種類あるのか？

　「パラノイアは低い自尊感情を防衛している」という見解を支持する概念的・実証的根拠についてはすでに述べた。ここからは新たな根拠に目を向けたい。実は，パラノイアには根本的に異なる２つのタイプがある[138]。これまで話題にのぼったパラノイアは，そのうちの１つである。我々はこれを「不幸な私（poor me）」パラノイアあるいは「迫害型」パラノイアと名づけた。「不幸な私」パラノイアは，他者をダメだと非難し，自分を被害者とみなす。これが Bentall ら[40]の研究で対象とされたタイプである。パラノイアの第二のタイプは，自分を批判し，「自分がダメなのだ」，「処罰されて当然だ」とみなすもので，我々はこれを「ダメな私（bad me）」パラノイアあるいは「処罰型」パラノイアと名づけた。こうした結論は，最近の実証研究，被害妄想への認知行動療法の豊富な臨床実践，論理情動行動療法における分類，などに基づいている。

1.「ダメな私」パラノイアの存在を支持する根拠

　２種類のパラノイアが存在するという第一の根拠は，先述の Chadwick と Trower[43]の研究から導かれた。３つの仮説（妄想群と抑うつ群は，認知する脅威の程度は同じだが，抑うつ群は自己を批判し，妄想群は他者を批判する）はすべて実証されたが，妄想群 11 名中３名は抑うつ群に近い反応を示した。つまり，自尊感情は低く，他者を批判しなかった。このことは，妄想群の少数派とはいえ，Zigler と Glick[148]のモデルに合わない一群が存在することを示唆している。

　第二の根拠は，幻声への認知行動療法の実践からもたらされた[36]（第５章，第６章参照）。第５章で述べたように，「悪意」の幻声信念には根本的に異なる２つのタイプがある。幻声を，「不当な迫害」ととらえるタイプと，自らの罪に対する「当然の罰」ととらえるタイプである。この根本的な違いが幻覚体験のあらゆる現象に彩りを与えている。このことが，２種類のパラノイアの存在を支持する根拠となった。「不幸な私」パラノイア

では,脅威を「不当な迫害」と解釈する傾向があり,他者を責める。一方,「ダメな私」パラノイアでは,脅威を「当然の罰」と解釈しやすく,罪悪感をもち,自分自身を責めるのである。

　第三の根拠は,典型的なパラノイアである「不幸な私」とは異なる「ダメな私」パラノイアを臨床実践のなかで見出したことである。これは,妄想への認知行動療法の開発中に見出された[39・40・94]。被害妄想をもつ人のなかには,自尊感情がかなり低い一群があり,この低い自尊感情は,パラノイアと表裏一体の関係にあった。このような人のために,被害妄想と否定的自己評価を系統的に扱うアプローチを我々は開発した[42]。本章では,両タイプの認知行動アセスメントと治療例を提示する。

2. 概念的な区別:「不幸な私」と「ダメな私」

　パラノイアのなかには,不幸にも迫害を受けたといって腹を立てている人と,自分はダメなのだから批判されて当然だとみなす人がいる,と我々は考えている。これは Wessler と Wessler[141] の「抑うつの2類型」を参考にした分類でもある。彼らによると,抑うつの1つは「不快に基づく障害 (discomfort disturbance)」であり,欲しいものや権利への執着によって生じるタイプである。もう1つは「自我の障害 (ego disturbance)」であり,自らが価値をおく成功や承認への渇望から生じるタイプである。「不幸な私」パラノイアとそれに関連する「自己正当化」や「自己憐憫」は「不快に基づく障害」から生じる。理不尽だと思われることがあると,自分が見向きもされず,拒絶され,承認されていない存在だと知覚し,「私は……などと言われる筋合いはない。私がもらえるはずの権利が与えられていない。最悪だ」と信じる。一方,「ダメな私」信念とそれに関連する「存在価値のなさ」は「自我の障害」から生じる。他者からの承認が得られなかったり批判されたりしたと思えることがあると,「周りの人から,私のことがダメだとか,私には価値がないと思われるなんて最悪だ。私は存在する価値のない人間に違いない」と結論づけてしまう。

　この2分類は,パラノイアや抑うつだけでなく,他の障害にもあてはま

ると考えられる。本章の後半に示した表7に2種類のパラノイアの主な相違点をまとめた。これはABCアセスメントの構造に応用できるが，厳密に適用する必要はない。

Ⅳ　ABCアセスメント：「不幸な私」と「ダメな私」

　認知行動ABCアセスメントの特徴は本書のなかですでに検討されている。そこで本章では，被害妄想のアセスメントに必要な要素に焦点化する。まず被害妄想の定義，次にパラノイアの各タイプの症例，ABCアセスメントの中核的問題，と進めていく。

　治療者が遭遇する主な問題とは，第一に認知行動療法のプロセスにクライエントを引き入れることであり，第二に「妄想的推論信念」と「自己・他者評価信念」を分けることである。この課題は，処罰型パラノイアの方が容易である。なぜなら，処罰型では「他者→自己」と「自己→自己」否定的評価を自覚しているからであり，そのことを話題にすることは比較的容易である。一方，迫害型パラノイアに対しては，妄想の背景にある否定的「他者→自己」評価を引き出すことが必要となるが，ここにたどりつくためにはクライエントの気持ちや思考を徐々にほぐしながらかかわることが必要となる。また，クライエントがほとんど自覚していない否定的「自己→自己」評価の探索も必要となる。

1.　被害妄想の定義

　妄想（delusions）の定義は現代でも問題を含んでいる。認知行動モデルでは健常者の思考の延長線上にパラノイアを位置づけているので，まずは一般的な状況から検討を始めよう。自分は他の人から好かれていないと信じている男性を想像してほしい。職場でうわさされ，からかわれ，職場では上司や同僚が自分の異動を望んでいる，と彼が信じていたとする。この信念は被害妄想だろうか。この段階では，被害妄想ではない。何よりもまず，彼は正しいかもしれない。この可能性は常に真剣に検討されなけれ

ばならない。なぜなら，厳密にいえば被害妄想は推論の1つであり，わずかであっても正しい可能性が残っているからである。

では，旅行雑誌が机の上の目立つところに置いてあるのを見つけ，これを「お前なんかどこかに行ってしまえ！」というメッセージだと考えたらどうだろうか。職場で起こった些細な出来事を自分に関連づけているのである。一般的な感覚としては「妄想」と呼ばれるかもしれない。しかし，この段階でも我々は被害妄想とはみなさない。抑うつ状態にある人や社交不安の人の多くは，これによく似た考え方で物事を誤解し，それに基づいて行動する。これを被害妄想というならば，抑うつ状態や社交不安で被害妄想が出現することになる。

もし，彼が，周りの人は自分に対する陰謀を企てていると言ったらどうだろうか。彼が異動を希望するように居心地を悪くさせているだけでなく，彼をクビにするたくらみがあると言う場合である。納得のいく根拠がなければ，被害妄想であるといえる。さらに，心が読まれている，考えを吹き込まれる，アパートが盗聴されている，家を監視されている，支配されているという思考内容が加われば，明らかな被害妄想といえる。

アセスメントでは，被害妄想かどうかの判断が重要となる。すでに示したように，「罰」あるいは「迫害」に関する信念，さらにその奥に隠されたストーリー（たくらみや，陰謀）を探索し，その他の併存症状も拾い上げる。被害妄想では，心理的な被害を受けているというよりも，むしろ身体的攻撃や殺害されると考える割合が高いという特徴は，妄想の判断をするうえで助けとなるであろう。しかし，これだけでは被害妄想かどうかの判断は不可能である。ここで述べた基準に立ち戻り，どのような攻撃が，なぜ行われるのかを理解することが重要である。

2. 迫害型（「不幸な私」）パラノイアのアセスメント

迫害型パラノイアの動機は，空虚感や絶望感を伴う「無視され，見捨てられ，不要な存在である」という意識を防衛することにある[138]。クライエントのことを不要であるかのようにふるまい，クライエントの存在を認

めないような人が「迫害者」とみなされる。具体的にいえば，クライエントを無視したり，平気で騒音を立てたり，邪魔をしたり，クライエントの庭にゴミを投げいれたり，提案をつぶしたり，クライエントにまったく関心も敬意も示さないような人である。これらが妄想によって再構成されていくと，クライエントは迫害者のやることなすことすべてを自分と関連づける。騒音，ジェスチャー，しぐさはすべて挑発とみなされ，クライエントは迫害者からの注目を一身に浴びる存在となる。このような解釈が起こる心理的な動機づけは，古い格言のなかにもみられる。「話の種にされることより1つだけ悪いことがある。話の種にすらされないことだ（オスカー・ワイルド：19世紀末のアイルランド出身の劇作家）」。治療者の最も重要な仕事は，妄想の後ろに潜むこの脆弱性に，クライエントが目を向けて取り組めるように支援することである。このプロセスは，否定的個人評価に焦点をあてた思考連鎖法，ソクラテス的対話などを用いることで進展する。

【症例：シャーリー】 典型的な迫害型パラノイア「隣人から毒ガスを送り込まれている」

シャーリーは，隣人から迫害を受け，数年間ずっと家に毒ガスを送り込まれていると信じていた。ガスの臭いをかぐと吐き気がしたり実際に嘔吐したりして，胃も痛くなった。ガスは頑丈な鉄製の機械で送り込まれていると考えていた。彼女は機械の「ドシンという音や，引きずるような音」を何度も聞いた。なぜ自分がこんな仕打ちをうけるのか理解に苦しんだ。彼女には身に覚えがなかった。しかし，そのうち，1人の男性が怪しいと考えるようになった。彼からねたまれているのかとも考えたが，もしかすると自分と結婚したがっているのではないかとも考えた。この迫害者に対して強い怒りがこみ上げ，何度も警察に通報したので，警官が何度も彼女の自宅や隣家を訪問することになった。しかし，彼女は真剣に取りあわない警察にも周囲の人にも腹を立て，隣家の壁を叩いては等で武装して近所の住民と対決した。彼女の関係念慮と誤解ははなはだしかった。

シャーリーは迫害型パラノイアの典型例といえる。受けた被害だけに注

目し，自分自身の間違いには注意が向かなかった。迫害者としての対象は具体的に特定されていた（数名の知人がその対象であった）。彼女は被害者で，悪事に巻き込まれ，「迫害」されていた。このような扱いをうける覚えが彼女にはないので，相手の行為はモラルに反するものだと憤慨し，自分の怒りは正当だと考えていた。また，彼女の主張のなかには，いくぶん誇大的な思考もみとめられた。彼女の怒りは激しく，他者と対決した。権威者や公的機関に協力を求め，自分のことを信じてほしい，迫害者の悪だくみを暴いて仕返ししてほしい，と訴えた。迫害者から開放され，自分の望みどおりの生活を送れることを求めていた。

　迫害型パラノイアとの関係構築はかなり難しい。怒りが前面に出ていることも理由の1つだが，否定的自己評価を自覚していないことが主な理由である。そこで，妄想に関連する評価信念（「他者→自己」「自己→自己」「自己→他者」）の引き出し方を次に示そう。これは治療者の最も重要な仕事である。

【症例：シャーリー】　迫害妄想から評価信念へのアプローチの概要
　シャーリーは「迫害者は嫉妬心から意地悪をする，完全な巨悪だ（自覚されている「自己→他者」評価）」と信じていた。この背景に潜む否定的「他者→自己」評価は，「周りの人は私のことを軽蔑し，価値がまったくないと考えている（否定的「他者→自己」評価）」であった。また，ほとんど自覚されない（防衛されている）「自己→自己」評価は「自分は完全に不要で価値のない存在だ」であった。クライエントと治療者は，これらをすべて明らかにした後で，パラノイアの心理的機能を検討し，苦痛を伴う否定的「自己→自己」評価の修正に取り組む。

【症例：ディック】　迫害妄想から評価信念へのアプローチの実際
　ディックは，母校である看護専門学校の講師が自分を迫害し，「在学中も背後で彼を支配していた」と信じていた。具体的には，実家の経営しているドラッグストアにスパイが送り込まれ，見張られていると信じてい

た。次の対話では，よく見かける客がスパイだというディックの信念を扱っている。顕在化した被害的推論から，背景に潜む評価信念を引き出すプロセスを示している。〔A〕〔B〕〔C〕は，読者の理解を助けるために追加した。

Cl：また今日も，僕が店にいると（〔A〕），いつもの男が，僕をイラつかせるためにうろついていました（〔B〕）。

Th：その人が，あなたをイラつかせようとしていたように思えるのですか？

Cl：そうですよ。笑いながら，僕を見張ってましたから。僕をクズ扱いしやがって！ あいつ，じろじろ見やがって，しかもそれが僕にわかるようにわざとそうしてたんです（〔B〕）。

Th：その人が店をうろうろしていたときには，どんな気持ちだったのですか？

Cl：めちゃくちゃ腹が立って，そいつを殴ってやろうかと思いましたよ（〔C〕）。鼻をへし折ってやりたかったです。でも，実際は何もできなくて，されるがままでした。

Th：その人を殴らなかったのは，お母さんを困らせないためですか？（ディックはうなずく）

［この段階で，治療者は2つの妄想的推論〔B〕と感情・行動〔C〕を得た。ここでの課題は，ディックの怒りを引き起こす「他者→自己」評価の抽出である。手がかりは「僕をクズ扱いしやがって！」というディックの発言にある］

Th：そうすると，見張りにきたと思って，これも専門学校の講師のしわざに思えて，それに腹が立って，文句を言いたくてたまらなかったということですね？ つまり，迫害されているように思えて，腹が立ったということですね？ ところで，あなたの話を聞いていると，その見張り方にも腹を立てていますよね？ つまり，その人があなたをまるでクズ扱い

して，偉そうにしていたので，その鼻をへし折ってやりたくなったのですよね。ところで，あなたのいう「クズ扱い」というのは，どういう意味なのかもう少し教えてもらえますか？
Cl：そうですねー，あのー，僕をただの小僧みたいに言って。上から目線で。僕がいかにダメな店員か知っているとでもいうように。
Th：そうですか，ただの小僧という意味でしたか，よくわかりました。そうすると，その人はあなたのことをどういう存在だと思っていたということになるのですか？
Cl：クズ，ゴミ，用なし，ってところです。

［治療者は，潜在的な否定的「他者→自己」個人評価を引き出した。そこで次に，彼の怒りは，迫害的推論および「他者→自己」評価と関連していることを伝えようとした］

Th：そうすると，あなたのことをクズだ，とその人が思っているというのは，相手の行動からわかったのですか？
Cl：ええ。
Th：では，ちょっとここで想像してもらえますか？ 仮に，その人が陰謀には無関係の，ただのお客さんだとします。もしも，ただのお客さんから同じようにクズ扱いされたら，どんな気持ちになりますか？
Cl：めちゃくちゃ荒れ狂うでしょうね。「あんた，何様だ？」って思うでしょうね。
Th：そうすると，今朝，お店で見かけた男の人のことで，腹を立てる理由は２つあったということになりますね？ １つは，あなたを見張っていると思ったこと。もう１つは，クズ扱いされたと思ったこと。

［この時点で２つの選択肢が治療者にはあった。１つは，怒りの探索を進め，否定的「自己→他者」個人評価を明らかにすること。もう１つは，防衛されている否定的「自己→自己」評価を探索することである。後者を進

めるため，店の仕事に関するディックの感情〔C〕を探索した。〕

Th：ディック，ただの店の小僧だとみられるとどう感じますか？
Cl：そのー，みっともないですよね。自分は役立たずなんだって思います（〔B〕）。化粧品販売ですよ。こんな店，僕のいるべき場所じゃないですよ。僕がするようなことじゃないですよ。僕には何ひとつまともにできません。店に来た人の顔もまともに見れなくて，父に任せてしまうことだってあります（〔C〕）。店にいるのを見られることがとにかく恥ずかしいんです（〔C〕）。心からやりたい仕事ではないんです。全然違うんですよ。

　ここで，怒りとパラノイアが防衛していた自己評価信念〔B〕（「役立たず，何ひとつまともにできない」）と感情〔C〕（恥ずかしい，失望）にたどり着いた。ここまでくると，治療者は2つの目標に向かうことができる。1つは，共有できるフォーミュレーションを作り上げ，クライエントの洞察を得ること。つまり，「パラノイアは否定的自己評価を防衛するもの」という理解である。これを実施するために，治療者は妄想的信念〔B〕，評価信念〔B〕，感情・行動〔C〕のさらなる具体化および明確化に取り組む。この過程で，迫害への怒りと「自己→他者」批判が，自分がみっともないという感覚，否定的「自己→自己」評価，絶望，恥，などを隠すためにどのように使われているかをクライエントと一緒に探索するのである。この洞察を共有することによって，クライエントにとってより適応的な防衛方法を見つけるという2つ目の目標に取り組むことができる。つまり，否定的「自己→自己」評価を深く理解し，弱めることを目指した取り組みである。なお，この目標に対しては標準的な認知行動療法が適用できる。

迫害型パラノイアへの思考連鎖法
　迫害型パラノイアでは思考連鎖が3つの段階で進められる。第1段階は

妄想を明確化すること。第2段階は「他者→自己」評価を明確化すること。この段階を進めるうえで最も有効な方法は，「被害妄想が間違っている」と一時的に想定してみることである。ディックに対しては，その人が陰謀に関係していない「ただの客」だと想像してみるよう促し，「他者→自己」評価を探索している。第3段階は「自己→自己」評価の探索である。

3. 処罰型（「ダメな私」）パラノイアのアセスメント

「ダメな私」パラノイアのアセスメントの課題は，標準的な ABC アセスメントを用いて否定的「自己→自己」評価を明らかにすることである。しかし，「不幸な私」パラノイアとは異なり，「ダメな私」パラノイアでは否定的「自己→自己」評価が自覚されている。治療者が否定的「自己→自己」評価を明らかにできれば，その後は認知行動療法の標準的なガイドラインに沿って介入を進めることが可能である。つまり，信念とそれに付随する感情や行動を同定し，その後，それがどのようにパラノイアや幼時期体験とつながるか，そして認知行動療法ではどのようにして取り組むのかを検討することになる。

【症例：バリー】　処罰妄想から評価信念へのアプローチの実際

我々の臨床経験からは，「ダメな私」パラノイアに対して，こうした介入上の課題を達成することは比較的容易である。なぜなら，クライエントはたいてい自分のダメな点ばかりを考えて過ごしているからである。次に示すバリーとの対話は，処罰妄想から評価信念へのアプローチの実際を示している。

Th：バリー，この1週間はどうでしたか？　何かあなたの信念を変えるようなことはありましたか？
Cl：昨夜は寝つけなくて，ただベッドでごろごろしていたら，「こうしている間にも何かできたんじゃないか」と考え始めたんです。そしたら，外か

らやかましい騒音とか，クラクションの音とか，それに，キーっという
タイヤの音も聞こえたんです（〔A〕）。
Th：そういう音が聞こえてきて，どう思いましたか？
Cl：僕のしていることや考えていることが外で監視されていたんです（〔B〕）。
「こうしている間にも何かできたんじゃないか」と考え始めた途端に，ク
ラクションで合図して，他にも人を呼び集めたんですよ。ぞっとしまし
た（〔C〕）。僕を懲らしめにくると思いました（〔B〕）。
Th：つまり，その人たちはあなたの考えを監視していて，「何かできたのに
やらなかった。自分はダメだ」と思っていることを読みとって，あなた
を懲らしめることにした。そういうことですか？（バリーはうなずいた）
バリー，1つ教えてほしいことがあるのですが。それは，その人たちは
どう考えていたのかということなんですけど，あなたの思っていること
を読みとったときに，その人たちはあなたのことをどう考えていたので
しょう？
Cl：異常なヤツ。ダメなヤツ。どうせ同じことを繰り返すだろう。とかです。

〔ここで治療者は「他者→自己」否定的評価を得た。次に明確化すること
は，これが完全な個人評価（安定的，全般的，人格全体の評価）かどうか
である〕

Th：わかりました。その人たちは，あなたが異常でダメなヤツだ，と非難し
たのですね？　その人たちは，あなたの行動や人格の一部を非難したの
ですか？　それともあなたの全人格，つまり人間として異常でダメなヤ
ツだと非難したのですか？
Cl：僕の全部ですね。人間としてダメだと。
Th：もう1つ気になるところがあるのですが。その人たちが懲らしめにくる
のは，あなたが同じことを繰り返すからだと言っていましたね？　あな
たという人間がダメだから非難してくるなら，それはあなたが変わると
思っているからなのでしょうか？　その人間としてのダメさが？

Cl：そうは思いません。彼らは僕のことをダメだとずっと思い続けるに決まっています。今後僕が何も悪いことをしないとしても，過去のことがあるので，これからずっと僕はダメなんです。

Th：バリー，ここで少しの間，想像力をはたらかせてください。あなたの言ったことが本当で，あなたが言った通りのことが昨夜は実際に起きたのだとします。その人たちから，まったくダメなヤツだ，これからもずっとダメなヤツだと非難されると，どんな気持ちになりますか？

Cl：最悪です。自分は本当にダメなんだと感じますし，自分が嫌になります。

Th：自分が嫌になる？

Cl：ええ。自分はそういう人間なんだと思ってしまいます。

Th：自分は完全にダメで，これからもずっとダメだと思いそうなんですね？

処罰型パラノイアへの思考連鎖法

処罰型パラノイアへの思考連鎖は3つの概念的ステップで進める[42]。

1. 被害妄想が正しいと想定する
2. 「他者→自己」個人評価の明確化
3. 否定的「自己→自己」評価の明確化

一時的にクライエントの妄想を受け入れると，その間は妄想を棚上げできるので，背景に潜む評価に関する個人的意味の探索が可能となる。我々の経験では，クライエントはこうしたアプローチに当初は驚くが，有意義な方法だと考えるようになる。また，これはクライエントを受け入れていることを伝えるので，クライエントは安心感を覚える。

V　パラノイアへの介入：「不幸な私」と「ダメな私」

ここでは，認知行動療法に基づく詳細な症例提示を行う。症例ディックは迫害型パラノイアへの介入であり，症例ビリーは処罰型パラノイアへの

介入である。

1.【症例：ディック】 迫害型（「不幸な私」）パラノイアへの介入

ディックの迫害型パラノイアへの介入は，概念的に整理すれば，相互に関連し合う3つの段階があったと考えている（もちろんクライエントによって経過は異なるが，治療の進展には常に臨床的な価値がある）。なお，迫害型パラノイアへの介入の一般的な段階は次の通りである。

1. 迫害妄想の論駁と行動実験。代替説明としては，「特定の体験〔A〕への反応と理解の試み」をおく
2. 妄想と「他者→自己」評価をつなげる：他者の「行動」から「心理的脅威を感じる否定的評価」を読み取り，迫害的推論と怒りが生じた，と伝える
3. 防衛機能の洞察を促進する：否定的「自己→他者」評価は，否定的「自己→自己」評価の防衛である，と伝える
4. 「自己→自己」評価の論駁と行動実験

(1) 背景とアセスメント

ディックは看護学の大学院の教員養成コースに入学したが，すぐに退学した。このとき精神科の初診となり，治療歴は9年である。彼には，母校である看護専門学校の講師に迫害されているという被害妄想があった。陰謀によって生活が陰で支配されているという内容がこの妄想の鍵であり，考想察知（自分の考えは他人に知られているという考え）や自己関連づけ（あらゆることが自分に関連しているという考え）もあった。アセスメント時点でのBDI得点は25点（中等度の抑うつ状態）で希死念慮があった。無力感もあり，これは妄想とも全身倦怠感とも関連していた。彼は自分のことを，たとえ誰かを愛したとしても社交的にはなれない「極度の恥ずかしがり屋」だと言い，異性との交際経験はなかった。

迫害が始まったのは看護専門学校在学中だったとディックは話した。な

ぜ講師陣の標的にされたのかは，まったくわからなかった。講師陣は自分の心を読めると彼は確信しており，「未熟者」「衝動的」と批判されていると思っていた。彼が信じていた講師陣の手口とは次のようなものだった。在学中は，彼の能力よりも程度の低いクラスにわざと入れ，卒業後はあらゆる手を使って就職を妨害し，大学院の教員養成コースをたった2, 3週間でやめさせられるように仕組んだ。彼が十分に成熟したと講師陣が認めるまで迫害は続き，そのときにはふさわしい職場をみつけてもらえるのだとディックは主張した。講師陣の計画は，彼が働いていた実家の経営するドラッグストアに人を送り込み，彼の心を読み，監視することだと彼は信じていた。それゆえ，ディックは自分の知らない，はっきりした物言いをする客を「スパイ」だと思った。彼は，専門学校から送り込まれたと疑った客を怒鳴ったり，悪態をついたりした。「出て行け！　とっととうせろ！　もううんざりだ！」とよく怒鳴った。

　治療開始時から，妄想の確信度はかなり高く，妄想を疑ったことは「これっぽっちもない」と彼は言った。心的占有度も高かった。この信念は1日に何度も彼の心をかき乱し，そのたびに彼は強い苦痛を感じていた。彼は自分の扱われ方に対してかなり怒っていた。

　妄想が構築されたのは，看護専門学校卒業のおよそ3年後で，看護学の大学院を退学した直後だった。専門学校に関しては，クラスのレベルには失望していたが，在学中に講師陣に対して被害的な考えを抱くことはまったくなかった。専門学校卒業後，ディックは約2年間アメリカで看護師として働いた。教員資格をとればキャリアに有利だとアドバイスをもらい，イギリスに戻って大学院の教員養成コースに入ることにした。しかし，彼にとって養成コースはプレッシャーが強く，異性との交際にもかなり苦しんだ。自分はのどがかれるまで「助けてくれ」と叫んでいるのに，一方的に切り捨てられ，本当の自分をわかってもらう機会がなかったと彼はずっと思っていた。専門学校の講師に電話して，一時的にでも助けてもらいたいと頼みこんだ。電話したときには講師が要求に応じてくれたと彼は思ったが，2度目の電話には応対してもらえなかった。そして，帰宅したとき，

被害妄想が開花した。

　両親のことをディックはあまり話したがらなかった。数年前に亡くなった父親への同一視は強かった。父親と同じ職業に就くことを望んだが，専門資格が足りなかった。父親のようになりたいと願っていたが挫折した。特に看護学の大学院への進学は，他者から重くみられ，必要とされる感覚を得る手段として彼自身が望んだのだが，結局失敗に終わった。母親からは溺愛されていたが，ディックにとっては息の詰まる関係だった。

(2) フォーミュレーション

　彼の妄想は，自宅に戻ったときに起きた「自己関連づけ」や「考想察知」に対する反応であり，理解の試みであると再構成された。そして，この妄想は，恥や絶望を伴う圧倒的な不適格感や自分は必要ない存在だという感覚を避けるよう動機づけられている，と概念化された。母校の専門学校の講師陣から，「ただの店の小僧」と見なされていると思い込んでいたが，これは，恥と不適格感を最も強く感じる相手であったためパラノイアの対象となったと考えられた。

(3) 介入
第1段階　迫害妄想の論駁と行動実験：異常体験への反応という代替説明を作る

　妄想への挑戦はうまく進んだ。アセスメント段階で得られた洞察をもとに，彼の体験を理解するため，彼と治療者は矛盾する2つの中核的な見方を検討した。一方は，妄想が正しいという見方である。もう一方は，妄想の代替説明である。すなわち妄想的思考は，帰宅したときに起きた自己関連づけや考想察知への反応および理解の方法であり，恥や絶望を伴う圧倒的な不適格感や不要感を回避するよう動機づけられている，という見方である。

- 妄想体系内の矛盾による論駁

　ディックと治療者が一緒に検討するなかで，妄想に潜む矛盾と不合理性

が数多く引き出された。その例を2つ示す。1つは，ディックのアメリカ滞在中の経緯と妄想との矛盾である。彼はアメリカでの就職活動中には帰国するつもりはなかったと述べていた。さらに，母校の講師が彼の帰国の決意に関与した可能性はまったくないと確信していた。一方，アメリカでの就職の応募用紙に，推薦者として専門学校の2人の講師が署名していた。つまり，この2人はディックの就職を援助していたのである。それにもかかわらず，後にディックは，特にこの2人が迫害の中心人物だと信じるようになった。迫害の主導者2人が，アメリカでの就職を援助し，しかもできるだけ良い仕事に就けるように力を貸すとはおかしな話だった（教員養成コースへの推薦者として，専門学校の講師が願書に著名していたことも，同じように検討された）。

- 妄想体系内の不合理性による論駁

次に不合理性の例を見てみよう。専門学校での3年間，ディックは講師陣と仲が良かったが，彼らから特に注目されていると感じたことはなかった。在学中に，講師から心を読まれたり，未熟者だとか衝動的だとかとみなされたりしているように感じたこともまったくなかった。当時は講師陣との関係に問題はなかったのだが，約3年後に自分の印象は間違っていたことに「気づいた」と彼は言う。しかし，これは明らかに不合理なことだった。

- 代替説明を支持する根拠を集め，代替説明の妥当性を高める

信念が形成された当時の状況を調べていくなかで発見された事実が，妄想の代替説明を支持する根拠となった。教員養成コースの入学当時，ディックは過労状態にあった。そもそも，彼には長年にわたり適度な対人交流がなく，交際相手がみつからないことを気に病んでいた。そこに，「大学院の退学」という彼にとって重要なライフイベントが加わったことで，自己不全感や失敗感が急激に深刻化した。当時は混乱し，怒りと絶望を強く感じたという。その後，強い差恥心も抱くようになった。彼は専門学校卒業後，アメリカで働いた後に，帰国し看護教員になるための訓練を始めたところだったにもかかわらず，退学するように勧められた。この経

緯を専門学校の講師は知っていた。そしてその後も彼らとは「ただの店の小僧」として実家の経営する店で彼が働いているときに，ときどき顔を合わせたのであった。

　母校の講師陣がパラノイアの中心となったのは，おそらく折に触れて彼の進路に直接かかわったことに加え，彼らの地位が高かったことも影響していると思われた。講師が大学院に手紙を書いて彼を退学させたのだと「わかる」と，彼の混乱，自己批判，羞恥心はきれいになくなった。このような理解によって，専門学校でレベルの低いクラスにいたことも自分の能力不足と思わずにすみ（講師陣が彼の心を読み，欠点を見つけ，迫害し始めたからである），長期にわたる就職活動の失敗の責任からも逃れられた（講師陣が妨害したからである）。講師陣に会ったことが「監視されている」というエピソードとなり，これがさまざまな関係者へと般化されていったのだと理解できた。

第2段階　妄想と「他者→自己」評価をつなげる

（アセスメント時の対話例〈P194〉も参照）

　妄想が弱まるにつれて，治療者とディックは，「自己関連づけ」や「考想察知」の体験に対する代替説明を検討できるようになった。ディックの羞恥心，怒り，混乱などの度合いと，自己関連づけと考想察知の体験には関連があるのではないかと治療者は彼に伝えた。まず彼は，監視されていると思っているときには，羞恥心や自己意識が高まっていることに気づいた。そして，この感覚を取り払うために強烈な怒りが生じていることも彼は理解した。これは，はっきりとした物言いをする客のときにだけ起きるという事実とも一致した。同様に，あいまいな関連づけ（たとえば，相手が「鼻をこすった」ことを自分に関連づける）は，教育程度が高くみえる人や身なりのきちんとした人とすれ違った場合にだけ起きていた。

第3段階　妄想の自己防衛機能による代替説明を作る

　外在化し投影することで苦しい状況に耐えられるようになったことか

ら，当時は妄想的解釈が必要なものだったとディックは実感するようになった。治療者は，それ以外にも脅威となる否定的「自己→自己」評価（「私は不適格だ，不要だ」）と，これに付随した羞恥心や絶望に耐えるために妄想が形成されたのではないかと彼に伝えた。治療者とディックは少し前進し，不適格感と不要感という否定的「自己→自己」評価を弱めることができた。

(4) 治療効果

治療は有効で，支持的な治療関係はとても心地よく，自分にとって重要だったとディックは報告した。治療によって信念の確信度は低下したが，感情が高まると一時的に強く確信することがあった。ディックと治療者は，治療前よりも状態は改善していると考えた。彼の母親によれば，彼の苦痛は減り，洞察力が深まったが，以前と同じくらい調子が悪い日もあるということだった。

心的占有度は変わらなかったが，不安をほとんど感じなくなった。感じる場合もその程度は非常に弱かった。治療の進展とディックの視野の広がりに伴い，強烈な失望感にも立ち向かうことができるようになった。彼は自然に認識が深まり，講師は迫害や監視はしておらず，彼に対して無関心だったのではないかと思うようになった（実際には，彼を支援しようとしていたのだが）。ときどき，彼は将来への希望のなさを訴えた。たとえば，「先生，僕っていらない人間なんでしょうか？ 将来に望みはあるんでしょうか？ いつも希望をもてなくて，すごく憂うつなんです。涙も出ないくらいです」と述べた。

彼の被害妄想はかなり強く，抑うつと希死念慮も長年続いていた。アセスメント，介入，3カ月後のフォローアップという3つの時点における抑うつ得点は，いずれも中程度であったが，6カ月後のフォローアップでのBDI得点は9点まで低下した。このことからも，妄想の確信度と抑うつとの関係性が理解できる。すなわち，たとえ妄想の確信度が弱まり，つらい感情や否定的「自己→自己」評価に直面したとしても，抑うつが悪化す

るわけではない。実際，ディックの場合，初回アセスメント時のBDI得点が最も高く，治療後6カ月時点が最も得点が低かった（得点が低いだけでなく，抑うつ症状自体が消失していた）。

2. 【症例：ビリー】 処罰型（「ダメな私」）パラノイアへの介入

ここでは，処罰型パラノイアをもつビリーへの介入プロセスを示す。アセスメントではクライエントの中核にある否定的「自己→自己」評価と処罰型パラノイアを明らかにする。認知行動療法は概念的には次の3つの段階から構成さている。

1. 中核的な否定的「自己→自己」評価（自分はダメだ）への挑戦：論駁と行動実験
2. 「自己→自己」評価（自分はダメだ）の機能についての洞察を促進する：否定的「自己→自己」評価がパラノイアを強めている
3. 被害妄想への挑戦：論駁と行動実験

(1) 背景とアセスメント

21回の面接を実施した。6回はアセスメント，12回は介入セッション，12カ月後以降に数回のフォローアップ面接を行った。面接は週1回60分であった。

ビリーの人生には多くの外傷体験があった。彼が母親から聞いた話では，彼女がレイプされて妊娠したのがビリーであり，これが事実上の結婚の理由で（つまり，レイプ犯が彼の父親である），5年後には結婚生活が破綻したという。離婚当初は父親と暮らし，後に母親と暮らすようになった。母親は再婚したのだが，ビリーは義父とうまくやれなかった。義父は彼に暴力を振るうことはなかったが，母親には暴力を振るった。児童期は長年にわたり母親と同じベッドで寝ており，少年期の性欲や性行為に関する彼の記憶のほとんどに母親が登場する。彼は10代後半に女性に対する性的暴行事件を起こしており，獣姦も3度行っていた。

ビリーの症状は多彩だった。自己関連づけと考想察知を伴う明らかな妄想的思考があった。ときおり，侮辱的な幻声（たいていは男性の声）が聞こえた。赤の他人の声で，体の外から聞こえ，彼を「異常なヤツ」と呼んだ。慢性的な抑うつ状態にあり，アセスメント時のBDI得点は25点であった（中等度の抑うつ状態）。また，侵入的な思考やイメージで困っているのだと言った。その侵入思考は，冒涜的なもの（「イエスを地獄に落とせ」）であったり，他人を直接侮辱するもの（「あいつは売春婦だ」，「あいつはオナニー野郎だ」）であったりした。彼はこれを中和化するために「あの人は売春婦じゃない」「イエスは地獄に落ちない」などと自分に対して言っていた。女性や動物との性行為のイメージが侵入することもあった。

ビリーには2つの妄想的信念と，抑うつ的「自己→自己」評価があった。妄想的信念の1つは「逸脱した性行為のせいで社会から処罰される」というものだった。具体的には，強迫的な思考も含めて自分のあらゆる思考が他者に読まれているので，自分の性行為のすべてを知られていると彼は信じていた。周りの人は彼を苦しめ（これは幻声とも関連づけられていた），彼を無防備な状態にして，最終的には処罰するように仕組まれていると彼は信じていた。もう1つの被害妄想は，「神に処罰される」というものだった。1つ目の妄想的信念よりも後につくられ，根拠も異なっていた。具体的には，ひどい頭痛が頻繁に起きる原因を，(1)侵入思考による「神への冒涜」，(2)教会に行っていないこと，という2つの根拠をもとに神からの処罰だと考えていた。

(2) 介入

(i) 否定的「自己→自己」評価への挑戦

否定的「自己→自己」評価は「自分は完全にダメなヤツで，変質者だ」というものだった。この信念の根拠は自分の過去の性行為だった。この信念はビリーに大きな苦痛を生じさせていたので，まずこの信念に挑戦した。ベースライン時の確信度は75％〜99％であったが，初回の介入面接

の直前には，わずか40％だと彼は評定した。ビリーは特に重要な点を2つ挙げた。第一に，「自分はダメなヤツだ」という信念を，状況と関連づけたことはこれまでになかったという点である。第二に，特定の行為（彼自身や治療者がしたこと）への非難と，その行為者の人格を非難することとは別物だと気づいた点である。この気づきは彼にとって非常に役立ち，苦痛も軽減した。人格ではなく行為がダメなのだと評価することで，今後は軽率な言動を避けられるのではないかという楽観的な感覚も彼に生じた。

- 行動実験

また，ビリーが自ら定義する「良い行いとダメな行い」を書き出すことがホームワークになった。この課題は，「完全にダメなヤツだ」という信念を検証するためのものであったが，「ダメな行い」を定義するためにも役立った。これによって，彼が知覚する「自分のダメさ」はすべて性行為と関連していることにビリーは気づき，それを彼が概念化した状況に結びつけた。治療プロセスを通して確信度は着実に低下し，フォローアップ時にも確信度は低かった。

(ⅱ)「社会からの処罰」への挑戦

次に「周りの人は自分の心を読み，苦悩を与え，攻撃を企てている」という妄想的信念に挑戦した。ベースライン時の確信度は高く安定していたが，介入の初回面接時（8週目）には50％まで落ちており，その後3週間は維持され，まとめの面接時には30％になった。治療者はこの信念の代替説明として「妄想的信念は，2つの不思議な体験への誤解を基にした反応と理解の試みであると理解できるのではないか」と提案した。彼は幻声に直接糾弾されたり，関係妄想によってほのめかされたりして，周りの人に自分の性逸脱行為が知られていると考え，他者の前で侵入思考が生じると「筒抜け感」が生じ，強い羞恥心と罪悪感を抱いた。しかし，代替説明を支持する根拠にビリーは気づいた。つまり，妄想的信念は，心が読まれていると考えたときにだけ起きること，直接傷つけられるようなことを言

われたことはないこと，心を読まれないと思う相手は彼の性的逸脱行為について既に知っている人たちであること，などである。

• 行動実験

検証のために2つの行動実験を用いた。まず，最も簡単にできるものを実行した。彼が合意した計画とは，「もし『ピンクのフラミンゴ』と言えば，50ポンド差し上げます」と心のなかで考えることであった。「自分の心を読むことができて，しかもお金が欲しいと確実に思っている人」の近くでこの行動実験を2週間繰り返した。次に実行された行動実験は，侵入思考（「あいつはオナニー野郎だ」，「あいつは売春婦だ」）を中和化しないという，少し難しいものだった。実際にこれら2つの行動実験から得られた結果は代替説明と一致し，ビリーの信念とは一致しなかった。

(iii)「神からの処罰」への挑戦

「冒涜の罪で神に処罰されている」という2つ目の妄想的信念が最後に扱われた。確信度は週ごとに一定しなかったが，ベースラインから11週までの経過は明らかな低下傾向を示した。この信念は，侵入的で冒涜的な思考の直後に頭がズキズキ痛んだことに基づいていた。この信念は罪悪感だけではなく，つらい生育歴への怒りからも生じているのではないかという考えが彼との間で話し合われた。ビリーには，多くの人が体験する侵入思考についての情報提供も行った（文献120参照）。これは体験のノーマライゼーションに有用であったが，思考における「ひらめきと熟考」を区別するためにも役立った。

• 行動実験

この後，聖書を読み，神が現世の人に行う処罰の方法を明らかにし，それを確認した後で地元の司祭とそれについて話し合うことにビリーは合意した。実際に行ったのは前半だけであった。その行動実験だけで苦痛がなくなったと彼が言ったからである。

(3) 治療効果

　BDI をアセスメントから介入段階まで定期的に実施した。介入前の BDI 得点は，中等度であった。しかし，3 回目の BDI 得点は明らかに低下し，軽度になっていた。この得点の低下は，「自分はダメなヤツだ」という信念の確信度の低下と一致していた。その後 2 回の BDI 得点は少し高かったが，程度としては軽症の範囲にあった[12]。フォローアップ時の BDI 得点は着実に低下し，最終的にはごく軽症の範囲に至った。

　ビリーには治療開始前から一定の薬物治療が行われていた。1 カ月時点のフォローアップでは，主治医は認知行動療法の治療効果について知らされていなかったが，ビリーの報告によれば，症状の改善度から判断してトリフロペラジン（フェノチアジン系の抗精神病薬）が 50mg 減量されていた。

Ⅵ　治療関係

1. 処罰型パラノイアとの治療関係

　我々の経験では，例外はあるものの，処罰型パラノイアは認知行動療法に反応しやすい。これは「ダメな私」パラノイアがもつ 2 つの特徴にその理由があると思われる。1 つは，強力な否定的「自己→自己」評価に加えて，不安，抑うつ，回避行動が生じることである。これらの症状には標準的な認知行動アプローチを適用しやすい。抑うつ，自己批判，不安，回避行動を減らすことが明確な目標となれば，治療者もクライエントもお互いに葛藤なく治療に取り組める。なお，治療手順としては，抑うつ的な「自己→自己」評価の論駁と行動実験を実施した後に，妄想的信念への挑戦に取り組むことが望ましい[42]。

　「ダメな私」パラノイアがもつ第二の特徴は，自分のダメな行為が明らかになると，治療者に自分のダメさがばれて，非難され拒絶されるのではないかと考えることにある。言い換えれば，彼らが最も恐れることが治療場面でも生じることになるので，これ自体が強い「恥への挑戦」の行動実

験になり得るのである。治療者はクライエントの特定の行動（たとえば，虐待）を問題視しても，クライエントの人格全体を攻撃したり拒絶したりはしない。クライエントは治療の場で攻撃されたり恥をかかされたりするのではないかという予測が外れ，過去の行為にかかわらず受容される可能性があることを理解するのである。

2. 迫害型パラノイアとの治療関係

対照的に，「不幸な私」パラノイアの場合は，クライエントに対する態度が難しい。たいていのクライエントは誤解されたり不当に扱われたりするに違いないと考えたうえで，治療者が自分の話を信じるかどうか尋ねてくる。この場合は，クライエントの葛藤を治療者が抱えることが重要である。こうしたクライエントの多くは，治療者との接触を拒否したり，早期に治療を中断したりする可能性がある。

3. 転移

妄想観念には実に多くの転移が満ち溢れている。たとえば，バリーは女性とアナル・セックスをしようとしたことに強い罪悪感をもっていた。彼は治療者が面接中に目をこすったことをそれに関連づけて解釈した。バリーは治療者にも被害妄想を発展させ，治療者は30名の仲間を使って彼の住む地域のいたるところで彼を尾行し，挑発していると考えた。これに対して，治療者は大きく分けて3つの反応を示した。第一に，彼からの非難の重要性を認識した。治療者は彼の秘密を，彼にとっては耐えられない方法で暴いていたことに気づいた。第二に，面接の終わり頃になるとバリーの正常さの感覚が揺らぐことがわかった（このタイミングで妄想的信念が最も強まる）ので，妄想内容に挑戦せず，それをただ観察することに決めた。第三に，新たに生じた妄想を取り上げ，彼と一緒にその意味を検討できる関係を築こうとした。バリーには，他者への不信という重要なテーマがあった。たとえ定期的に面接に通い，安心感があるといっても，彼にとって治療者は依然として自分に批判的で罰を与える存在であった。

関心を寄せて彼の話をじっくり聴くと，彼は自分が信頼した人にいつも裏切られていたことがわかった。おそらく，治療者が彼に向ける関心は限定的なものだと考えるよりも，これまでと同じだと想像する方が彼にとっては容易だったのであろう。

4. パラドックス

2種類のパラノイアに共通する最も興味深い特徴は，治療者に対する明らかなパラドックスである。「ダメな私」パラノイアの場合，一方では他者に自分の考えが読まれ，すでに自分のダメさが知られていると言うが，他方では自分のダメさが知られて罰を受けることほど怖いことはないとも言う。この矛盾を有効に活用すると，考想察知の確信度が低下する。迫害型パラノイアの場合，自分は本当に迫害されているのだと言う。つまり，自分に必要なのは警察や弁護士なのだと言いたいのだ。しかし，多くの場合，彼らは治療を受けにくる。我々はこのパラドックスについてよく考えなければならない。おそらくクライエントは，助けを必要とする気持ちと妄想がどこかでつながっていると少しは気づいているのだろう。

Ⅶ　パラノイアと自己

本章では，2種類のパラノイアの心理的アセスメントと治療に注目してきた。ここで，これらをまとめ，パラノイアの発生メカニズムに関する我々の理論を解説する。

ZiglerとGlick[148]やBentall[19]の先駆的な研究は，迫害型パラノイアに対しては適切な理論だが，我々が処罰型パラノイアとしている第二のタイプには適用できない。最も重要な点は，自己奉仕バイアスが「ダメな私」パラノイアでは発動していないことである。たとえば，強い自己奉仕バイアスが発動していれば，自分自身ではなく他者を否定的に評価するはずである。しかし，実際はその反対であり，自己を否定的に評価している。

したがって，両方のタイプを説明する新たな理論が必要とされている。

自己概念をパラノイアの中心におき，パラノイアは自己を防衛するものであると主張するBentallやZiglerとGlickの見解は正しいと我々も考えている。しかし，2種類のパラノイアに関する我々の理論[138]は，健康な自己感覚とはどのように構成されているのか，そしてこの構成のプロセスが危険にさらされ，崩壊すると何が起きるのかを説明するものである。本章全体を振り返りながら，我々の理論を概説していこう。

1. 自己とは何か？

「自己」の研究に長い伝統をもつポスト・デカルト派の哲学者たちによると，自己とは常に構成され続けているものであり，固定した物理的な「もの」ではない[93]。自己の構成には3つの必要十分条件がある。それは，客観的自己，主観的自己，他者である。

客観的自己

客観的自己とは，構成され，作り出された自己である。これは，日常生活で最もなじみのある自己の側面であり，神秘的な内的存在ではない。客観的，行動的，公的な自己，あるいはJames[80]が現象学的「客我」と呼んだものにあたる。個人の自己呈示行動は客観的自己の本質だといえるが，自己呈示を「客観化」するためには観察者（他者）が必要となる。

主観的自己

主観的自己とは「行為者」としての自己である[71]。行為者は，客観的自己を構成する行為（自己呈示行動）を選択し決定する。そして，自らの行為のモニター（観察と評価），他者からのフィードバックのモニターを行う。すなわち，行為者としての自己は，行為を決定する主体であるというだけでなく，観察，解釈，推論，帰属，評価，想起などの認知的処理過程の主体でもある。自らの行為の評価には，行為者自身が下す自らの行為への評価だけではなく，行為者の行為に対する他者からの評価も含まれる。

他者

他者とは，主観性と客観性の両面をもつ世間一般の人のことである。自

己呈示が客観的自己へと変形するためには，周囲の人間の「公的な」客観性が必要となる。我々の理論では，他者のもつ「観察者」としての機能を重視している。

2. 自己を作ること

　多くの優れた先達の思索によれば，自己は人間を規定する根源的な情熱（激しく永続的な感情）と欲求によってつくられる（たとえば，文献115・102・91）。

　この自己構成のプロセスはどのように進むのだろうか。我々は，ゴッフマン『行為と演技：日常生活での自己呈示』[66]や，自己呈示に関する多くの文献を参考にしてモデルを構築した。Goffmanは「ドラマ」の比喩を用いてこのプロセスを説明している。彼は，自己呈示という「演技」を「聴衆」の面前で行うことによって自己が構成されると主張する。すなわち，周囲の人々（現実の客観的自己）が自己構成に決定的な役割を果たすのである。

　自己が構成されるプロセスは段階を追った連続的なものである。まず，このプロセスは第1段階である他者への自己呈示行動から始まる。Schlenker[124]によれば，自己呈示とは，自己イメージをコントロールする試みである。これは，（現実あるいは想像上の）「聴衆」がもつ「行為者」への認識に影響を与えようとする試みである。第2段階は，このようにして呈示された自己の評価である。他者からどのように知覚されているか，期待されているか，イメージされているかの評価である。これは，「自己」に対する「他者」からの評価（「他者→自己」評価）である。第3段階は2とおりに分かれる。1つは，行為者自身による自己評価（「自己→自己」評価）であり，ここには他者からの評価（「他者→自己」評価）も反映されている。もう1つは，「他者」に対する評価（「自己→他者」評価）である。

　日常生活という「ドラマ」で鍵を握るのは，作り出された「客観的自己」，製作者の「主観的自己」，客観的な聴衆という「他者」である。次

に，AさんとBさんという2人を想定し，自己構成におけるそれぞれの機能と役割を詳しく検討する。なお，自己（Aさん）と他者（Bさん）のやりとりは相互依存的であるため，システムとして分析する必要がある。

　Aさんの「主観的自己」は，行為者として行為し，評価することが主な役割である。ここには，2つの動的なプロセスがある。まず，行為者自身のAさんは，多様な自己呈示行動／行為を，生み出し／演じる。それに引き続き，これらの行為を評価する。これが1つ目のプロセスである。

　第二に，Aさんの主観的自己が，Bさんという行為者になる。AさんはBさんという客観的自己を同定し，それを具象化（現実化）し，Bさんという立場からAさん自身を評価する。言い換えると，聴衆（Bさん）に「あなた」（Aさん）の自己呈示行動が見られると，この聴衆（公的，客観的な他者）の存在やその反応によって「あなた」の行った自己呈示が「現実」となり，「あなた」が評価される。これが2つ目のプロセスである。もちろん同じことが，相互性の原理に基づいて，Bさんにも生じている。

3．自己への脅威

　次に，自己構成が脅威にさらされる2つのタイプを概説する。第一のタイプは，「保護されない自己（insecure self）」である。行為者が適切な自己呈示をしても，他者が常に不在であったり，他者から無視されたりしていると，行為者は「客観的自己」が作り出せない。

　第二のタイプは，「侵略された自己（alienated self）」である。客観的自己は存在するが，他者が多すぎて，他者からの押しつけが強い。

保護されない自己

　「客観的自己」への第一の脅威は，注目されないこと，「客観化」や「反射」してくれる他者がいないことである。この理論では，「行為者」として存在するためには，どうしても「他者」（現実世界における客観的自己になり得るもの）が必要である。他者が不在の場合や，他者から無視され

ていると，行為者は現実社会での客観的自己をつくり損なう。この状態が防衛されずにいると，見捨てられ，空虚，不要，無価値，愛されない，好かれないという考えが浮かび，感情的には激しい悲しみや抑うつ的な「倦怠感」を経験する。

典型的な「保護されない自己」であれば，主観的自己，すなわち行為力に支障はない（実際には「過剰」である）が，客観的自己がない。彼らには，構成したいと願う明確な自己がある（理想自己）。彼らの使命は，望み通りに自己を客観化してくれる（特定の，あるいは一般的な）他者を見つけることである。彼らにとっての失敗や究極的な絶望とは，無視され拒絶されること，すなわち，周りに誰もいないことである。このタイプの最も有名な防衛が自己愛憤怒である[90]。

侵略された自己

第二の脅威は，過度に侵入的な他者によって生起する。客観的自己からの反射にとどまらず，所有されてしまう[121]。「自分の」客観的自己が存在するためには，「自分が」他者に対して自己呈示行動を自由に構成し，他者から「自分を」明確に認識され価値を認められる必要がある。しかし，客観的自己が支配され，他者によって構成されてしまうと，その人の自己ではなく，押しつけられ侵略された自己になる。こうなるとAさんは他者からレッテルを貼られたように感じ（「ダメなヤツ」，「ゴミのようなヤツ」，「役立たず」），羞恥心や自意識が高まってしまう。

要約すると，「侵略された自己」は自己決定権を失い，主観的自己や行為力は他者に圧倒される。たとえ客観的自己が安定していても，それは他者のものである。彼らの使命は「罠からの脱出」であり，絶望感は奴隷状態に陥ることによって生じる。

4．2種類のパラノイアと自己への脅威

この2種類の脅威への脆弱性と防衛によって，「不幸な私」パラノイアと「ダメな私」パラノイアが説明可能だと考えられる。表7は，2種類のパラノイアの比較である。

表7 迫害型と処罰型のパラノイアにおける症状の主な区別

妄想的テーマ	迫害（不幸な私）	処罰（ダメな私）
パラノイアの焦点	特定された既知の少数の人や組織	とても広い（たとえば，世間一般の人々，バスの乗客たち）
妄想の確信度	安定かつ高い	不安定
可変性	仮想的な反証に抵抗する	仮想的な反証を受け入れやすい
誇大的要素	強い	ない
感情	怒り	不安と罪悪感
行動	対決的	回避的／逃避的
動機	迫害者がダメだということを明らかにしようとする	自分のダメさを他者から隠す

「不幸な私」パラノイアの自己

「不幸な私」パラノイアは「保護されない自己」という特性をもつ。妄想はこの脆弱性への防衛の役割を果たしている。彼らは，自己が危険にさらされやすいということを，主に幼少期の経験から学びとっている。「不幸な私」パラノイアが求める安心への欲求は，誇大的な自己意識を他者に保証してもらうこととして現れる。これに失敗すると，現実世界での客観的自己を形成できなくなってしまう。

ここで指摘したいのは，彼らには常識の範囲を超えた「現実自己と理想自己とのズレ」があるということである。もちろん，常識的なズレというものも存在する。それは，求めている理想自己が周囲から現実的なものとして理解され，現実自己も一般的な日常生活に適応している状態である。問題となるのは，現実自己と理想自己のズレが極端になった場合である。言い換えれば，誇大的自己と無意識的自己の間のズレである。誇大的自己とは，理想と完全に同一化した肥大した自己[79)]をさす。無意識的自己とは，客観的な自己ではなく，破綻した自己をさす。彼らは，客観化する他者が不在だったために，現実的な自己をつくり損なっているのである。

無意識レベルの処理[30,53]によって，この崩壊へのリスクをクライエントは察知しているのかもしれない[20]。しかし，「不幸な私」パラノイアとはいったいどのような「防衛」なのだろうか。彼らは他者からの承認が得られなかった。そして，他者から関心を示されず，さらにひどい場合には拒否され批判されてきた。彼らはこれを「迫害」とみなし，それに引き続き，魔術的に（すなわち妄想的に）他者のコミュニケーションの意味を歪曲したり，完全に「反転」させたりする。このようにして，現実を受け入れないことで，自分のかけがえのなさを守るのである。これが「不幸な私」パラノイアの戦略である。

他者を迫害者だと解釈すると，自分の失敗や「存在」感がないことを他人のせいにして非難することが可能となる。「不幸な私」パラノイアでは誇大的な自己イメージを守るためにこの帰属スタイルが選択されるのだが，これができるのは主観的自己が損なわれていないからである。他人を批判する行為には，選択と批判の自由という自律性の感覚，つまり行為力をもつことが必要となる。それに加えて「不幸な私」パラノイアの場合，注目は自己ではなく他者に集まっている。これは自己に注目するために必要な客観的自己がないからである。他者は自分にレッテルを貼る対象だとみなし，その他者に原因帰属し，最終的には自分が破滅するのは他者のせいだと非難する（このような自己奉仕バイアスは，程度こそ違え，健常者にもみられる）。この結果が一連の他者批判の信念と要求である。つまり，「こんな扱いをするな！」「あいつはドブネズミだ！」「あいつが責任を取るべきだ！」などの訴えである。「不幸な私」パラノイアがこの戦略を維持する限り，彼らは自尊心を高く維持できる。自尊心を維持するための動機づけが強烈なため，たとえば自分への巨大な陰謀が存在している，と拡大解釈をするのである。すなわち，優れた才能をもっている自分は迫害されて当然だと考えるのである。彼らは自分を優位に，他者を劣位に解釈する。そして倫理に基づいて自らの優位性を主張する。すなわち，他者に迫害者というレッテルを貼ることで，暗に他者が悪いと意味づけるのである。

「ダメな私」パラノイアの自己

　「ダメな私」パラノイアでは，侵略された存在，欠点がある存在として自己が経験されやすい。このパラノイアは，自己呈示行動を通じて主観的自己が人前でみられたり，他者と出会うことによって主観的自己が客観化されたりすることを防衛している。他者が存在しないのではなく，侵入的で支配的な他者を恐れている。自己が存在しないわけではないが，他者に支配されそうになっている。「不幸な私」パラノイアとは違い，「ダメな私」パラノイアは自己の行為力や自律性を失いかけている。これは客観的自己が他者によって作られ，支配されているからである。彼らは他者という存在を圧倒的な脅威をもつ強力な存在とみなし，自分を弱い存在と解釈しやすい。

　「不幸な私」パラノイアとの明らかな違いは，他者は迫害してくるのではなく，「処罰してくる」という点にある。必然的に「ダメな私」パラノイアは，自分をダメだとみなしている。本当に，完全に，取り返しのつかないほど自分はダメだと「わかって」おり（信念ではなく事実として体験される感覚がある），自分が処罰を受けるのは当然で，敬意をもって扱われる価値などないと考える。一方，他者は優れていて価値があり，地位が高いと信じ（誇大的で全能的でさえある），「自分」はダメで，本当に地位が低い存在だと信じている。人間は自己奉仕バイアスを反転させることもある。ダメな結果の責任を自己に原因帰属し，良い意図や成果を他者に帰属するのである。

　「ダメな私」にとっての「脅威」とは，ダメな主観的自己が他者によって現実化することである。ダメな主観的自己をもつ人には，他者に認識される以前から，多かれ少なかれ，低い自尊感情，劣等感，無力感，強い不安（評価されるという恐れを常に抱いていることによる），ダメさや自己不全感に基づく罪悪感などがある。しかし，他者からそのように認識されたと信じると，これらに加えて，過剰な公的自己意識，強烈な羞恥心，逃避欲求，抑うつが生じる。特に特徴的なのは孤立感と無力感である。一旦，どこかで何らかの自己呈示が他者に見つかってしまうと，自分が他者

によってダメな対象に変形あるいは再構成され，支配されるように感じる。彼らは自分がこうした運命をたどると信じているので，恐ろしいものへの接近が脅威となる。そして，いったんその運命に落ちてしまうと，侵略された感覚，あるいは絶望や避けられない抑うつ感が生じる。

「ダメな私」パラノイアとはどのような「防衛」だろうか。彼らには，他者を追い払い，傷つけ，弱らせる力がないという否定的「自己→他者」評価がある。この点は「不幸な私」パラノイアとは異なる。彼らは，自分に致命的な欠点があり，間違っていて，自分の意志が麻痺していると感じている。このことから明らかなように，「ダメな私」パラノイアの防衛的欲求は誇大的な自己を他者に示すことではなく，幼少期から傷つけられてきた主観的自己を「隠す」ことに最大限の犠牲を払うことである。これは，他者にダメな自己が支配され，「再構成」されることを恐れているからである。つまり，「不幸な私」パラノイアの防衛は誇大的自己を示して他者に承認されるためにあり，「ダメな私」パラノイアの防衛はダメな自己を隠すためにある。

要するに「ダメな私」パラノイアの防衛は，基本的には不安に起因した回避の1つだと考えられる。彼らの示す周囲への過剰な警戒は，いつでも回避できるようにするための準備である。そして，これが「ダメな自己スキーマ」をさらに強化する。すなわち，選択的抽象化や逆転した自己奉仕バイアスといった多様な認知バイアスによって，他者の行動の大部分を批判的な「他者→自己」評価だと理解してしまうのである。回避とは文字通り隠れることであり，安全な「隠れ家」を求め，他者の「圧力」から逃れる。しかし，妄想的な空想のなかでは，他者は絶えず自分の隠されたダメさを探しており，自分を処罰しようとしている。

もっと巧妙な回避の形式もある。ウィニコットが「偽りの自己」と名づけたものである[142]。他者が自分に望んでいることを想像し，それに一致するように自己を呈示する。この特徴を示すクライエントのアルフは，次のように言った。「周りの人が望んでいる通りのことをしないといけない。ビリヤードをやるにしても，目立ちすぎてもいけないし，かといって控え

めすぎてもいけない。もし失敗したら，本当に恐ろしくて，すごく恥ずかしいことになると思います」。このような場合は，行動だけではなく，思考のモニタリングも必要となる。

5. 2種類のパラノイアの起源

　これまでに指摘したように，自己，脅威，防衛についての理論を理解するためには，発達的枠組みの導入が必要となる。つまり，「不幸な私」パラノイアと「ダメな私」パラノイアの源になる2種類の自己スキーマは，幼少期の学習によって形成され，これによってその後の出来事への脆弱性要因が説明できる，という枠組みである。パラノイアが気分障害の一種とみなされることがあるように[148]，現象的には抑うつが重要な位置を占めている。そのため，この2種類の自己スキーマに適合する発達モデルを検討するために，抑うつ研究に注目することは適切であろう。BlattとZuroff[26]によれば，多くの理論が抑うつを次のように分類することが重要であると謳っている。1つは対人関係に関するもので，依存，喪失，見捨てられなどである。もう1つは自己定義に関するもので，自律性，自己批判，失敗や罪悪感などである。この分類は，これまで述べてきた保護されない「不幸な私」パラノイアと，侵略された「ダメな私」パラノイアによく似ている（重要な相違点もあるが，ここでは検討しない）。

　Blattらは，発達的起源，人格傾向，臨床的特徴，「依託型（依存的）抑うつ」と「取り込み型（自己批判的）抑うつ」における無意識的葛藤，などについて検討している。これらの特徴のなかで注目すべき点は，幼少期における2種類の経験である。親-子の相互作用研究が示すように，依託型抑うつでは，心理的にあてにならず，思いやりがなく，怠慢で，たとえ愛情が示されていても強く矛盾を感じるような親の養育態度が特徴である。結果的にこの子どもは，見捨てられ，保護されず放置されることへの強い恐怖が慢性化する。これが，保護されないことによって引き起こされる愛着への不安である。このような子どもは，愛着対象がその場にいなくても関係や愛情や思いやりは持続している，というイメージをもつことが

できない。
　これは我々の理論とも一致する。依託型抑うつと「不幸な私」パラノイア，取り込み型抑うつと「ダメな私」パラノイアがそれぞれ対応する。今後は，2種類のパラノイアが2種類の養育態度と実際に関連するかどうかを確認しなければならない。また，これらが，我々の予測したように，自己への脅威に対する脆弱な自己スキーマを実際にもたらすかどうかを確認するために，計画的な研究が必要とされている。

Ⅷ　要約

　本章では，パラノイアが心理的に2つに分類できることと，この分類がアセスメントと介入にもたらす意味を検討した。最後に，現在の認知行動モデルでは処罰型パラノイアを理解できないことを示し，迫害型／処罰型という2種類のパラノイアの起源と特徴を包括する新しい理論を提示した。

第8章

治療者の手腕が問われるとき

I 治療者の手腕が問われるとき

1. クライエントに変化がみられないとき
(1) 問題

　治療者の手腕が問われる状況として最たるものは，クライエントに変化がみられないときである。このような状況では，治療者は「自分を責める」か「相手を責める」かに陥りやすい。自責的原因帰属の場合は，治療者自身や治療方法に問題があり，課題が達成できていないのではないかと考える。他責的原因帰属では，変化しないクライエントに対して「抵抗している」とか「難しい人」とかというレッテルを安易に貼り，治療者は最大限努力しているにもかかわらず，クライエントが故意に抵抗していると考えがちである。後者は，パラノイアと同じく，自己奉仕バイアスの典型例であり（第7章参照），うまくいかないことの責任を外在化している。この場合，治療者は「改善しない原因はクライエントにある」とクライエントを批判している。しかし，いずれの帰属方法にも共通している心理的脅威があり，その防衛のために自己奉仕的な帰属が行われている（なお，前者の原因帰属では「クライエントが変化しないのは，自分が無能だからだ」と責任を内在化する）。

(2) 検討

　ここで示された思考の歪みが生じる理由は次の2つである。第一は，認知行動療法はすべてのクライエントに効果をあらわすに違いないという前提にある。これを前提とすれば，効果が出なければ，テクニックか治療者に問題があるに違いないということになる。第二は，うまくいかない場合に誰かが間違っているという責任論に向かうことにある。しかも，たいていの場合はクライエントのせいにされる。

　調査研究の結果からも，臨床経験からも，認知行動療法がすべてのクライエントに効果をあらわすという信念は不合理であり，この信念に執着すると問題はさらに深刻になる。たとえば，抑うつ状態にある双極性障害と診断された人のなかから，認知行動療法への反応が良いと考えられるクライエントを注意深く選んで治療しても，実際に効果があったのは4人中3人だったという臨床研究もある[113]。現状では，治療効果を予測可能な治療者側とクライエント側の要因が調査され始めたところである[143]。

　次に，妄想への認知行動療法の治療効果が何によってもたらされるかだが，これは「治療者あるいは治療方法」と「クライエント」との相互作用が影響している[40]。治療者にもクライエントにも責任がないという意味ではない。もちろん責任は常に両者にある。両者はともに専門的かつ協同的に取り組む責任があるが，だからといってクライエントの臨床的問題が改善するという保証はない。また，治療者のかかわり方が治療効果に悪影響を与えることはまったくないとも言い切れない（残念ながら，その可能性はある）。あるいは，クライエントのなかには治療に非協力的で，限界設定の必要性を理解できない人もいる。他にもさまざまな問題がある。全体的には，治療効果は多数の要因の相互作用で決定されるといえる。そのなかには，クライエントにかかわるもの，治療者にかかわるもの，治療関係にかかわるものがある。また，治療効果はかなり複雑な概念でもある。妄想では，信念の確信度の低下，苦痛や行動の障害や心的占有度の低下，信念への服従行動の減少，全般的な抑うつ感や不安感の低下など，多くの要因の変化が治療効果として生じるだろう。

もし，妄想や幻声への認知行動療法で改善したクライエントがほとんどいないとか，実証的にまったく評価されていないとかいうことであれば，我々は相当困難な課題に取り組んでいることになる。しかし，実際は，認知行動療法が有効なアプローチであることを示す実証的で一貫した根拠がある（第9章参照）。

　我々の考えでは，治療者の手腕が問われるときというのは，クライエントに変化がみられないことではなく，治療者の理解や認知行動療法の使い方に問題がある場合である。このような定義が有益だった実例を挙げたい。ここからは，「1．クライエントに変化がみられないとき」に加え，次の5つの状況について考察する。

2. 「症状の置き換え」が起きているとき
3. 治療がクライエントを悪化させているようにみえるとき
4. 症状が問題をもたらしていないとき
5. 別の治療を勧めるべきとき
6. 治療者が圧倒されてしまうとき

　それぞれについて，まず(1)理論や治療が問われている課題を定義し，(2)症例を挙げ，(3)関連する臨床実践と理論上の問題を提起し，最後に(4)とり得る解決方法を検討する。

2．「症状の置き換え」が起きているとき
(1) 課題の定義
　症状の置き換えとは，1つの症状の消失後に新しい症状が現れ，それが最初と同じ脅威への反応だと考えられる場合である。幻声や妄想でいえば，1つの妄想がいったん消失した後に，同じ機能をもつ妄想が現れることになる。ただし，妄想が消失した後で生じる抑うつ的で「無防備な状態」と混同してはいけない。そこには別の力動が反映されている（後ほど検討する）。

(2)【症例：ラリー】 症状の置き換えの例

認知行動療法の開始時点で、ラリー（第4章参照）の妄想は3つに分類できた。(1)何年も会っていないにもかかわらず、自分はアマンダという女性と結婚しており、その女性に心を読まれ、自分の身に起きることの多くが彼女に支配されていると信じていた。(2)前世はレオナルド・ダ・ヴィンチだった。(3)別の前世ではイエス・キリストだった。

23週間にわたるアセスメントと治療を通して、ラリーは3つすべての信念を捨て、数多くの点で改善を示した[94]。しかし、1カ月後のフォローアップ面接では、「アマンダ信念」が再燃していた。実際には、さらに複雑な新たな妄想を構築しており、「アマンダ信念」もその一部となっていた。すなわち、アマンダとの関係がやっかいものの弟に見つかり、そのために結婚生活が破たんした、と強く確信していた。そして、アマンダの代わりに、有名な女性運動選手と婚約したが、今度はその彼女に心を読まれ生活が支配されているという、以前の「アマンダ信念」とよく似た妄想が生じていた。

(3) 認知行動療法への問題提起

ここで提起すべき問題は明らかである。すなわち、同じ機能をもつ症状が現れるなら、1つの症状を取り除こうと一所懸命になって何カ月も費やす必要があるのか、ということである。もし、このような症状の置き換えが頻繁に生じるのであれば、現実的な大きな問題となるであろう。なぜなら、クライエントと治療者が治療に費やす膨大な時間や努力や感情的エネルギーがすべて徒労に終わるからである（症状の置き換えに関して生じる2つめの懸念としては、クライエントには妄想や幻声が「必要」なのではないか、というものがある。これについての検討は次項で行う）。

この点は、症状中心アプローチに対する疑問としてよく投げかけられる。すなわち、「真の問題」や「背景にある問題」を標的とした別の治療が使えるのなら、二次的な問題（つまり、症状）の除去を目的とした治療に時間をかける必要があるのか、ということである。

(4) 解決方法の検討

　この問題提起の起源は，古くはフロイト派精神分析に認められる。アメリカの精神医学会と精神分析学会の元会長 Marmor は，症状に取り組む利点について次のように述べている[101]。

> 　力動的精神療法では，元来，症状を直接扱うことを不適切だと考えていた。それは，背景にある精神力動的病理を解決せずに症状を取り除けば，症状は必ず再発するという神話が浸透していたからである。この神話の背景には水力学に基づいたパーソナリティ理解があった。それによれば，患者の症状は，システム内の圧力が高まって生じた「水漏れ」である。その圧力が変わらなければ必ず再発するし，基盤にある圧力を弱めずに漏水箇所を閉じれば，他で必ず漏水するという考え方である。しかし，この理論は，臨床感覚とは必ずしも一致しない。実際には，症状から解放されると，クライエントは一瞬だけ気分が改善するのではなく，気分のよさが持続する場合が多い。これは，人間のパーソナリティが開かれた生物心理社会システムの一部だということに起因している。症状除去は精神的健康を増すだけではない。同時に対人関係の改善をもたらし，システム全体を効果的に修正し得る肯定的なフィードバックをクライエントは受けられるようになるのである。

　Marmor の説は明快で包括的である。我々はこれにごく短く3点のみを加えたい。第一に，ラリーのような症状再燃を経験することはごく稀である。第二に，現代の認知行動療法は症状をこのうえなく重視する。ただし，本書で示したように，ケースフォーミュレーションと治療のプロセスでは，症状に関連する幼児期の愛着，現在の対人関係行動，未解決の恐怖や脅威と防衛なども幅広く探索する。もちろん，このような認知行動療法の発展は，精神力動論から多大な恩恵を受けていることは明らかである。3点目に移ろう。精神力動的アプローチと症状中心アプローチのメリット

とデメリットを比較した研究がある[100]。これによれば，古くから精神力動的アプローチはクライエント固有の生育歴を重視し，過去が現在の状態を説明すると考えてきたが，精神力動的なフォーミュレーションが症状とまったくつながらない場合も少なくない。言い換えると，クライエントの現在の問題，つまり症状を精神力動的ケースフォーミュレーションでは理解できない場合があるのである。したがって，症状のみに注目することにも，症状を軽視しすぎることにも，明らかにリスクがあるといえる。

3. 治療がクライエントを悪化させているようにみえるとき
(1) 課題の定義
　妄想や幻声が弱まると苦痛が強くなるというクライエントは確かに存在する。

(2) 【症例：ジェニー】 抑うつを防ぐためには妄想が必要だったのか？
　第6章では詳細にジェニーの症例を検討した。ジェニーは幻声信念が弱まるにつれて抑うつ的になった。彼女は悪魔の命令に従い，経済を破綻させる意見を首相に伝え，しかも首相がそれを実行せざるをえなくなる，と信じていた。治療によって，この信念への確信度はかなり低下し，それとともに，妄想に関連する罪悪感と抑うつ的妄想気分，妄想に支配された行動（たとえば，熱心に経済指標の動向を調査するなど）は減少した。しかし，徐々に不機嫌となり，絶望感が増し，人生の目的を見失った落伍者だという感覚を経験するようになった。妄想的確信，苦痛，行動の障害は改善したが，人生に価値や目的を見いだせず，そのために不機嫌になったと考えられる。

(3) 認知行動療法への問題提起
　ここでも，提起される問題は一目瞭然であろう。「妄想（幻声信念も含む）が苦痛や障害を引き起こしているとしても，それを取り除いたり弱めたりするとクライエントが苦しむのではないか？」。このような懸念は，

ほとんどすべての臨床家の心をよぎるだろうし，注意深く検討する必要も当然ある。妄想に機能や効果を見出す立場は昔からあり，今もなおよく聞かれる意見である。この起源はヤスパースにある。ヤスパースは，妄想はその人にとって必要なものであり，それが失われると精神的に崩壊してしまうと述べている[81]。

(4) 解決方法の検討

治療によって状態がむしろ悪化するのではないかという懸念は我々の不安をかき立てるので，注意深く，丹念に事実を調べなければならない。しかし，この問題提起は，以下に示すように吟味すれば崩れ去り，論理的・実証的な根拠によって跳ね返されると我々は信じている。

1. この問題提起は，症状が形成されたときにはクライエントには他の選択肢がなかったという事実を無視している。妄想形成当時には，防衛のために被害妄想を形成するか，対人関係上の脆弱性を和らげるために精神療法を受けるかを意識的に選択できる状況ではなかったのである。
2. 治療で妄想を弱めることがクライエントに有害であることを示す強固な根拠はない。多くのクライエントは，妄想状態にあれば強い苦痛と障害の真っただ中にいる。神経症には一般的に提供される治療法（認知行動療法）を，検証されていない批判（「妄想や幻声がなくなると状態はかえって悪化する」）に基づいて，クライエントに提供しないことは明らかに間違っている。
3. 「妄想は心理的崩壊を防衛するために形成される」という考え方に基づいて，治療への疑問が投げかけられている。しかし，この主張を支持する実証的根拠はどこにあるのだろうか。妄想はクライエントにとって不可欠な防衛だという主張を仮に認めたとしても，治療者が妄想を弱めるはたらきかけをしてはいけないということにはならない。説得力のある実証的根拠がたとえ存在しても，同じ理由が

妄想を維持させてもよいという根拠にはならない。クライエントが治療の場に現れるまでに，妄想が形成されてから数カ月から数年が経過していることはよくある。したがって，治療開始時には，妄想形成の心理的防衛機能はすでに役割を終えているはずである。

4. 大多数の人にとって，幻声に基づく二次妄想も含め，妄想の減少や消失が心理的健康の増加と関連するという強固な実証的根拠がある[40]。

5. 妄想の消失後，あるいは減弱後に，調子が悪くなった（抑うつ的になった，不安になったなど）という人が少数いるからといって，妄想の消失と状態の悪化との間に明確な因果関係があるわけではない。また，妄想が徐々に弱まるにつれて，社会とのかかわりの少なさにクライエントが気づくようになることもあるだろう。しかし，このことは，クライエントの生活を改善する強力な理由にはなるが，治療を差し控えなければならない理由にはならない。

6. いかなる理由でも，妄想の消失後にクライエントの気分が悪くなるような事態が生じた場合，治療中断を安易に決定するよりも，むしろその事態をよく検討し，共感的に対応することのほうが重要である。多くの精神療法において，クライエントは気分の改善前に，一時的に気分が悪くなる時期があることはよく知られている。したがって，治療者が見分けなければならない点は，治療プロセスの一局面としての気分の悪化なのか，治療の最終的な結果なのかということである（残念だが，このリスクはどのような治療にも含まれる）。妄想消失後にクライエントの気分の悪化がみられ，それが一時的な悪化でなければ，我々はこのことを取り上げ，治療のなかでどのように取り組んでいくかをクライエントと一緒に検討することにしている。

4. 症状が問題をもたらしていないとき
(1) 課題の定義
　妄想や幻声に関連した苦痛や障害は「ない」とクライエントが言う場合，直観的に2つのことが治療者の頭に浮かぶ。すなわち，感情面にも行動面にも苦痛がない（つまり，ABC理論における深刻な〔C〕がない）のか，苦痛を感じてはいるが言わないだけなのか，である。

(2) 症例
　たしかに，治療の初期には，幻声や妄想は自分にとって苦痛でも障害でもなく，たいしたことはないと言うクライエントがいる。たとえば，幻声を「善意」のものと信じ，問題はまったくないと言うクライエントは多い。著者がアセスメントした女性の症例を挙げよう。この女性の幻声は善意の魂によるもので，人生を導き問題を回避するうえで役に立つと信じていた。アセスメント時には，幻声はまったく問題ないと彼女は言っていた。たしかに，幻声信念による苦痛は生じていないという点は正しかったが，行動をするときには幻声の意見をいつも確認しなくてはならず，結果的には自分が本当にしたいと望んでいる多くのことを避けることになり，自立した生活もあきらめていた。つまり，「したいことができない」という形で幻声に行動を障害されていたといえる。
　認知行動アセスメントをしていくと，彼女は生涯を通じて他者からの否定的評価を強く恐れ，他者を困らせることをいつも恐れていたことが明らかになった。彼女は，この心理的脆弱性と，彼女を指導してくれる強力な幻声への依存との関連に気づくようになった。しかし，彼女は認知行動療法でこれらのテーマに取り組むことを希望せず，幻声への依存と否定的評価への恐怖に耐えることを選んだ。このように，認知行動療法を受けるかどうかもクライエント自身が決めることである。
　苦痛も障害もないのだとクライエントが言っても，治療者には明らかに両方とも存在するようにみえる場合も多々ある。たとえば，人種差別をする幻声が聞こえる男性は，こんなことではまったく困らないと言ってい

た。しかし，幻声の話題になると彼の声はとても重苦しく悲しそうで，何事も順調だという彼の主張は空しく聞こえた。さらに，彼の非言語的行動からは，幻声のせいで生活全般がひどく混乱していることが読み取れた。彼との面接の最初の6回は，彼が自分の苦痛と絶望に気づくための支援を行った。この6回は，支持的カウンセリングの態度で彼にかかわり，気づきを促進するためにゲシュタルト技法も利用した。なお，この間に思考連鎖法は用いたが，幻声への論駁や挑戦は行わなかった。論駁や挑戦はその後の認知行動療法で実施された。

(3) 解決方法の検討

　詳細な認知行動アセスメント後に出した治療者の結論が，クライエントにはいかなる苦痛も障害もないということあれば（たとえ妄想が存在していたとしても），認知行動療法の適応ではないと我々は考えている。なぜなら，認知行動療法を行う理論的根拠がないからである（理論的根拠とは，クライエントと治療者が協同してクライエントの苦痛や障害を和らげるために取り組むことをさす）。信念を変えることはあくまでも手段であり，それ自体が目的ではない。もちろん，妄想が他者にとって問題になる場合もあるので，注意深く探索し，有効な治療的選択肢をよく検討する必要はあるが，それは我々の考える「クライエントのための認知行動療法」ではない。

5. 別の治療を勧めるべきとき
(1) 認知行動療法への問題提起

　治療者にとって大きな問題は，治療を引き受ける方が良いのか，引き受けないほうが良いのかを見分けなければならないということである。この判断を下さねばならないのは，クライエントの問題が治療者自身の問題とあまりにも近すぎる場合や，別の治療法の方がより望ましいと思われる場合である。前者は個人的な問題であり，治療者がスーパーヴァイザーとの間で十分検討すべきことである。後者についてはいくつかの指針を示すこ

とができる。

　認知行動療法（ひいては，あらゆる治療）をうまく行うことは重要な達成目標ではあるが，実際には大変な作業である。認知行動理論と認知行動療法は，臨床心理学における別の分野や一般的な心理学の知見も利用しつつ，たえず変化している。3つ以上の治療法を習得したいと読者が望むなら，それはかなり大きな野望である。我々もそれほど多くは使いこなせない！　この現状を残念だという人もいる。治療者はどのようなクライエントにも柔軟に対応できなければならないという主張も確かにある[92]。この主張に我々も共感はするが，実際には非常に困難である。つまり，我々の多くは，1本のクラブだけで勝負しなければならないゴルファーのようなものである。我々は他の学派（精神分析や行動療法など）の理念や技法を参考にはするが，実際のフォーミュレーションや治療でどれも同じように使いこなせるわけではない。

(2) 解決方法の検討

　したがって，我々は，自分がもつ技術で，現実的にできることの限界を明らかにし，別のアプローチが望ましい場合とその理由を理解しておく必要がある。妄想と幻声への認知行動療法は，現時点では包含基準と除外基準が十分に確立されていないが，適応とならないクライエントを見分けるための経験則が2つある。（なお，妄想や幻声以外の問題に焦点をあてた認知行動療法〔たとえば，人格障害の認知行動療法（Beck et al., 1990）〕を用いる場合や，認知行動療法と並行して別のアプローチをとるべき場合もある）。1つめは，明らかな妄想と幻声があっても，それとは別のところにクライエントの強い動機や感情を揺さぶるものがある場合である。これは，多くの場合，家族力動が問題となっている。2つめは，防衛のためにクライエントが意識的に幻声と妄想を使っている場合である。この2つを順に検討していこう。

(3)【症例：ナオミ】　家族療法が望ましい？

　ナオミは幻声を親戚の声だと信じていた。声には近い親戚も遠い親戚も，健在の人もすでに死去した人も含まれていた。彼女は片親と3人のきょうだいと一緒に暮らしていた。当初は2回の面接で認知行動アセスメントを実施した。幻声の内容は批判的で，乱暴な命令の場合も多いことがわかった。幻声が誰の声かということについては明らかだったが，それ以外についてはあいまいで，「彼らは何かしらの方法で私に危害を加えようとしているかもしれないし，そうでないかもしれない」と語った。また彼女は，幻声にかなり依存していると感じていた。幻声を聞くと苦痛なときもあれば，気にならないときもあるとのことだった。全体的には「声の力に捕まっている」[9]ようにはみえなかった。一方，家族の話題になると積極的で，感情の表出も大きくなるように治療者には思えた。

　ナオミと話し合った結果，面接に家族を呼ぶこととし，4回目と5回目は家族同席の面接となった。家族との合同面接のなかで現れた家族内のやりとりのテーマは，幻声のテーマと同じであった。家族は彼女を支配し，彼女の行動の責任を肩代わりしていた。彼女は家族に依存していたが，家族がとる行動の動機を理解できなかった。服従すれば彼女は家族から愛され，たいていのことが順調に進んだ。逆に，彼女が抵抗すると家族は彼女を批判し，恩着せがましくなった。家族のなかでは，ナオミは自分の知性や自律性をまったく表に出そうとしなかった。

　5回目と6回目の面接では，治療の方向性を共に検討し，彼女に治療法を選択してもらった。幻声への認知行動療法を続けることも可能であったが，2つの理由から（別の治療者と）家族療法を受けることを彼女は希望したので，認知行動療法は中止することにした。その理由とは，まず，ナオミの気持ちが，治療者にも彼女自身にも，症状（つまり幻声）ではなく，家族間のやりとりに向かっていると思えたからである。次に，彼女が真に望んでいたことは，家族との関係を変えることにあった。幻声への認知行動療法ではこれをかなえることはできなかった。認知行動療法でも家族との問題は扱うが，ナオミの場合は別の治療法が適切だと考えられた。

(4)【症例：サリンダ】 精神分析的精神療法が必要か？

　サリンダは，21世紀になれば自分が神に変身し，世界中のあらゆる苦悩を解消できると信じていた。また，エルビス・プレスリーと通信しており，彼に求婚されていると信じていた。彼女は南アジア出身であったが，出身地の文化とこれらの信念は関係していなかった。こう判断した根拠は，家族も，彼女が所属するモスク（イラスム教寺院）も，彼女の信念を受け入れず，両者とも彼女に治療を受けるよう説得していたことである。

　初回のアセスメント面接で，神になるという信念は彼女に苦痛をもたらすが，プレスリーに関する信念は苦痛ではないことが明らかになった。しかし，通常とは異なる特徴がアセスメント面接でいくつか認められた。第一に，面接中や，面接と面接との間で，信念の確信度が大きく変動した。これだけでも通常とは異なるが，さらに特殊だったのは，楽観的になるよう彼女が治療者を励ました点である。たとえば，初回面接で，彼女は自分の妄想が間違いなく真実で事実だと言ったが，数分後には笑顔で「あの考えは私の単なる思いつきかもしれないけど，先生はどう思う？」と言った。第二に，サリンダはどの信念について話すときも感情を表さなかった。アセスメント中に苦痛を表すこともまったくなかった。第三に，治療者と会うことは彼女の性欲を満たす意味があるようであった。当時，彼女の性的欲求不満は大きな問題となっていたが，過去にも性的乱交が問題となったことがあった。

　4回の面接を終えた時点で，以上の点とともに，妄想と幻声に対する認知行動療法が彼女の目的にかなうものかどうかはっきりしないという治療者の意見を率直に伝えた。彼女は幻声と妄想の認知行動療法には取り組まず，精神分析的精神療法を受けることに同意した。

6. 治療者が圧倒されてしまうとき（治療者の思考と感情）

(1) 認知行動療法への問題提起

　あらゆる認知行動療法家が直面する重要な課題は，治療中の自分自身の思考と感情の扱い方である。妄想と幻声への認知行動療法では，他の心理

的問題に対処しているときと同じく,クライエントに関する自分自身の考えや感情,治療者としての能力,あるいはその両方に圧倒されるときがある。これはすなわち,治療者自身についての問題提起である。

(2) 症例

　ある男性クライエントには悪意の幻声が聞こえていた。幻声は長年続き,現在も幻声の力に捕らわれていた。この男性の幻声体験は生々しく,苦痛と障害の程度はきわめて大きかった。たとえば,ときおり彼は文字通り恐怖で凍りつき,すくみあがった。認知行動アセスメントの面接を終えたとき,認知行動療法ではクライエントの苦痛を扱いきれないと治療者は強く感じ,治療を回避したいという不安を感じた。

　この治療者の思考と不安の起源として,スーパーヴィジョンでは次の2点が指摘された。第一に,目の当たりにしたクライエントの苦痛がきわめて強かったので,治療による改善が難しいのではないかと治療者が考えたのも無理からぬことだという点である。たとえば,うつ病への認知行動療法の場合でも,うつの「重症度」が治療成果を左右する6つの要因のうちの1つと考えられている[143]。この治療者も幻聴への認知行動療法の実践経験が豊富であったため,それまでの経験を踏まえてもこのクライエントの症状はかなり重いと評価していた。この点から見れば,重症度をみて治療効果を疑うという考えは妥当であった。第二に,面接で生じたクライエントに対する責任を治療者が重荷だと感じ,不安や回避欲求を引き起こしている可能性である。スーパーヴィジョンでは,クライエントの無力感に対する治療者の不安反応の ABC 分析を行った。治療者に潜んでいた恐れとは,クライエントを失望させることであり,治療者としての失敗であった。スーパーヴィジョンによってこのことを理解し,スーパーヴァイザーから論駁されると,クライエントへの気遣いを保ちながらも,治療中に不安や回避が再燃することはなかった。

(3) スーパーヴィジョンの重要性

　スーパーヴィジョンはどの治療者にとっても不可欠である。スーパーヴィジョンによって，治療をめぐる自分自身の思考や感情を明らかにできる。つまり，治療者としての自分をめぐる思考や感情を明らかにし，理解することによって，治療に与える影響をコントロールできる。本章で提起された6つの問題は，いずれもスーパーヴィジョンで丁寧に扱われなければならない。これが，まさしくスーパーヴィジョンの意義なのである。自分では気づかない部分を修正できる場合があり，少なくともスーパーヴァイザーに指摘してもらうことで理解が深まる。クライエントに対する治療者の反応を検討することによって，そのクライエントの特徴やそのクライエントの対人関係のあり方について深く学ぶこともできる。たとえば，治療者に強い責任感を引き起こすクライエントは，援助や保護を相手から引き出すために巧妙に行動するということを，我々は臨床体験から学んでいる。症例のスーパーヴィジョンは，妄想と幻声への認知行動療法の不可欠な要素だと我々は考えている。

II　要約

　過去10年以上にわたる妄想と幻声への治療のなかで，我々は頻繁に問題に直面し，これらの意味に気づくようになった。なかでも特に，妄想と幻声を扱う際に特徴的な問題や，技法を使用する際に生じやすい問題をつきとめた。本章では，妄想と幻声への認知行動療法に関する「治療者自身の思いこみ」を熟考する機会を与えてくれる6つの問題を提起した。すなわち，クライエントに変化がみられないとき，「症状の置き換え」が起きているとき，治療がクライエントを悪化させているようにみえるとき，症状が問題をもたらしていないとき，である。これらを検討すると，認知行動療法家として我々が達成し得る目標が明らかになる。クライエントのなかには，改善しない人もいるし，別の治療的アプローチの方が改善すると思われるクライエントもいる。しかし，本章で取り上げた問題にまで視野

を広げることによって，認知行動療法はクライエントにとって，さらに強力な治療の選択肢になると我々は信じている。

第9章

症状中心モデルからパーソンモデルへ

I はじめに

　本書では，はじめに，「症候群」研究から「症状」研究へのパラダイム転換の理由を説明した。次に，アセスメントと治療からなる妄想と幻声への我々の認知行動アプローチを示した。これまでの章で，医学モデルから症状中心アプローチへ転換することの大きな利点を読者に理解してもらえたならば幸いである。この最終章では，まず，症状中心アプローチの鍵となる特徴をまとめたい。次に，今後10年の心理学研究と臨床実践には，「症状中心モデル」から「パーソンモデル」へのさらなるパラダイム転換が必要であることを示す。実際に，我々が示した臨床研究からもわかるように，パラダイム転換は確実に進展している。そして最後に，この第二のパラダイム転換は，妄想と幻声への認知行動療法だけではなく，統合失調症への多様な心理社会的介入（たとえば，家族介入や再発予防）にも利益をもたらすことを示す。

II 症状中心アプローチ

　第1章で検討したように，「症候群としての統合失調症」研究から「個別の症状」研究へと変化したことで，心理学研究と臨床実践は因習から解

放され，活性化したと我々は考えている．ここでは，症状中心アプローチ全体に共通する4つの中核的テーマ，(1)症状，(2)個人的意味，(3)協同的態度，(4)治療，を取り上げる．

1. 症状

　臨床実践への応用のしやすさを考慮して，本書では妄想と幻声を分けて取り上げた．しかし，心理学的にみると，これらの症状は独立したものではない．我々はどの症状にアプローチするときも，苦痛と障害を和らげる方法として妄想を弱めることに焦点をあてている．我々のアプローチの鍵となる特徴は，精神病現象と非精神病現象の「連続性」を前提とし，両者の非連続性という前提を却下したことにある（文献131参照）．妄想という概念が症候群仮説から解き放たれたことで，妄想とその他の信念との類似性を検討することが容易になった．たとえば，強固に維持されている信念であれば，確証バイアスがはたらくことは自然であり，高い確信度が維持され，修正困難で，ほとんど論理性がなく，いったん形成された信念はその後の行動の指針になりやすい．症状への認知行動アプローチは，日常体験と精神病体験が非連続であるという前提がいかに空虚なものであったかを明らかにした．つまり，強固に維持されている信念と妄想との間には些細な差異しかなく，共通点の方が多いのである．

　この流れからいえば，我々の認知行動アプローチは，クライエント固有の体験が「ノーマライゼーション」されることだといえる．ただし，何がノーマライゼーションされるのかを明らかにすることが重要である．妄想と幻声への認知行動療法における重要課題は，「心理的プロセス」のノーマライゼーションであり，妄想内容を支持することではない．たとえば，「周りの人は僕の気持ちを読めていて，僕を殺そうと企んでいる」と信じているクライエントには共感的に対応し，このような信念からすれば，彼の恐怖や回避行動は理解可能だと伝える．クライエントの筒抜け感にも共感を示すだろう（第7章参照）．さらに大切な点は，彼が経験してきたことからすれば，他者を恐れ，傷つけられると思わざるをえなくなった事情

は理解できる，と伝えることである。このような発達的観点に立ちフォーミュレーションを進めていくと，クライエント固有の体験が理解可能なものになっていく。そのため，このプロセスを通してクライエントの体験がノーマライゼーションされていく。注意すべき点は，「もしかすると，周りの人は本当にあなたの心を読んでいて，殺そうと企んでいるのかもしれないですね」とまでは言わないことである。こう言ってしまうと，説明しようとしている問題を混乱させてしまう。ここで説明を要する問題とは，どのようにして（どのような歪んだ見方によって），世の中が脅威と敵意に満ち，危険であると信じるようになったのか，あるいは，何のために周りの人は彼の心を読み，殺そうと企んでいると思うのか，ということである。

2. 個人的意味

認知行動アプローチはクライエント固有の意味に焦点をあてる。すなわち，ABC分析の〔B〕が，フォーミュレーション，アセスメント，治療への鍵となる。ケリー[87]，エリス[56]，ベック[11]も，クライエント固有の（意識的・無意識的）意味の探索をフォーミュレーションと治療のプロセスの中核とした。これは，医学モデルや行動モデルなど，既存の説明モデルがほとんど注目してこなかった構成要素である。

3. 協同的態度

クライエント固有の信念体系を理解するには，治療者がクライエントと協同的に取り組む必要がある。クライエントに率直かつ協同的な態度で臨むことは，ベックの認知行動療法の特徴の1つである。しかし，この態度は精神病症状への取り組みにおいては推奨されてこなかった。なぜなら，精神病症状についてクライエントと話すことは有害だと思われていたからであり，論駁するなどもってのほかであった。しかし，振り返ってみると，従来の治療者の態度は，クライエントに「自分は精神異常だ」という感覚や孤立感を体験させる原因になっていたかもしれない。

4. 治療

本書においても，一般的な認知行動療法においても，最後に残るテーマは治療である。ABC モデルの強みは，治療的アプローチがアセスメントと統合されていることにある。治療者が苦痛と障害を同定し，それを信念と結びつけると，すぐに必要な治療戦略が得られる。たしかに認知行動モデルのもつ原因論の弱さを根拠にした批判は多い (たとえば, Haaga & Davison, 1993)。しかし，だからといって，クライエントの変化を支援する認知行動療法家の関与自体や，その有効性について異議を唱える人はいない。

妄想と幻声に対する認知行動療法の治療効果について，確たる統計的データを望むのは時期尚早だといわざるを得ない。治療効果はクライエント，治療者，治療方法の相互作用によって生じるはずだが，結論を急ぐと，クライエントだけが決定要因だとされるような旧態依然とした状況に戻ってしまう可能性がある。実際に妄想と幻声への認知行動療法が実施可能だと考えられるようになったのは，ほんのここ 5 年～ 10 年のことである。1990 年代初期の認知行動療法の標準的な教科書でも，認知行動療法で妄想を修正することは不可能であると述べられている。それに加え，治療効果を明らかにするのは一筋縄ではいかないという問題がある。妄想に関していえば，妄想の確信度が低下する場合もあれば，内容は修正されても確信度が変わらない場合もあるし，苦痛・障害・心的占有度や妄想に左右された行動が減る場合もあるだろう。幻声に関していえば，幻声の頻度や大きさが変化する場合もあれば，幻声に関連したすべての信念・感情・行動が減ることもある。1 つの信念（たとえば，幻声による支配）が弱まっても，他の信念（たとえば，幻声の正体と意味）が維持されるという場合もある。しかし，これらはいずれも肯定的な変化といえる。

治療効果全体の把握となると問題はますます複雑である。なぜなら，変化をどう解釈するかが難しい。例として，心的占有度を取り上げよう。これは妄想の重要な次元の 1 つと認められている。一般的に治療者は，妄想的信念に生活の多くの時間を割くことはクライエントにとって有害だと考

え，心的占有度を下げようとする。しかし，かならずしも治療中や治療直後に心的占有度が下がるとはいえない。また，心的占有度の低下が一概に良いともいいきれない。多くの場合，変化のプロセスには，信念の検討や行動実験を行うために心的占有度が高まる時期がある。実際に，認知行動療法は苦痛となる思考や信念に注意を向け，自ら検討することを強く奨励している[13]。そのため，心的占有度の概念は，治療によって増加が予想されるもの（たとえば，妄想の批判的分析）と減少が予想されるもの（たとえば，異議を唱えず受け入れること）に分けて考えなければならない。このような考え方は，行動変化を治療効果測定に利用する際にも適用される。クライエントのなかには，信念の現実検討を積極的に行うために，介入中や介入後に妄想関連行動が増える人もいる[40]。

　もし，治療効果がほとんどのクライエントで認められず，実証的評価もされていないとすれば，認知行動療法はかなり大きな問題をはらんでいるといえる。しかし，現在は，認知行動療法が妄想と幻声への有効な治療的アプローチであるという実証的で一貫した根拠がある。確かに，失敗例よりも成功例の方が論文になりやすい。しかし，文章化されたものだけではなく，多くの臨床家の実践例がこのアプローチの重要性と有効性を間違いなく示している。

Ⅲ　症状中心モデルの欠点

　症状中心モデルは，提唱されてから短期間で多くの成果を生み出した。妄想の持続プロセスについて興味深いモデルを生み出し，妄想の形成プロセスについても探求が進んだ。有望な介入方法も開発されている。それでは，いったい症状中心モデルの欠点とは何だろうか。

　まず，「症状中心モデル」という用語のなかに欠点の手がかりがある。そもそも，症状とか異常行動とかという用語は，疾患概念と結びついた医学的概念である。統合失調症という疾患概念に異議を唱えたとしても，背景に疾患があると信じているなら，概念上は症状が疾患の産物であるとい

う考え方からは逃れられない。したがって，「この症候群の診断名には臨床的妥当性がない」と却下したとしても，それに代わる概念的枠組みがなければ，症状をどう位置づけるかという問題は依然として残る。

　これは原因論に関するテーマだといえるであろう。幻声を「悪意」と信じているクライエントを考えてみよう。我々の研究成果によって，この幻声体験から生じる彼の不快な感情や行動を説明することができる。しかし，症状中心モデルに厳密に従った場合，幻声の発症はどのように説明されるだろうか。その際，認知機能障害や認知バイアスを「原因」と考えることに後戻りする危険がある。幻声の原因は，自分自身の思考を他者のものだと誤って帰属した結果だと主張されるかもしれない。しかし，これは堂々巡りにすぎない。なぜなら，誤帰属という思考のごく一部だけで全体を説明するという誤りを犯しているからである。このことからも，認知行動モデルは症状維持や治療効果に対する説明力は強いが，症状発生の説明力は弱いことが明らかである。

　原因論が重要となる理由は，「症状消失後に残るもの」を検討すると明らかになる。幻声や妄想は再燃しやすいことから，症状消失後にもなんらかの弱さが残ると考えられる。これを医学モデルは「その人には特定の精神障害への脆弱性が残る」と明快に説明する。症状中心モデルはこの問題に対してどのように回答できるだろうか。残念ながら，現時点では明快な回答はない。たとえば，幻覚が消失した後に残るものは，「内的思考を外的に誤帰属する傾向」だと回答できる。あるいは，妄想が消失した後も「失敗を外的に，成功を内的に帰属する傾向」が持続しており，これは「不安定な自尊感情を守るためのもの」であるという回答もできるだろう。しかし，このような洞察は，幻声と妄想の理解を深めるためには重要だが，心理的脆弱性を明確に説明する理論とはいえない。

　仮に，妄想や幻声に関する理論が発展した結果，幼少期の体験によって特定の脆弱性や引き金となる出来事を推測できるようになったとする。このような典型症状ごとの理論をみなさんは必要とするであろうか。理論の構築という目的を達成すること自体も非常に困難だが，そのうえ，できあ

がった理論はきっと役に立たないであろう。一方，これまでの試みで最も優れているのは，一般的な心理学的理論に基づいた Bentall のパラノイア理論のような包括的な理論である（Bentall の理論は Higgins の自己不一致理論に基づいている）。

　まとめると，症状中心モデルには症状発生を説明するための包括理論が不足している。また，このモデルは自己という複雑で多様な意味をもつ概念に基づいており，症状が消失したあとに残る心理的脆弱性についても明確に説明できない。このことから，症状中心モデルは，症候群仮説を排除する意味では重要であったが，臨床的問題に対する独立した包括的心理アプローチではないといえる。

Ⅳ　症状中心モデルからパーソンモデルへ

　この問題の根幹は，包括理論をもたずに症候群仮説を放棄すると，症状分析の土台を失うリスクがあるということである。この問題は以前から指摘されていたのだが，症状へのアプローチが成熟すればするほど，全般的な概念的枠組みの欠如が明らかになってきた。今後必要とされているのは，症状理解を内包する，新しくて幅広い視座である。

　この問題を解決する方法は，症状を，「心理的脆弱性が反映されたもの」として概念化することにあると我々は信じている。

　臨床家や研究者が妄想と幻声（あるいは，その他の症状）を心理学的に理解しようとすれば，最初に通常の心理的発達の一般的な理論を示し，それから症状発生の説明方法の検討に移るというプロセスが必要となる。一方，症状中心モデルには包括理論がないので，これとは逆のプロセスをとらざるをえない。症状や異常行動から取りかかり，その後で症状発生のメカニズムを説明しようとするが，しばしば症状中心モデルによるアプローチでは机上の空論に終わってしまうのである。

　ここ数年，この問題を察知した多くの臨床家と研究者が，「症状中心モデル」を超えた「症状研究」を進めている。意識的かどうかは別にして，

妄想と幻声への認知行動療法には，一般的な心理学理論から概念を援用することが徐々に増えている。言い換えると，最近の精神病への認知行動療法の臨床実践や臨床研究は，症状中心モデルに基づかない症状中心アプローチなのである。

我々はこの流れを問題視していない。むしろ幅広い心理学理論が必要であることを認識し，この流れをもっと活性化し，もっと明確に主張されるようにしたいと考えている。

Ⅴ　パーソンモデルの基本要素

我々が求める包括的な心理学理論は，健常者の心理に基づいていなければならない。もっと明確に言えば，人間（person）に関する心理学理論に基づくべきである。では，何をこのパーソンモデルの基本要素におくべきだろうか？　この手がかりは，本書で示した我々の取り組みのなかにある。我々のアプローチはすでに症状中心モデルを越えていると信じている。妄想，パラノイア，幻声への我々の取り組みは，症状に焦点をあてたアプローチではあるが，症状中心モデルに基づくものではない。正確にいえば，人間（person）の認知発達理論に基づいている。

本書の導入部分では，認知行動理論と認知行動療法を紹介し，現在の症状の機能に関する ABC アセスメントが，基本的な人間の愛着欲求と自律欲求の発達理論に基づいていることを示した[14,26]。これら基本的欲求の欠乏という観点から，認知行動モデルが心理的脆弱性を説明できることを説明した。

妄想と幻声に関する章では，症状の背景には症状と同様の対人関係上の脆弱性がクライエントにはあり，脆弱性のテーマは自己と他者についての中核信念によって最も明らかとなることを示した。特に，幻声や妄想の「内容」は強固な対人関係上のテーマを反映しており，これを支持する症例をいくつも提示した。また，幻声や妄想的思考を活性化する「引き金」にも言及した。心理的脅威だと解釈されることが，その影響力の源であ

る。さらに，治療では，症状を心理的脆弱性や幼少期の体験（特に喪失体験や外傷体験）につなげることが有益である可能性を示した。これらの重要な点を関連させ，クライエントと治療者が症状をより深く理解していくなかで，症状中心アプローチを超えた効果をあげることができる。なぜなら，この理解の仕方は幅広い視点，すなわち心理的発達と脆弱性に関する理論から症状を正確に理解しようとするからである。

パラノイアに関する章では，パラノイアには処罰型と迫害型があるという我々独自の分類を説明した。従来の認知行動理論は迫害型のパラノイアの持続メカニズムを説明しているにすぎないことを明らかにし，認知発達理論に基づく我々の修正案を提示した。我々の理論は自己構築のプロセスと形成された自己に関するものであり，このプロセスにおける2つの基本的な脅威（侵入されることと保護されないこと）についても説明した[138]。また，人間における愛着と自律の重要性を示した。愛着と自律がなければ自己感覚の形成は不可能である。さらに，2種類のパラノイアは，自己に対する異なる脅威への防衛と考えれば理解可能となることも示した。包括的心理学理論によって症状研究が発展する可能性を，このパラノイア研究が最も明確に示している。

このように，パーソンモデルによる精神病現象へのアプローチの基本要素は，「人間は，かけがえのない本物の自己感覚を形成するために最大限の努力をする（これは自分自身が行為の主体となって形成するものであり，他者からの押しつけではない）」ということにある。なお，自己構築は愛着と自律の両者のバランスに基づいているという見解は，その説明に用いられる語は異なるものの，幅広く合意されている[26]。

読者にとって我々の見解は意外なものではないだろう。自己形成が特定の基本的な情熱（激しく永続的な感情）と欲求に基づいているということは，すでに多くの先達によって唱えられている[115,102,91]。クレペリン，ブロイラー，ヤスパース，マイヤー，シュナイダー，サリバン，フロイトなどの先駆者たちも，自己の統合性における大きな混乱が精神病の中核的な要素だと主張している。

自己概念を精神病理解の中核に据える研究者はほかにもいる。Bentall[19]は，妄想をもつクライエントが，いかにして脆弱な自尊感情を守るために極端な自己奉仕バイアスを使うかを示した。DavidsonとStrauss[52]は重度精神障害者の日常生活において「自己感覚」が重要な構成要素であることを発見した。このような障害をもつ人は自己感覚について述べることが多く，自己感覚は障害の経過と回復のプロセスにおける中核的な要因となっている。DavidsonとStraussは，介入によって66例のうち32例に自己感覚の改善が認められたと報告している。また，全例で自己感覚の再発見と再構築が見られ，自己感覚は回復過程でとくに重視されるべきだと主張している（自己概念に関するアカデミックで有益な批判や，神経症への適用については文献45を参照）。

　自己の役割は認知行動療法において鍵となる構成要素である。すなわち，ABCモデルで〔B〕に位置する自己評価信念こそが理解の土台となる。本書では折に触れ何度も示してきたが，自己に対する脅威は〔B〕として経験され，形式的には，「他者の意図」という推論（「彼らは私に危害を加えるつもりだ」）や評価（「彼らは私を完全にダメなヤツだと思っている」）として現れる。なお，自己にとって最も重要な脅威とは否定的自己評価であり，絶望や罪悪感と関連したものか，完全な自己感覚の喪失と関連したもののいずれかである。

　現時点では，パーソンモデルの有用性は十分証明されていない。このモデルの説明力には明らかに限界がある。たとえば，愛着や自律性が不足していると，なぜ抑うつや不安ではなく妄想が現れるのかを説明できない。これらの部分を説明できるのが，おそらく生物学的な脆弱性だと思われる。

Ⅵ　パーソンモデルの利点

　妄想や幻声体験のある人というのは（もちろん人間全般にも共通するが）自己感覚の構築という一般的な欲求が脅威にさらされた状態にあると

我々は考え，それに基づいて精神病体験へのアプローチを検討してきた。このアプローチは，体験の連続性に基づいた，真に人間中心のアプローチだと我々は考えている。

心理社会的介入の包括的な理解

　パーソンモデルの利点は心理学理論によって各症状を説明できることにあるが，それに加えて，クライエントに提供される心理教育・家族介入・再発予防などの心理社会的介入を包括的に理解し，まとめることができるという大きな利点ももつ。本書の最後として，これについて検討したい。

　現在，精神病をもつクライエントへのサービスには混乱がみられる。医学理論と心理学理論の混線や，心理学理論どうしの葛藤や反発，あるいはその両方が起きている場合もある。

心理教育

　家族（あるいは援助者）やクライエントへの集団心理教育では，たいてい医学的な疾患情報が伝えられる。ほとんどが生物学に基づく情報で，それ以外には疾患の結果として生じ得る苦悩などが伝えられるにすぎない。心理学はたいてい補助的な役目に限定されている。たとえば，クライエントのストレスや家族の自責感を減らす役目である。パーソンモデルを反映した精神病の理解や，家族や支援者との関係性についての理解が示されることはほとんどない。また，想定される生物学的な脆弱性（ただし，これはまだ証明されていない）と，心理学的脆弱性を生み出す幼少期や青年期の経験の相互作用が強調されることもない。なお，心理学的脆弱性があるからといって，必ずしも精神病症状や神経症症状を発症するわけではないことは覚えておく必要がある。

　このような心理教育を受けているクライエントに対して，認知行動療法その他の精神療法が提供され，症状発生についてまったく異なる説明が行われている。

家族介入

　感情表出（EE）に焦点をあてる家族介入は，多くの場合，行動モデル（〔A〕-〔C〕アプローチ）を背景にもつ。EE概念の中核は，特定の家族が，脆弱性をもつ人に問題（たとえば，苦痛や再発）を引き起こすようなかかわり方をしているという点にある。これを言い換えれば，家族の特定のかかわり方が，支配，拒否，批判などと分類されてクライエントに「解釈」されている。この解釈は，拒絶や自律性の喪失に関するクライエントの対人関係上の脆弱性によって引き起こされる。他者の実際のかかわり方ではなく，このようなクライエントの解釈自体が，苦痛を強め，再発の引き金となる可能性もある。

再発予防：早期警告サインと早期介入

　早期警告サインの同定と早期介入は，クライエント自身が苦痛と障害の程度を観察し，変化のサインになるべく早く気づくことができるように支援する方法であり，かなり有効な臨床的手法だと考えられている。このとき，クライエントには，悪化や再発は生物学的なものであり，ストレスが引き金になると伝えられることが多い。しかし，ストレスとは何か，特定のストレッサーがなぜこれほど破壊的な影響力をもつのか，という疑問に対する十分な答えは今のところない。

　しかし，ここでも，対人関係上の深刻な脅威が初回エピソードの引き金になったという説明をクライエントと一緒につくりあげることができる。言い換えると，苦痛や急性期症状の引き金は，出来事自体ではなく，クライエントにとっての出来事の意味なのである。

パーソンモデルによる包括的な心理社会的介入の概念化に向けて

　このように，現在提案されているモデルやアプローチが全体としてまとまりに欠けるので，精神保健サービスのスタッフも，クライエントも，家族も混乱した状況にある。このような状況が続くと，クライエントがさらに誤解し混乱するリスクが高まる。

　パーソンモデルは，統合失調症に関する多様なアプローチや要素をまと

める代替的概念となる。このモデルは，クライエントや家族，および彼らにかかわる人々にとって理解しやすく，彼らの認識を「ノーマライゼーション」し，元気づける。現在，我々は，精神病のクライエントへの包括的な心理学的説明としてパーソンモデルを利用できるように努めている。パーソンモデルでは，根本的な治療課題をクライエント固有の心理的脆弱性の理解におく。また，愛着と自律という観点から，苦痛や非機能的な行動に関連した自己と他者の評価信念を理解するよう努める。これは我々が幻声や妄想を扱う際に日々探索していることでもある。パーソンモデルは，妄想や幻声を扱う治療者だけのものではない。クライエントの安心感を高め，包み込むような環境が作り出されるように，クライエントに提供されるさまざまな心理的介入（心理教育，家族介入，再発予防）の概念化を促進するものでもある。

VI 結論

　本書では，最初に精神病研究における重要なパラダイム転換を検討した。「症候群」研究から「症状」研究への転換である。加えて，さらなるパラダイム転換の必要性を具体的に示した。つまり，「症状中心モデル」から「パーソンモデル」への転換である。妄想や幻声への認知行動アセスメントと治療は，何よりもまず健常者の心理的プロセスと発達の理解に基づいている。このパラダイム転換によってクライエントの問題への理解が深まり，パーソンモデルが今後の精神病研究の基本的枠組みとなることを我々は期待している。

文　献

1) Abramson, L.Y., Seligman, M.E.P. & Teasdale, J.D. (1978). Learned helplessness in humans: Critique and reformulation. *Journal of Abnormal Psychology*, **27**, 49–74.
2) Alford, B.A. (1986). Behavioural treatment of schizophrenic delusions: A single case experimental analysis. *Behaviour Therapy*, **17**, 637–644.
3) Alford, B.A. & Beck, A.T. (1994). Cognitive therapy for delusions. *Behaviour Research and Therapy*, **32**, 369–380.
4) American Psychiatric Association (1987). *Diagnostic and Statistical Manual of Mental Disorders* (3rd edn). Washington, DC: American Psychiatric Association.
5) American Psychiatric Association (1994). *Diagnostic and Statistical Manual of Mental Disorders* (4th edn). Washington, DC: American Psychiatric Association.
6) Antaki, C. (ed.) (1981). *The Psychology of Ordinary Explanations of Social Behaviour*. London: Academic Press.
7) Asaad, G. & Shapiro, M.D. (1986). Hallucinations: Theoretical and Clinical Overview. *American Journal of Psychiatry*, **143**, 1088–1097.
8) Austin, J.L. (1976). *Words and How to Use Them*. Oxford: Oxford University Press.
9) Bauer, S. (1979). The function of hallucinations: An inquiry into the relationship of hallucinatory experience to creative thought. In M. Keup (ed.) *Origin and Mechanisms of Hallucinations*. New York: Plenum, 191–205.
10) Beck, A.T. (1952). Successful outpatient psychotherapy of a chronic schizophrenic with a delusion based on borrowed guilt. *Psychiatry*, **15**, 305–312.
11) Beck, A.T. (1976). *Cognitive Therapy and the Emotional Disorder*. New York: International Universities Press.
12) Beck, A.T. & Steer, R. (1987). *Beck Depression Inventory Scoring Manual*. The Psychological Corporation. NY: Harcourt Brace Jovanovich.
13) Beck, A.T., Rush, A.J., Shaw, B.F. & Emery, G. (1979). *Cognitive Therapy of Depression*. New York: Guilford.
14) Beck, A.T., Epstein, N. & Harrison, R. (1983). Cognitions, attitudes and personality dimensions in depression. *British Journal of Cognitive Psychotherapy*, **1**, 1–11.
15) Beck, A.T., Freeman, A. et al. (1990). *Cognitive Therapy of Personality Disorders*. New York: Guilford.
16) Bellack, A.S. (1986). Schizophrenia: behavior therapy's forgotten child. *Behaviour Therapy*, **17**, 199–214.
17) Benjamin, L.S. (1989). Is chronicity a function of the relationship between the person and the auditory hallucination? *Schizophrenia Bulletin*, **15**, 291–230.
18) Bentall, R.P. (1990). *Reconstructing Schizophrenia*. London: Routledge.
19) Bentall, R.P. (1994). Cognitive biases and abnormal beliefs: Towards a model of persecutory delusions. In: A.S. David & J. Cutting (eds), *The Neuropsychology of Schizophrenia*. London: Lawrence Erlbaum Associates.
20) Bentall, R.P., Kinderman, P. & Kaney, S. (1994). Cognitive processes and delusional beliefs: Attributions and the self. *Behaviour Research and Therapy*, **32**, 331–341.

21) Bentall, R.P., Jackson, H.F. & Pilgrim, D. (1988). Abandoning the concept of schizophrenia: Some implications of validity arguments for psychological research into psychotic phenomena. *British Journal of Clinical Psychology*, **27**, 303–324.
22) Berrios, G. (1991). Delusions as 'wrong' beliefs: A conceptual history. *British Journal of Psychiatry*, **159**, 6–13.
23) Birchwood, M.J., Hallet, S. & Preston, M. (1988). *Schizophrenia: An Integrated Approach to Research and Treatment*. London, England: Longman.
24) Birchwood, M.J. & Tarrier, N. (1992). *Innovations in the Psychological Management of Schizophrenia*. Chichester: Wiley.
25) Blackburn, I. & Davison, K.M. (1990). *Cognitive Therapy for Depression and Anxiety*. Oxford: Blackwell.
26) Blatt, S. & Zuroff, (1992). Interpersonal relatedness and self-definition: Two prototypes for depression. *Clinical Psychology Review*, **12**, 527–562.
27) Boyle, M. (1990). *Schizophrenia—A Scientific Delusion?* London: Routledge.
28) Brehm, J.W. (1962). *A Theory of Psychological Reactance*. New York: Academic Press.
29) Brett-Jones, J., Garety, P.A., & Hemsley, D.R. (1987). Measuring delusional experiences: A method and its application. *British Journal of Clinical Psychology*, **26**, 257–265.
30) Brewin, C.R. (1988). *Cognitive Foundations of Clinical Psychology*. Hove: Lawrence Erlbaum Associates.
31) Brockington, I.F. (1991). Factors involved in delusion formation. *British Journal of Psychiatry*, **159** (suppl.), 42–46.
32) Bruner, J.S. (1990). *Acts of Meaning*. Cambridge, MA: Harvard University Press.
33) Buchanan, A., Reed, A., Wessley, S. et al. (1993). Acting on delusions II. The phenomenological correlates of acting on delusions. *British Journal of Psychiatry*, **163**, 77–81.
34) Burns, D.D. (1992). *Feeling Good: The New Mood Therapy*. New York: Avon Books.
35) Cavendish, R. (1980). *The Great Religions*. London: W.H. Smith.
36) Chadwick, P.D.J. & Birchwood, M.J. (1994). The omnipotence of voices: A cognitive approach to auditory hallucinations. *British Journal of Psychiatry*, **165**, 190–201.
37) Chadwick, P.D.J. & Birchwood, M.J. (1995). The omnipotence of voices II: The beliefs about voices questionnaire. *British Journal of Psychiatry*, **166**, 11–19.
38) Chadwick, P.D.J. & Birchwood, M.J. (1996). Cognitive therapy for voices. In: G. Haddock & P. Slade (eds). *Cognitive Behavioural Interventions for Psychosis*. Routledge.
39) Chadwick, P.D.J., & Lowe, C.F. (1990). Measurement and modification of delusional beliefs. *Journal of Consulting and Clinical Psychology*, **58**, 225–232.
40) Chadwick, P.D.J., & Lowe, C.F. (1994). A cognitive approach to measuring delusions. *Behaviour Research and Therapy*, **32**, 355–367.
41) Chadwick, P.D.J. & Trower, P. (1993). The evaluative belief scale. Unpublished.
42) Chadwick, P.D.J., & Trower, P. (1996). Cognitive therapy for punishment paranoia: A single case experiment. *Behaviour Research and Therapy*.
43) Chadwick, P.D.J. & Trower, P. (1997). To defend or not to defend: A comparison of paranoia and depression. *Journal of Cognitive Psychotherapy*, **11**, 63–71.
44) Chadwick, P.D.J., Lowe, C.F., Horne, P.J. & Higson, P. (1994). Modifying delusions: The role of empirical testing. *Behaviour Therapy*, **25**, 35–49.
45) Cheshire, N.M. & Thomae, H. (1986). *Self, Symptoms and Psychotherapy*. Chichester: Wiley.
46) Claridge, G. (1990). Can a disease model of schizophrenia survive? In R.P. Bentall (ed.), *Reconstructing Schizophrenia*. London: Routledge.

47) Clarke, D.M. (1986). A cognitive approach to panic. *Behaviour Research and Therapy*, **24**, 461–470.
48) Clarkson, P. (1989). *Gestalt Counselling in Action*. London: Sage.
49) Cochrane, R. (1983). *The Social Creation of Mental Illness*. Essex: Longman.
50) Costello, C.G. (1992). Research on symptoms versus research on syndromes: Arguments in favour of allocating more research time to the study of symptoms. *British Journal of Psychiatry*, **160**, 304–308.
51) Costello, C.G. (1993). *Symptoms of Schizophrenia*. New York: Wiley.
52) Davidson, L. & Strauss, J.S. (1992). Sense of self in recovery from severe mental illness. *British Journal of Medical Psychology*, **65**, 131–145.
53) Dowd, E.T. (1994). Implicit learning, tacit knowledge, and implications for stasis and change in cognitive psychotherapy. Paper presented at the annual meeting of the Association for Advancement of Behavior Therapy, Boston, MA.
54) Dryden, W. & Rentoul, R. (1991). *Adult Clinical Problems*. London: Routledge.
55) Egan, G. (1990). *The Skilled Helper: A Systematic Approach to Effective Helping*. Monterey, CA: Brooks/Cole.
56) Ellis, A. (1962). *Reason and Emotion in Psychotherapy*. New York: Lyle Stuart.
57) Ellis, A. (1994). *Reason and emotion in psychotherapy: Revised and expanded edition*. New York: Lyle Stuart.
58) Fennell, M.J. (1989). Depression. In: K. Hawton, P. Salkovskis, J. Kirk & D.M. Clark (eds), *Cognitive Behavioural Therapy for Psychiatric Problems*, 169–234. Oxford: Oxford University Press.
59) Fowler, D. & Morley, S. (1989). The cognitive behavioural treatment of hallucinations and delusions: A preliminary study. *Behavioural Psychotherapy*, **17**, 267–282.
60) Garety, P.A. (1985). Delusions: Problems in definition and measurement. *British Journal of Medical Psychology*, **58**, 25–34.
61) Garety, P.A. (1991). Reasoning and delusions. *British Journal of Psychiatry*, **159** (suppl.), 14–18.
62) Garety, P.A. (1992). Assessment of symptoms and behaviour. In M. Birchwood & N. Tarrier (eds), *Innovations in the Psychological Management of Schizophrenia*. Chichester: Wiley.
63) Garety, P.A., Wessely, S. & Hemsley, D.R. (1991). Reasoning in deluded schizophrenic and paranoid patients: Biases in performance on a probabilistic inference task. *Journal of Nervous and Mental Disease*, **179**, 194–201.
64) Gilbert, P. (1992a). *Depression: The Evolution of Powerlessness*. Hove: Lawrence Erlbaum.
65) Gilbert, P. (1992b). *Counselling for Depression*. London: Sage.
66) Goffman, E. (1959). *The Presentation of Self in Everyday Life*. Harmondsworth: Penguin Books.
67) Goodwin, D.W. (1971). Clinical significance of hallucinations in psychiatric disorders. *Archives of General Psychiatry*, **24**, 76–80.
68) Haage, D.A.F., Dyck, M.J. & Ernst, D. (1991). Empirical status of cognitive theory of depression. *Psychological Bulletin*, **110**, 215–236.
69) Haddock, G., Bentall, R.P. & Slade, P. (1993). Psychological treatment of chronic auditory hallucinations: Two case studies. *Behavioural and Cognitive Psychotherapy*, **21**, 335–346.
70) Harper, D.J. (1992). Defining delusions and the serving of professional interests: The case of 'paranoia'. *British Journal of Medical Psychology*, **65**, 357–369.
71) Harré, R. (1979). *Social Being: A Theory for Social Psychology*. Oxford: Basil Blackwell.
72) Harrow, M., Rattenbury, F. & Stoll, F. (1988). Schizophrenic delusions. In: T. Oltmanns and B. Maher (eds), *Delusional Beliefs*. New York: Wiley.

73) Hartman, L.M. & Cashman, F.E. (1983). Cognitive behavioural and psychopharmacological treatment of delusional symptoms: A preliminary report. *Behavioural Psychotherapy,* **11**, 50–61.
74) Hawton, K., Salkovskis, P., Kirk, J., & Clark, D.M. (eds), *Cognitive Behavioural Therapy for Psychiatric Problems.* Oxford: Oxford University Press.
75) Heise, D.R. (1988). Delusions and the construction of reality. In: T. Oltmanns and B. Maher (eds), *Delusional Beliefs.* New York: Wiley.
76) Higgins, E.T. (1987). Self-discrepancy: A theory relating self and affect. *Psychological Review,* **94**, 319–340.
77) Hole, R.W., Rush, A.J. & Beck, A.T. (1979). A cognitive investigation of schizophrenic delusions. *Psychiatry,* **42**, 312–319.
78) Hustig, H.H. & Hafner, R.J. (1990). Persistent auditory hallucinations and their relationship to delusions of mood. *Journal of Nervous and Mental Diseases,* **178**, 264–267.
79) Jacoby, M. (1994/1991). *Shame and the Origins of Self-Esteem: A Jungian Approach.* London: Routledge.
80) James, W. (1983/1890). *The Principles of Psychology.* Cambridge, MA: Harvard University Press.
81) Jaspers, K. (1962). *General Psychopathology.* Chicago: University of Chicago Press. (Originally published 1923).
82) Johnson, W.G., Ross, J.M. & Mastria, M.A. (1977). Delusional behaviour: An attributional analysis. *Journal of Abnormal Psychology,* **86**, 421–426.
83) Jones, E.E. (1990). *Interpersonal Perception.* New York: W.H. Freeman.
84) Juninger, J. & Frame, C.L. (1985). Self report of the frequency and phenomenology of verbal hallucinations. *Journal of Nervous and Mental Disease,* **173** 149–155.
85) Kant, I. (1787). Critique of Pure Reason, 2nd edn (translated by J. Meiklejohn, 1934). London: Dent.
86) Kazdin, A.E. (1982). *Single Case Research Designs.* New York: Oxford University Press.
87) Kelly, G.A. (1955). *The Psychology of Personal Constructs.* New York: Norton.
88) Kendler, K.S., Glazer, W.M. & Morgenstern, H. (1983). Dimensions of delusional experience. *American Journal of Psychiatry,* **140**, 466–469.
89) Kingdon, D.G., & Turkington, D. (1994). *Cognitive-Behavioral Therapy of Schizophrenia.* Hove: Lawrence Erlbaum.
90) Kohut, H. (1972). Thoughts on narcissism and narcissistic rage. *Psychoanalytic Study of the Child,* **27**, 360–400.
91) Kohut, H. (1977). *The Restoration of the Self.* New York: International Universities Press.
92) Lazarus, A.A. (1992). Clinical/therapeutic effectiveness. In J. Zeig (ed.) *The Evolution of Psychotherapy.* New York: Brunner/Mazel.
93) Levin, J.D. (1992). *Theories of the Self.* Washington: Hemisphere Publishing Corporation.
94) Lowe, C.F. & Chadwick, P.D.J. (1990). Verbal control of delusions. *Behaviour Research and Therapy,* **21**, 461–479.
95) Magee, B. (1987). *The Great Philosophers.* Oxford: Oxford University Press.
96) Maher, B.A. (1974). Delusional thinking and perceptual disorder. *Journal of Individual Psychology,* **30**, 98–113.
97) Maher, B.A. (1988). Anomalous experience and delusional thinking: The logic of explanation. In: T.F. Oltmanns and B.A. Maher (eds). *Delusional Beliefs.* New York: Wiley.
98) Maher, B. & Ross, J.S. (1984). Delusions. In H.E. Adams & P. Sutker (eds), *Comprehensive Handbook of Psychiatry,* 383–409. New York: Plenum.

99) Mahoney, M. (1974). *Cognition and Behaviour Modification*. Cambridge, MA: Ballinger.
100) Malan, D. (1979). *Individual Psychotherapy and the Science of Psychodynamics*. Oxford: Butterworth-Heinemann.
101) Marmor, J. (1992). The essence of dynamic psychotherapy. In: J. Zeig (ed.). *The Evolution of Psychotherapy*. New York: Brunner/Mazel.
102) Maslow, A.H. (1954). *Motivation and Personality*. New York: Harper.
103) McGarry, P., Singh, D.S. & Copolor, D.L. (1990). Royal Park Multi-diagnostic instrument for psychosis. *Schizophrenia Bulletin*, 16, 501–536.
104) Milgram, S. (1974). *Obedience to Authority*. New York: Harper & Row.
105) Miller, D.T., & Ross, M. (1975). Self serving biases in the attribution of causality: Fact or fiction? *Psychological Bulletin*, 82, 213–225.
106) Milton, F., Patwa, K. & Hafner, R.J. (1978). Confrontation vs. belief modification in persistently deluded patients. *British Journal of Medical Psychology*, 51, 127–130.
107) Montgomery, J. (1993). The ancient origins of cognitive therapy: The re-emergence of stoicism. *Journal of Cognitive Psychotherapy*, 17, 6–20.
108) Muran, J.C. (1991). A reformulation of the ABC model in psychotherapies. *Clinical Psychology Review*, 11, 399–418.
109) Neale, J.M. (1988). Defensive functions of manic episodes. In: T. Oltmanns and B. Maher (eds), *Delusional Beliefs*. New York: Wiley.
110) Oltmanns, T. (1988). Approaches to the definition and study of delusions. In: T. Oltmanns and B. Maher (eds), *Delusional Beliefs*. New York: Wiley.
111) Perris, C. (1988). *Cognitive Therapy with Schizophrenic Patients*. New York: Cassell.
112) Phillips, J.P.N. (1977). Generalized personal questionnaire techniques. In P. Slater (ed.), *Dimensions of Intrapersonal Space*, Vol. 2. New York: Wiley.
113) Piasecki, J., & Hollon, S. (1987). Cognitive therapy for depression: Unexplicated schemata and scripts. In: N.S. Jacobson (ed.), *Psychotherapists in Clinical Practice*. New York: Guilford.
114) Popper, K.R. (1977). On hypotheses. In: P.N. Johnson-Laird & P.C. Wason (eds), *Thinking: Readings in Cognitive Science*. Cambridge: Cambridge University Press.
115) Rogers, C.R. (1961). *On Becoming a Person*. London: Constable.
116) Romme, M.A. & Escher, S. (1989). Hearing voices. *Schizophrenia Bulletin*, 15, 209–216.
117) Romme, M.A. & Escher, S. (1994). *Accepting Voices*. London: England: Mind.
118) Romme, M., Honig, A., Noorthoorn, E. & Escher, A. (1992). Coping with hearing voices: An emancipatory approach. *British Journal of Psychiatry*, 161, 99–103.
119) Ryle, G. (1949). *The Concept of Mind*. Harmondsworth: Penguin.
120) Salkovskis, P.M. (1989). Obsessions and compulsions. In J. Scott, J.M.G. Williams & A.T. Beck (eds). *Cognitive Therapy: A Clinical Casebook*. London: Routledge, pp. 50–77.
121) Sampson, E.E. (1993). *Celebrating the Other: A Dialogic Account of Human Nature*. New York: Harvester Wheatsheaf.
122) Sarbin, T.R. (1990). Towards the obsolescence of the schizophrenia hypothesis. *Journal of Mind and Behaviour*, 11, 259–284.
123) Sarbin, T.R. & Mancuso, J.C. (1980). *Schizophrenia: Medical Diagnosis or Moral Verdict?* New York: Pergamon.
124) Schlenker, B.R. (1980). *Impression Management: The Self-concept, Social Identity, and Interpersonal Relations*. Monterey, CA: Brooks/Cole.
125) Schlenker, B.R., & Leary, M.R. (1982). Social anxiety and self-presentation: A conceptualization and model. *Psychological Bulletin*, 92, 641–669.
126) Searle, J. (1983). *Intentionality*. Cambridge: Cambridge University Press.
127) Segal, Z.V. & Blatt, S.J. (1993). *The Self in Emotional Distress*. New York: Guilford.

128) Shapiro, M.B. & Ravenette, A.T. (1959). A preliminary experiment on paranoid delusions. *Journal of Mental Science*, **105**, 296–312.
129) Slade, P.D. & Bentall, R.P. (1988). *Sensory Deception: A Scientific Analysis of Hallucination*. Chichester: Wiley.
130) Storr, A. (1979). *The Art of Psychotherapy*. London: Secker & Warburg.
131) Strauss, J.S. (1969). Hallucinations and delusions as points on continua functions. *Archives of General Psychiatry*, **21**, 581–586.
132) Strauss, J.S. (1989). Subjective experience of schizophrenia. *Schizophrenia Bulletin*, **15**, 179–185.
133) Strauss, J.S. (1991). The person with delusions. *British Journal of Psychiatry*, **159** (suppl.), 57–62.
134) Tarrier, N. (1992). Management and modification of residual positive psychotic symptoms. In: M. Birchwood & N. Tarrier (eds). *Innovations in the Psychological Management of Schizophrenia*. Chichester: Wiley.
135) Tarrier, N., Beckett, R., Harwood, S. et al. (1993). A trial of two cognitive-behavioural methods of treating drug-resistant residual psychotic symptoms in schizophrenia patients: I. Outcome. *British Journal of Psychiatry*, **162**, 524–532.
136) Tarrier, N., Harwood, S., Yussof, L., et al. (1990). Coping strategy enhancement (C.S.E.): A method of treating residual schizophrenic symptoms. *Behavioural Psychotherapy*, **18**, 643–662.
137) Trower, P., Casey, A. & Dryden, W. (1988). *Cognitive Behavioural Counselling in Action*. London, UK: Sage.
138) Trower, P. & Chadwick, P.D.J. (1995). Pathways to defence of the self: A theory of two types of paranoia. *Clinical Psychology: Science and Practice*, **2**, 263–278.
139) Vygotsky, L.S. (1962). *Thought and Language*. Massachusetts: MIT Press.
140) Watts, F.N., Powell, E.G. & Austin, S.V. (1973). The modification of abnormal beliefs. *British Journal of Medical Psychology*, **46**, 359–363.
141) Wessler, R.A., & Wessler, R.L. (1980). *The Principles and Practice of Rational Emotive Therapy*. San Francisco: Jossey Bass.
142) Winnicott, D.W. (1960). Ego distortion in terms of true and false self. In: *The Maturational Processes and the Facilitating Environment*. London: Hogarth.
143) Williams, J.M.G. (1992). *The Psychological Treatment of Depression: A Guide to the Theory and Practice of Cognitive Behaviour Therapy* (2nd edn). London: Routledge.
144) Wing, J.K., Cooper, J.E., & Sartorius, N. (1974). *The Measurement and Classification of Psychiatric Syndromes*. Cambridge, UK: Cambridge University Press.
145) World Health Organization (1973). *International Pilot Study of Schizophrenia*. Geneva: WHO.
146) Yalom, Il (1970). *The Theory and Practice of Group Psychotherpay*. New York: Basic Books.
147) Zajonc, R.B. (1980). Feeling and thinking: Preferences need no inferences. *American Psychologist*, **35**, 151–175.
148) Zigler, E. & Glick, M. (1988). Is paranoid schizophrenia really camouflaged depression? *American Psychologist*, **43**, 284–290.

付録1
評価信念尺度

(Evaluative Beliefs Scale：Chadwick & Trower, 1993)

	以下の項目は，ときどき本音として語られるものです。文章を読み，あなたの気持ちに合う度合いを答えてください。あなたの「本音」で答えてください。	0 全くその通りだ	1 どちらかといえばその通りだ	2 どちらともいえない	3 どちらかといえば違うと思う	4 全く違うと思う
1	世の中の人は，「価値のない人間」ばかりだ	0	1	2	3	4
2	私は，「ダメな人間」だ	0	1	2	3	4
3	世の中の人は，私のことを「悪人」だと思っている	0	1	2	3	4
4	世の中の人は，私より「程度の低い人間」ばかりだ	0	1	2	3	4
5	世の中の人は，私のことを「価値のない人間」だと思っている	0	1	2	3	4
6	私は，「価値のない人間」だ	0	1	2	3	4
7	世の中の人は，「ダメな人間」ばかりだ	0	1	2	3	4
8	世の中の人は，「弱い人間」ばかりだ	0	1	2	3	4
9	世の中の人は，私のことを「ダメな人間」だと思っている	0	1	2	3	4
10	自分以外の人は，みな「悪人」だ	0	1	2	3	4
11	私は，「弱い人間」だ	0	1	2	3	4
12	世の中の人は，私のことを「魅力がない人間」だと思っている	0	1	2	3	4
13	私は，「悪人」だ	0	1	2	3	4
14	世の中の人は，私のことを「弱い人間」だと思っている	0	1	2	3	4
15	世の中の人は，「魅力がない人間」ばかりだ	0	1	2	3	4
16	世の中の人は，私を「程度の低い人間だ」と思っている	0	1	2	3	4
17	私は，「程度の低い人間」だ	0	1	2	3	4
18	私は，「魅力がない人間」だ	0	1	2	3	4

付録2
幻声の認知行動アセスメント調査票

氏名　　　　　　　　　　　　　実施日　　年　　月　　日

この調査票は,「声」の認知行動アセスメントを半構造化面接で行う際のガイドである（Chadwick & Birchwood, 1994）。この調査票では, ①声, ②感情と行動（声と関連したもの）, ③信念（声の正体, パワー, 目的や意味）, ④結果（従属あるいは抵抗）をアセスメントする。

この調査票は認知行動 ABC モデルに基づいている。話を聞く順序はかならずしもこの通りでなくてもよく, 柔軟に使用してほしい。

面接者はアセスメントを実施する前に, この調査票によく馴染んでおいてほしい（なお, 面接者用の覚書が一部記されている）。

声

声はどのくらい聞こえますか？

（　頻度：しょっちゅう　／　まあまあ　／　たまに）

声は耳から聞こえますか？　それとも頭の中からですか？

（　場所：　頭の中　／　頭の外　）

声は男性ですか, 女性ですか, はっきりしませんか？

（　性別：　男　／　女　／　不明　）

内容

声はあなたに話しかけてきますか？　それともあなたのことについて話していますか？

（　直接　／　間接　）

声はあなたの名前を言っていましたか？　　（　固有名詞　あり　／　なし　）

声がどんなことを言っていたのか教えてもらえますか？
メモ（2，3個の具体例を記録する）：

以下のことを調べる（例をメモする）
命令：何かするように言ってくる声はありますか？
メモ：

助言：アドバイスや提案をしてくる声はありますか？
メモ：

コメント：声があなたのすることや考えていることにコメントをすることはありますか？
メモ：

批判と侮辱：あなたや周りの人について，不愉快なことを言う声はありましたか？
メモ：自己
　　　　他者

敵意：あなたや誰かを傷つけると脅してくる声はありましたか？
メモ：自己
　　　　他者

直前の出来事（きっかけ）

多くの場合,声が聞こえやすい特定のタイミングがあるようです。あなたの場合,どんなタイミングやどんな状況で声が聞こえやすいですか？（例をメモする：夜,買い物しているときや居酒屋にいるとき,緊張したとき,など）
メモ：

声が聞こえないときというのは,どんなときですか？ あなたの場合について教えてください（例をメモする：友達と一緒に過ごしているとき,会話中,など）。
メモ：

感情

声が聞こえると,どんな気分になりますか？
（恐い,苦痛,安心,楽しい,無関心,など）
メモ：

声が聞こえても,このような気分にならないときはありますか？
（気分を記録する）
メモ：

行動

声が聞こえると,あなたはどうしていますか？
メモ：

	たいてい	時々	決してしない
しかたなく聞く			
聞きたいので聞き入る			
叫ぶ，ののしる			
声と会話する			
よろこんで声の言う通りにする			
しぶしぶ声の言うことに従う			
無視する			
話しているのを止めようとする			

声を止めたり，弱めたりする方法はありますか？（例をメモする：テレビを見る，話す，書き物をする，違法薬物の摂取など）
メモ：

声の正体

導入例：「最初は誰の声かよくわからなかったけれど，誰がやっているのか徐々にわかってきたという人がいます」，「神や悪魔だという人もいれば，友達や家族だという人もいました。あなたの場合はどうですか？」。
なかなか回答が得られないようであれば，この話題を終えてもよい。

誰の声だと思いますか？（声の正体）

その声の正体が（　　　　　　　）だというのは，どのくらい確かだと思いますか？

(確信度：　　　％)

その声の正体が（　　　　　　　）だと思ったのは，どのようないきさつですか？

(根拠)
0. 声が自分で言った
1. 推測した（「声が似ていた」「聖書について話していた」「そのことを知っているのは，その人だけだから」）
2. 罪悪感，幻視などに基づいた考え
3. その他（具体的に聞く）

| 意味 |

導入例：「多くの人は，声の意味を理解しようとします。声が罰を与えているとか，攻撃をしてくるとか，自分を助けようとしていると考える人もいます」。どうして声が聞こえるのか，何か思いつくことがあれば教えてください。
メモ：

声はあなたを傷つけようとしていると思いますか？　　（　はい　／　いいえ　）
（自分が過去にしたことに対して処罰している／理由もなく責めてくる）
メモ：

　　　これが本当だとどのくらい信じていますか？　　　（確信度：　　　％）

声はあなたを助けようとしていると思いますか？　　（　はい　／　いいえ　）
（たとえば，あなたを守りたい／特別な力を与えたい）
メモ：

　　　これが本当だとどのくらい信じていますか？　　　（確信度：　　　％）

声からそのように言われたことはありますか？　　（　はい　／　いいえ　）

いいえの場合，根拠を尋ねる：質問例「あなたは自分で気づいたのですね。声が（○○）と気づいたのはどのようないきさつですか？」
メモ：

パワー

声がとても強力だと思いますか？
そう思うようになったのはどのようないきさつですか？
（たとえば，声の言うとおりにさせられる／心を読まれる）
メモ：

声をコントロールできますか？　　　　　　　（　はい　／　いいえ　）
どのくらい自信がありますか？　　　　　　　（　　　　　%）

声を呼び出すことはできますか？　　　　　　（　はい　／　いいえ　）

声が話すのをやめさせることはできますか？　（　はい　／　いいえ　）

声とは会話できますか？（たとえば，質問すると返答がある）
　　　　　　　　　　　　　　　　　　　　　（　はい　／　いいえ　）

服従

これは，命令する声が聞こえる場合に尋ねる。
命令への服従行動に関連する感情や思考を探ることは役に立つ。服従行動は影響が大きく，二次的な思考や感情の「連鎖」も生じるため，服従行動への反応も探る。

多くの場合，どうして声に従うのかを尋ねると，やってみたいと思うからとか，従うとしばらく声がなくなるからとか，もし従わなかったら恐ろしいことが起こると思うから，という答えが返ってくる。また，その意味づけは，服従後の感情，行動，思考にも影響する。たとえば，強い恐怖感のために従った場合には，罪悪感や気分の落ち込み，自分を傷つけようと考える，自分を弱くてダメな人間だと思う，などがある。

声に服従／抵抗するときにどのように感じるのかを質問し，関連した思考と信念を調べる
メモ：
　　　感情・気分（恐怖，不安，喜び）

　　　思考・信念（喜んで従いたい／従わないと恐ろしいことが起きる）

服従／抵抗行動への二次的な感情，行動，思考を探る
メモ：
　　　感情・気分（罪悪感，落ち込み，後悔）

　　　思考・信念（自分を傷つけよう，自分は弱い）

付録3
幻声に関する信念についての質問紙

(Beliefs about Voices Questionnaire：Chadwick & Birchwood, 1995)

声が聞こえてくる人たちはたくさんいます。このアンケートに正直に答えていただき，あなたの「声」についてあなたがどのように感じているかがわかると，お互いにとって今後の助けになると思います。それぞれの文章を読んで，この1週間のあなたの感じ方を最もよくあらわしているほうに丸をつけてください。
2つ以上の声が聞こえている場合は，もっとも強い声について答えてください。
ご協力に感謝します。

1	「声」は私が過去にしたことに罰を与える	そう思う	そう思わない
2	「声」は私を助けたい	そう思う	そう思わない
3	「声」は理由も無く私を責めている	そう思う	そう思わない
4	「声」は私を守りたい	そう思う	そう思わない
5	「声」は邪悪（じゃあく）である	そう思う	そう思わない
6	「声」は私が正気でいられるように助けている	そう思う	そう思わない
7	「声」は私を傷つけたい	そう思う	そう思わない
8	「声」は私に特別な力を与えようとしている	そう思う	そう思わない
9	「声」は私が悪いことをするのを望んでいる	そう思う	そう思わない
10	「声」は私の目標を達成するよう助けている	そう思う	そう思わない
11	「声」は私を堕落（だらく）・破滅させている	そう思う	そう思わない
12	私は「声」に感謝している	そう思う	そう思わない
13	「声」はとても力強い	そう思う	そう思わない
14	「声」を聞くと安心する	そう思う	そう思わない
15	「声」を聞くと怖くなる	そう思う	そう思わない

16	「声」を聞くと幸せになる	そう思う	そう思わない
17	「声」を聞くと気分が落ち込む	そう思う	そう思わない
18	「声」を聞くと腹が立つ	そう思う	そう思わない
19	「声」を聞くと気持ちが落ち着く	そう思う	そう思わない
20	「声」を聞くと不安になる	そう思う	そう思わない
21	「声」を聞くと自信が持てる	そう思う	そう思わない

「声」が聞こえてくると，たいていは…

22	私にかまわないでほしいと伝える	そう思う	そう思わない
23	何も考えないようにする	そう思う	そう思わない
24	「声」を止めようとする	そう思う	そう思わない
25	「声」の話を邪魔するために何かする	そう思う	そう思わない
26	いやいやながら従う	そう思う	そう思わない
27	自分から聞き耳をたてる	そう思う	そう思わない
28	よろこんで「声」に従う	そう思う	そう思わない
29	「声」とかかわるために何かする	そう思う	そう思わない
30	「声」にアドバイスを求める	そう思う	そう思わない

幻声に関する信念についての質問紙（改訂版）

（Beliefs about Voices Questionnaire-Revised：Chadwick et al., 2000）

声が聞こえてくる人たちはたくさんいます。このアンケートに正直に答えていただき，あなたの「声」についてあなたがどのように感じているかがわかると，お互いにとって今後の助けになると思います。それぞれの文章を読んで，この1週間のあなたの感じ方を最もよくあらわしている箇所に丸をつけてください。

	2つ以上の声が聞こえている場合は，もっとも強いものについて答えてください。ご協力に感謝します。	0 全くそう思わない	1 わからない	2 少しそう思う	3 かなりそう思う
1	「声」は私が過去にしたことに罰を与える	0	1	2	3
2	「声」は私を助けたい	0	1	2	3
3	「声」はとても力強い	0	1	2	3
4	「声」は理由も無く私を責めている	0	1	2	3
5	「声」は私を守りたい	0	1	2	3
6	「声」は私のことを何でも知っている	0	1	2	3
7	「声」は邪悪（じゃあく）である	0	1	2	3
8	「声」は私が正気でいられるよう助けている	0	1	2	3
9	「声」は私がやりたくないことを無理にさせる	0	1	2	3
10	「声」は私を傷つけたい	0	1	2	3
11	「声」は私に特別な力を与えようとしている	0	1	2	3
12	「声」をコントロールできない	0	1	2	3
13	「声」は私が悪いことをするのを望んでいる	0	1	2	3
14	「声」は私の目標を達成するよう助けている	0	1	2	3
15	「声」を無視・抵抗すると，殺される・傷つけられる	0	1	2	3
16	「声」は私を堕落（だらく）・破滅させている	0	1	2	3

2つ以上の声が聞こえている場合は，もっとも強いものについて答えてください。ご協力に感謝します。	0 全くそう思わない	1 わからない	2 少しそう思う	3 かなりそう思う
17 私は「声」に感謝している	0	1	2	3
18 「声」は私の人生を支配している	0	1	2	3
19 「声」を聞くと安心する	0	1	2	3
20 「声」を聞くと怖くなる	0	1	2	3
21 「声」を聞くと幸せになる	0	1	2	3
22 「声」を聞くと気分が落ち込む	0	1	2	3
23 「声」を聞くと腹が立つ	0	1	2	3
24 「声」を聞くと気持ちが落ち着く	0	1	2	3
25 「声」を聞くと不安になる	0	1	2	3
26 「声」を聞くと自信が持てる	0	1	2	3

「声」が聞こえてくると，たいていは…	0 全くそう思わない	1 わからない	2 少しそう思う	3 かなりそう思う
27 私にかまわないでほしいと伝える	0	1	2	3
28 何も考えないようにする	0	1	2	3
29 「声」を止めようとする	0	1	2	3
30 「声」の話を邪魔するために何かする	0	1	2	3
31 いやいやながら従う	0	1	2	3
32 自分から聞き耳をたてる	0	1	2	3
33 よろこんで「声」に従う	0	1	2	3
34 「声」とかかわるために何かする	0	1	2	3
35 「声」にアドバイスを求める	0	1	2	3

付録4
幻声の評価尺度

(Topography of Voices Rating Scale：Husting & Hafner, 1990)

最近の「声」について思い返して，各項目を評価してください。
もっともふさわしいと思う数字に丸をつけてください。

程度	1 しょっちゅう (1日中ずっと)	2 けっこう (1日に数回)	3 まあまあ (1日に1回)	4 あまりない (週に数回)	5 ない (最近は全くない)
大きさ	1 かなり大声	2 大きめの声	3 普通の大きさ	4 小さめの声	5 ひそひそ声
聞こえ方	1 かなりはっきり 聞こえる	2 だいたいはっきり 聞こえる	3 聞きとれる程度	4 もごもご言って 聞きとりにくい	5 もごもご言って 全く聞きとれない
気分	1 かなり苦痛	2 やや苦痛	3 普通	4 やや気分がよい	5 かなり気分がよい
行動	1 簡単に 無視できる	2 多少 邪魔になる	3 やや 邪魔になる	4 かなり 邪魔になる	5 声に従ってしまう

訳者あとがき

　本書は英国で花開いた精神病症状への認知行動療法の実践マニュアルといえる『Cognitive Therapy for Delusions, Voices and Paranoia』（1996, Wiley）の全訳である。本書には妄想や幻聴をもつ人との治療的な対話が豊富に例示されている。アセスメントのためのツールもある。そして治療プロセスのガイドラインも明示されている。背景にある理論としての妄想や幻聴に対する認知行動モデルとその根拠となる研究も示されている。さらに基本的な認知行動モデルの解説および統合失調症概念についての検討もなされている。このように本書には認知行動理論の基礎から精神病症状をもつ人へのアプローチ方法まで，臨床家に必要な情報がそろっている。

　このような研究と実践を重ねた著者たちは非常に穏やかな雰囲気をもつ方々である。それぞれの著者について，および本書以降の発展について私が得た情報を交えてここで紹介したい。

　ピーター・トローワー先生は論理情動行動療法（REBT）の指導者であり，研究者である。本書第 1 章，第 2 章には ABC モデルの概説があるが，この基礎となっている著書がトローワー先生らの『Cognitive-Behavioural Counselling in Action』（1988, Sage）であり，『実践認知行動カウンセリング』（1997，川島書店）として邦訳されている。現在はバーミンガム大学を退官されているが，大学内に REBT センターを設立され，

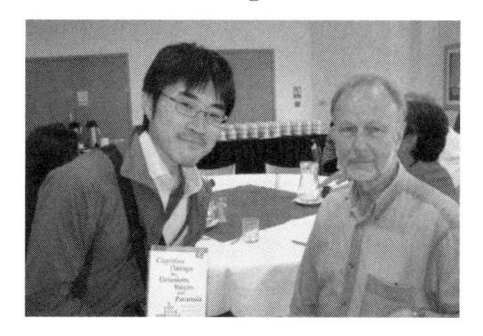

REBTの臨床家訓練や研究に今もあたっておられる。また，本書第7章のパラノイア研究の中核となっている自己構築プロセスの障害という理論は，ピアジェの認知発達理論をもとにさらに発展し，『Why dose Schizophrenia Develop at Late Adolescence?: A Cognitive-Developmental Approach to Psychos（なぜ統合失調症は青年期後期に発症するのか？）』（2003, Wiley）に引き継がれている。2009年7月に英国行動認知療法学会（BABCP）でお会いした際には，本書第9章のキーワードとなっているパーソン・モデルが，ロジャーズ派のパーソン・センタード・アプローチの影響を受けていることも教えていただいた。トロワー先生は，控えめな人柄と見受けられたが，学会中には，常に声をかけてくださり，依頼があれば来日し基調講演もしていただけるとも話してくださった。

マックス・バーチウッド先生には，2010年3月に福岡でお会いできた。このときは第5回統合失調症学会のために来日されることを知り，学会の大会事務局である肥前精神医療センターの黒木俊秀先生，同センター臨床心理士の壁屋康洋先生，国立精神・神経医療研究センターの菊池安希子先生のお力を借り，九州および中国地方の臨床心理士や看護師とともに「命令幻聴の認知行動療法」のワークショップを実現した。来日された際に，黒木先生とともに福岡空港で出迎えると，とてもやさしい笑顔であったのが印象的であった。バーチウッド先生は，『A Casebook of Cognitive Behaviour Therapy for Command Hallucinations: A Social Rank Theory Approach』（2006, Routledge）の著者の1人であり，この邦訳である『命令幻聴の認知行動療法』（2010，星和書店）には，私も訳者の1人としてかかわらせていただいた。このときのワークショップでは本書の第5章，第6章で示されている幻聴の認知行動モデルが，現在ではさらに発展していることを実感し

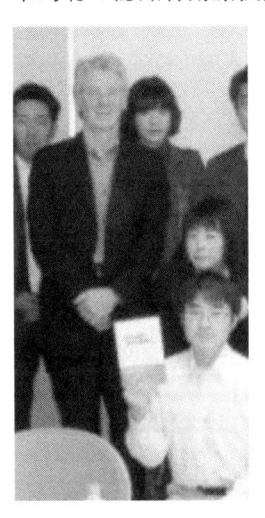

た。またこの際には私が事例を提供し，認知行動モデルの活用方法について指導を得られたが，いかに複雑な事例をシンプルに概念化するかが鍵であることを教えていただいた。

　ポール・チャドウィック先生の行った妄想への認知行動アセスメントと介入方法に関する臨床研究が，本書第3章，第4章にまとめられている。また，本書では症状中心アプローチによって，統合失調症概念から開放され，心理学的な臨床研究と実践が発展した当時のことが述べられている。本書第9章では，その後の10年ではパーソン・モデルへのさらなるパラダイムシフトが必要だと述べられている。その成果は本書が出版されたちょうど10年後に『Person-Based Cognitive Therapy for Distressing Psychosis』(2006, Wiley) としてまとめられている。私は2010年11月に英国で統合失調症へのCBTの5日間の研修に参加し，そこでチャドウィック先生とお会いすることができた。先生からは，この第二のパラダイムシフトの成果について1日の研修を通して教えていただくことができた。クライエントは，症状の意味づけ方，内的体験とのかかわり，スキーマ，自己イメージという4つの領域において苦しんでいるという枠組みを先生は提唱されている。治療にあたっては，協同的な治療関係をもつことを重視されていた。背景にはロシアの心理学者ヴィゴツキーの教育論があった。これは，協同的に学習することで変化がおきる領域（最接近発達領域）をみつけ，そこからアプローチするというスタンスである。もちろん本書で示されている妄想や幻聴に関する意味づけを変えるというアプローチは現在も活用されているが，それ以外のアプローチとして，第3世代のCBTと呼ばれるマインドフルネス・アプローチも活用されていた。落ち着いた静かな語り口で，参加者も穏やかになるような雰囲気が印象的

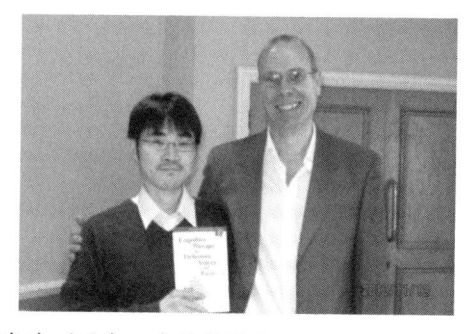

であった。

　私が本書を必要としたいきさつには，2005年に施行されたいわゆる「医療観察法」の指定病棟で勤務することになったことが関係している。医療観察法では精神科専門病院に指定病棟をおき，多職種チームによる治療が行われる。そしてノーマライゼーションの観点に立ち，標準化された質の高い医療の提供が求められる。妄想や幻聴をもつ人が治療の対象になることが多い。このような方々への有効な治療方法を探しているうちに，東京大学の丹野義彦先生の『エビデンス臨床心理学』（日本評論社，2001）の影響を受け，私は英国で行われている認知行動アプローチに注目するようになった。2005年に本書の存在を知って，早速購入して読んでみるととても具体的な内容で，日本の日常臨床でも有用だと感じた。私は同僚と月1回の勉強会を開き，院内で少しずつ紹介しつつ内容の理解に努め，臨床実践にも生かし始めた。

　私は本書はいずれどなたかが翻訳出版されると信じ待ち続けていた。2008年に東京大学の石垣琢麿先生を講師として行われた「統合失調症への認知行動療法」に参加した折に，本書の翻訳状況についてお尋ねしたところ，逆に私が翻訳することを勧めていただいた。石垣先生は『幻聴と妄想の認知臨床心理学』（2001，東京大学出版会）のなかで本書を引用されるなど以前から本書の重要性を認識されておられた。今回，石垣先生の支援をうけ，共訳として出版させていただくことができた。

　本書の内容を深く理解するために，私は3人の著者とお会いし，話をきき，雰囲気を感じ取り，自らも実践に用いつつ翻訳を進めてきた。本書が臨床家にとって読みやすく，実践にもすぐに使えるものになるよう訳者2人で推敲を重ねた。さらにその後の編集作業においては，星和書店の佐々木悠氏が丁寧に読みこんで下さったおかげで，一段と読みやすいものにすることができたことに感謝したい。翻訳スタートから出版までの約3年間，私が所属する東尾張病院舟橋龍秀院長をはじめ，院内の多くの先生方にあたたかく見守っていただいたことに感謝している。また，精神医学お

よび精神療法の基礎を教えていただいた名古屋大学精神医学教室の先生方のおかげで現在の仕事を続けることができていることにも感謝したい。最後に，国内外への出張や家庭内での翻訳作業をあたたかく常に応援してくれた妻と娘に感謝したい。

 2011年12月15日

古村　健

索　引

ABC 日記　72
BAVQ　35
RTHC　83

【あ行】

愛着　19
怒り　18
イメージ　10

【か行】

確証バイアス　104
仮想的な反証への反応　83, 162
家族介入　252
感情的な理由づけ　106
感情的反応　43
感情の強度　43
感情の種類　44
客観的自己　214
協調　35, 145
原因帰属　11
幻声に関する信念についての質問紙　35, 37, 150
行動実験の手順　114
行動的反応　44
声の力に捕まった　34
個人評価　12, 50
コントロール信念　148

【さ行】

再発予防　252

【は行】

思考連鎖法　25, 48, 86, 89, 151, 154, 197, 200
自己呈示　215
自己奉仕バイアス　185
主観的自己　214
自律性　19
心理教育　251
心理的リアクタンス　103
侵略された自己　217, 220
推論　11, 17, 25
推論のアセスメント　48
推論バイアス　27
推論への挑戦　52
全知性　130
全能性　33, 130
全般化バイアス　22, 28
ソクラテス式質問法　51, 62

【た行】

他者　214
治療構造　61
抵抗　35, 145
同化度　81
トップダウン的推論　22, 27

【な行】

認知行動 ABC フォーミュレーション　49
認知行動的フォーミュレーション　49
認知発達理論　19, 248
ノーマライゼーション　133, 242

【は行】

恥への挑戦　55, 117
発達的フォーミュレーション　50
パニック・ボタン　129
非機能的な思い込み　13
否定的個人評価　48, 187
評価　12, 17, 25
評価信念尺度　12, 48, 188
評価のアセスメント　48
評価への挑戦　53
不安　18

服従信念　147
ホームワーク　55
保護されない自己　216, 218
ボトムアップ的推論　22, 27

【や行】

抑うつ　18

【ら行】

リスクへの挑戦　52, 113
論駁　52

著者紹介

ポール・チャドウィック（Paul Chadwick）

　チャドウィックは，ファーガス・ロウ教授の指導を受け，妄想のアセスメントおよび修正を目指す認知行動アプローチを研究，開発し，ウェールズ大学で博士号を取得した。バーミンガム大学にて臨床訓練を受け，4年間講師を勤めた後に，バーミンガムのオールセインツ病院に臨床心理士として勤務。サウザンプトンのロイヤル・サウスハンツ病院を経て，現在はロンドン精神医学研究所の臨床心理学教授，臨床心理トレーニング部長の職にある。

マックス・バーチウッド（Max Birchwood）

　バーチウッドは，バーミンガム早期介入サービス所長，バーミンガム＆ソリハル・メンタルヘルス財団研究開発部長，バーミンガム大学心理学教授である。臨床実践および研究の関心は統合失調症の心理学的理解と治療にある。次のように，幅広い領域に関する多くの著書がある。統合失調症の再発への早期介入，家族介入，幻聴への認知行動療法，急性一過性精神障害への認知行動アプローチ，統合失調症に合併する抑うつと希死念慮。現在の主たる研究テーマは，統合失調症初回エピソードへの早期介入アプローチの開発である。

ピーター・トローワー（Peter Trower）

　トローワーは，論理情動行動療法センター（バーミンガム大学）の訓練および研究部長，バーミンガム大学名誉准教授，バーミンガム＆ソリハル・メンタルヘルス財団のコンサルタント臨床心理士である。以前は，マイケル・アーガイル（Michael Argyle）とともに，オックスフォード大学研究チームの中心メンバーであり，生活技能訓練の理論と実践が研究テーマであった。最近では，生活技能訓練と認知行動療法の融合に力を注いでいる。

◆訳者紹介

古村　健（ふるむら たけし）

東京大学大学院総合文化研究科博士課程
国立病院機構東尾張病院　臨床心理士
1976年，富山県に生まれる
2002年，愛知学院大学大学院文学研究科心理学専攻修了。2002年，名古屋大学精神医学教室に入局し，精神医学および精神療法のトレーニングを受ける。2005年から，東尾張病院医療観察法病棟にて触法精神障害者の心理的支援を行う。2012年から東京大学大学院総合文化研究科博士課程。
訳書：『命令幻聴の認知行動療法』（共訳，2010，星和書店）

石垣　琢麿（いしがき たくま）

東京大学大学院総合文化研究科教授
精神保健指定医，精神科専門医，臨床心理士
1987年，東京大学文学部心理学科卒業。1993年，浜松医科大学医学部卒業後，精神科医として臨床に従事。1999年東京大学大学院総合文化研究科博士課程修了。2000年横浜国立大学教育人間科学部助教授，2006年東京大学大学院総合文化研究科助教授，2009年から現職。

妄想・幻声・パラノイアへの認知行動療法

2012年5月11日　初版第1刷発行
2019年10月29日　初版第2刷発行

著　　者	ポール・チャドウィック，マックス・バーチウッド，ピーター・トローワー
訳　　者	古村　健，石垣琢麿
発行者	石澤雄司
発行所	㈱星和書店 〒168-0074　東京都杉並区上高井戸1-2-5 電話　03（3329）0031（営業部）／03（3329）0033（編集部） FAX　03（5374）7186（営業部）／03（5374）7185（編集部） http://www.seiwa-pb.co.jp
印刷・製本	中央精版印刷株式会社

Printed in Japan　　　　　　　　　　　　　　　ISBN978-4-7911-0808-4

- 本書に掲載する著作物の複製権・翻訳権・上映権・譲渡権・公衆送信権（送信可能化権を含む）は㈱星和書店が保有します。
- JCOPY〈(社)出版者著作権管理機構　委託出版物〉
本書の無断複製は著作権法上での例外を除き禁じられています。複製される場合は，そのつど事前に(社)出版者著作権管理機構（電話 03-3513-6969，FAX 03-3513-6979，e-mail : info@jcopy.or.jp）の許諾を得てください。

命令幻聴の認知行動療法

[著] サラ・バーン、マックス・バーチウッド、
　　ピーター・トローワー、アラン・ミーデン
[監訳] 菊池安希子
[訳] 朝波千尋、岩﨑さやか、菊池安希子、古村健、山本哲裕

A5判　232頁　本体価格 2,800円

認知行動療法は命令幻聴にも有効！

本書は、統合失調症の命令幻聴に対する治療マニュアルである。苦痛で危険性を伴いながらも有効な治療法が存在しなかった命令幻聴に対し、著者らはその理論モデルを構築し、認知行動的アプローチを開発した。8つの適用例を中心に、治療プロトコルを実践的に提示し、このアプローチの有効性と課題を探っている。精神医療関係者にとっては革新的かつ興味深い内容である。

◆主な目次

第 1 章　命令幻聴とは
第 2 章　認知へのアプローチ VS. 準 - 抗精神病薬的アプローチ
第 3 章　命令幻聴の認知行動療法マニュアル
第 4 章　トム
第 5 章　ジョアン
第 6 章　トニー
第 7 章　ナオミ
第 8 章　ジャニス
第 9 章　サリー
第10章　ケビン
第11章　命令幻聴の認知行動療法に効果はあるのか？
　　　　―無作為割付対照試験からの知見

発行：星和書店　http://www.seiwa-pb.co.jp　価格は本体（税別）です

統合失調症のための
集団認知行動療法

［著］エマ・ウイリアムズ　　［訳・監訳］菊池安希子
［訳］下津、井筒、朝波、今村、岩﨑、佐藤、小林
A5判　240頁　本体価格3,500円

本書は、統合失調症の診断の着く患者に対して提供される集団認知行動療法プログラムのマニュアルである。他職種から構成される臨床現場において使用しやすいように、「心理学的介入（理論と実践）」「アセスメント」「5の実践モジュールからなる心理学的介入プログラム」で構成されている。特に「心理学的介入プログラム」では、各モジュールの概要と進行について分かりやすく解説するとともに、多彩な配布資料とワークシートを掲載しており、認知行動療法に携わる治療者には必携の書。

統合失調症の
早期発見と認知療法
―発症リスクの高い状態への治療的アプローチ―

［著］Paul French, Anthony P. Morrison
［訳］松本和紀、宮腰哲生
A5判　196頁　本体価格2,600円

統合失調症の予防は、可能か？　この障害の発症リスクの高い人々へ認知療法に基づいた心理学的な早期介入を行うことが、きわめて重要となる。副作用の面、治療の受け入れやすさの面からも、薬物療法に代わる第一選択肢として効果が期待され、現在、予防医学の観点からもその必要性が言われている。本書では、早期介入における認知療法の適用について、理論的根拠と豊富な事例をもとに、臨床家にわかりやすく解説した初めての実践的ガイドライン。

発行：星和書店　http://www.seiwa-pb.co.jp　　価格は本体（税別）です

認知療法実践ガイド：
基礎から応用まで
─ジュディス・ベックの認知療法テキスト─

［著］ジュディス・S・ベック　［訳］伊藤絵美、神村栄一、藤澤大介
A5判　464頁　本体価格3,900円

メンタルヘルスに関わる人々の、認知療法を習得したいという熱意は高まる一方である。本書は、認知療法の第一人者が長年の臨床経験から作り上げた実践的テキスト。数ある認知療法の学習書のうち最も内容の完成度が高いと評価されている。ある一人の「理想的な」患者──単一エピソードによる抑うつ患者──との事例を通して、「標準的な」認知療法の進め方を具体的にわかりやすく例示してくれる。これから認知療法を始めようとする人、さらなるスキルアップを目指す専門家のための決定版ガイド！

認知療法・認知行動療法
カウンセリング
初級ワークショップ

［著］伊藤絵美　A5判　212頁　本体価格2,400円

かねてより大好評の著者主催のワークショップを完全収録。認知行動療法の基本をしっかり身につけるのに最適。認知行動療法の基本モデルの分かりやすい説明、アセスメントシート活用の紹介、実際のセッションの進め方の解説、参加者を交えた実践的ロールプレイなど、これから認知行動療法を学ぶ人たち、臨床で実践したいという専門家にとってたいへん参考になる教材である。DVD版では本書の基になったワークショップを完全収録。

【DVD版】A5箱入　DVD2枚組（収録時間5時間37分）　本体価格12,000円
※書籍＋DVDのセット販売はしておりません。

発行：星和書店　http://www.seiwa-pb.co.jp　　価格は本体（税別）です

認知療法 全技法ガイド
―対話とツールによる臨床実践のために―

［著］ロバート・L・リーヒイ
［訳］伊藤絵美、佐藤美奈子
A5判　616頁　本体価格4,400円

『いやな気分よ、さようなら』が"セラピストにも役立つ当事者のための書物"だとすれば、本書は"当事者にも役立つセラピスト向けの書物"と言える。本書で紹介されている数多くの技法は、治療者にとってはすぐに利用可能で、認知療法のレパートリーを増やしてくれるものであり、当事者にとっても、セルフヘルプのための考え方や方法を提供してくれる。各技法に解説、対話例、問題点、そしてツールがつき、日常での利用価値が高いアイディア満載の良書である。

認知行動療法の科学と実践

［編］David M. Clark, Christopher G. Fairburn
［監訳］伊豫雅臣
A5判　296頁　本体価格3,300円

認知行動療法の科学的根拠や疾患別治療法をわかりやすく解説した実践書。疾患ごとに存在する特有な、または他の疾患と共通する精神病理を科学的に解析し、その病理をより効果的に改善させる方法を具体的に紹介する。認知行動科学的に仮説される精神病理モデルは疾患や患者さんの理解に非常に役立つものである。理論と実践が1冊に凝縮されている充実の書。

発行：星和書店　http://www.seiwa-pb.co.jp　　価格は本体（税別）です

「精神疾患における認知機能障害の矯正法」臨床家マニュアル

[著] A・メダリア、N・レヴハイム、T・ハーランズ
[監訳] 中込和幸、最上多美子
B5判　124頁　本体価格 3,500円

本書は、精神疾患における認知機能そのものの改善を目指して開発された認知矯正療法のひとつであり、コンピューターゲームを用いて患者の動機づけを高めるNEARについて詳しく解説している。

社会認知ならびに対人関係のトレーニング
（SCIT : Social Cognition and Interaction Training）
治療マニュアル

[著] デイビッド・ペン、デイビッド・ロバーツ、デニス・コームズ
[監訳] 中込和幸、兼子幸一、最上多美子
B5箱入　176頁　DVD・CD-ROM付き　本体価格 6,800円

統合失調症でよくみられる社会認知の障害は、社会機能の低下と関連している。本書は、社会認知障害を治療標的とし、その改善と対人関係のトレーニングを行うためのマニュアルである。付録にDVD, CD-ROM付く。

発行：星和書店　http://www.seiwa-pb.co.jp　　価格は本体（税別）です